어린이도 쉽게 만병을 다스리는
놀라운 하나님 건강법

모든 내병과 타인의 병을 내가 치료한다!

신동성 지음

내 몸속에 있는 명의(자연치유력, 면역력)를 강화하면
에이즈, 암, 당뇨, 고혈압, 중풍, 우울증, 불면증, 치매 등
모든 심신의 질환이 떠나간다!
아주 쉬운 방법으로 부친의 56년 된 기관지 천식을 4주만에 뿌리 뽑고
93세의 중증 치매, 사지 마비의 노모를 30일(본격치료 19일) 만에 걷게 하고
하루 만에 치매 지옥을 천국으로 만들다!

중앙북스

4쇄를 내면서

다시 한번 기적같은 은혜를 주신 하나님께 감사 감사 감사드립니다.
 몇년 전에 없는 돈에 2억 5천만원을 사기 당해 며칠 전까지도 저를 아껴주셨던 분들의 전화도 받지 못하고 꼼짝달싹 못했던 제게 최근에 하나님께서 큰 축복을 주셨습니다.
 모든 불치병의 신속치유는 기본이요, 모든 기도제목의 신속응답을 받을 수 있는 힐링코드 기도를 비롯한 3시간 30분간의 새벽기도를 아침 점심 저녁 밤 새벽 등 수면시간만 제외하고 하루종일 반복하기 시작한 바로 다음 날부터 기적이 시작되었습니다.
 하나님께서 사방이 꽉 막힌듯한 절체절명의 위기에 처한 저에게 신유술 새한일보, 새한방송 새한경제, 한국과 미국의 인가받은 시티신학대학교, 새한연수원 새한그룹 회장님과 김태원 국장님, 정하성 바울로선교회와 스테반연수원 및 스테반공원 원장님과 이화랑 국제저작권대학 및 K-pop유엔대학 총장님과 김화인 미국 Midwest University 상담학 교수님과 조장렬 영락교회 은퇴장로님과 박옥신 영락교회 권사(전 중국선교사)님과 한대규 4차산업혁명 특별위원회 회장님과 인생디자인대학 최고다 최경수 총장님과 이태헌 한중일기독교 연구원장님과 오다윗 다모아선교회 중앙이사님을 보내셔서 탄탄대로를 열어 제2의 인생을 시작케 해주셨습니다.
 새한일보와 방송 등 새한그룹과 유튜브 등 sns를 통해서 2천만원 이상 들어갈 제, '어린이도 쉽게 만병을 다스리는 하나님 주신 건강법 책'과 세미나 광고를 무료(자금이 들어오는대로 후사할거지만!)로 해주셨습니다.
 앞으로 산자수명한 양평 강상면 화양리 **화양동산**과 **화양교회**와 스테반공원 내에 위치한 **하나님건강법연구원**(새한그룹연수원)에서 매주 월요일 14~17시에, 매월 수요일 첫째주 · 셋째주 · 다섯째주 14시~17시에는 하나님 건강법연구원 전남지원 **고창경안교회**(진영수 목사)에서, 매월 수요일 둘째 · 넷째주 14~17시에는 하나님건강법 제주지원 **제주잠힘장로교회**(고성찬 목사)에서, 매주 금요일 14~17시에는 하나님건강법 충남지원 **구봉선창교회**(하태억 목사)에서, 매주 **토요일**에는 하나님건강법 서울지원 **예장시온교회**(오다윗 목사)에서 하나님건강법 1일 무료세미나를 개최할 수 있게 되었습니다.

10~50년된 불치병도 단 10~20분, 1~2시간이나 1~2일, 1~2주, 늦어도 1~2개월 안에 돈 한푼 안 들이고 아니 오히려 마이너스비용으로 (조식폐지 및 금식요법) 코로나 19, 에이즈, 말기췌장암, 폐암, 간암, 고혈압, 당뇨, 우울증, 불면증, 치매 등 모든 불치병을 쉽게 고치는 하나님 건강법을 2~3시간 강의, 상담해 드리면 모두 하나님건강법 책을 1~2권 이상 구입하게 되며(말기췌장암도 고치시는 어떤 목사님은 3백 권을 구입, 보급해 주셨습니다.) 즉석에서 1백만원 이상의 이윤이 발생하고, 소개료를 소개하신 분께 즉석에서 드리니 적극 협조해 주셔서 자신과 가족 친지들과 온 인류의 건강문제와 경제문제를 해결하고 세계교회 부흥에 기여하며 세계복음화의 일익을 담당하여 나중에 주님의 큰 칭찬과 상급을 받는 우리 모두 되시기를 축원드립니다.

2023년 2월 13일 용문산기슭 남한강변 하나님건강법연구원(화양스테반동산)에서 '어린이도 쉽게 만병을 다스리는 놀라운 하나님 건강법' 저자이며 미자립교회 지원운동본부와 불우이웃돕기운동본부장이며 하나님건강법 연구원장인 신동성 목사 엎드려 감사드립니다.

2023년 8월 30일

신 동 성 배상

3쇄를 내면서

괴로웠습니다.

지난 8개월간은 내 평생에 가장 괴롭고 고통스러운 기간이었습니다. 하루하루가 전쟁이었고 하루하루가 지옥이었습니다.

내가 하나님을 믿지 않았다면, 하나님이 나를 붙들어 주시지 않았다면 이 책이 영원히 다시 빛을 보지 못 했을 것입니다.

요셉에게 큰 꿈을 주시고 13년간의 연단 끝에 그 꿈을 이루어 주신 하나님께서 나에게도 주신 큰 꿈을 혹독한 연단 끝에 이제 이루어 주시기 시작했습니다. 일찍이 약속하신대로 놀랍고 복된 길을 열어 주시기 시작한 것입니다. 살아계신 하나님, 약속하신 것을 반드시 이루어 주시는 신실하신 하나님께 감사드리고 변함없이 기도하며 도와주시는 분들께 감사드립니다.

무엇보다도 책값을 입금하고 장기간 말없이 기다려 주신 분들께 마음속 깊이 사과드리며 감사드립니다.

책 제목 '오! 엄청난 통증이 단 10분만에!'가 통증해소만의 책이라고 오해하시는 분들이 많아 책제목을 '어린이도 쉽게 만병을 다스리는 놀라운 하나님 건강법'으로 바꾸는 동시에 2백세 장수의 비결-대장청소 등 그동안 새롭게 깨닫게 된 중요한 사항 몇 가지를 이 책에 새로 첨가하였습니다.

이제 이 책 한 권이면 책 제목 그대로 어린이를 포함한 남녀노소 누구든지 모든 병을 쉽게 다스려 2백세 이상 건강장수할 수 있으며 특히 5대양 6대주의 오지에 들어가 목숨 걸고 복음을 전파하고 계신 선교사님들은 보통 병원에서는 고칠 수 없는 모든 불치병, 난치병을 능히 고치는 만병통치 병원을 하나씩 가짐으로 자신과 가족의 건강을 지키는 가운데 선교효과를 극대화할 수 있을 것임을 감히 장담하며 앞으로도 끊임없이 책내용을 보완하며 업그레이드할 것임을 약속드립니다.

2018년 8월 16일

신 동 성 배상

2쇄를 내면서

 뜨거웠습니다.
 출간 전에 예상은 했지만 예상 밖으로 내 책에 대한 반응이 뜨거웠습니다.
 불치의 말기 췌장암까지 고치신 '명의 중의 명의' 목사님이시며 박사님이신 박노훈 국제치유센터 원장님(백영교회 담임목사님)과 상담치유로 심신의 질병이나 가정파괴의 위기에 처한 많은 이들에게 심신의 건강과 가정의 회복을 신속히 선사하시는 이수애 사모님은 이 책은 누구에게나 꼭 필요한 책이라고 하시면서 300권이나 주문하여 (사정상 270권만 납품하여 270권을) 보급하여 주셨고, 나의 은사가 되시며 생명샘 전인치유사역 연구원장이신 전요셉 박사님도 50권을 주문, 연구원생들께 추천해주셨으며 어떤 장로님은 10권을 주문하여 친지들에게 선사하셨고 사정상 전화주문으로만 판매하였음에도 불구하고 미국 LA에서도 주문이 들어오는 등 졸저이지만 내 책에 대한 관심과 반응이 세계적으로 뜨거웠습니다.
 또 내 책을 읽고 감동을 받아 혹은 신문광고를 보고 혹은 소문을 듣고 외진 이곳, 양평에까지 오셔서 내 세미나에 참석하신 분들 중에는 서울, 용인 등 인근 지역은 물론 부산, 대구, 군산, 전주, 충주, 천안, 춘천 등 먼 곳에서 오신 분들도 적지 않았습니다.
 또한 우리가 양평에 오기 전인 2010년 가을에 저희 부부에게 발혈치유법을 가르쳐주셨을 뿐만 아니라 지난해부터는 전국의 농어촌교회나 개척교회 등 미자립교회의 목회자나 성도들에게 경제적 어려움 없는 가운데 가정생활, 목회생활, 신앙생활, 사회생활, 노후생활을 할 수 있도록 길을 열어주는 일을 하고 있는 발사랑봉사단(총재 : 피종진 목사, 상임총재: 최성규, 정성진 목사 고문 : 신신묵, 나겸일, 서경석, 김원철, 박응순 등 300여 목사, 단장 : 전대박 교수)과 제휴회사(LTnet)에서 매월 거액의 수당을 받게 해주어 농어촌, 낙도교회, 개척교회의 무료세미나 개최, 미자립교회 목회자나 독거노인, 소년소녀가장, 교도소 입소자 등에게 무료로 책보내기 운동, 광고비 등 경비가 많이 들어가는 힐링사역을 아무 어려움 없이 수행할 수 있게 해주셔서 얼마나 감사한지 모릅니다.

이 자리를 빌어 저의 책과 힐링사역에 대하여 관심과 사랑을 베풀어 주셨고 주시고 계신 모든 분들께 마음속 깊이 감사, 감사, 감사드립니다.

앞으로는 1일 세미나로는 시간이 부족하여, 그리고 원하시는 분들이 많이 계셔서, 그리고 전국의 증가일로에 있는 불치병 난치병 환자들의 편의를 위하여 한국장로교부흥사협의회 실무회장이시며 크리스천힐링센터원장이신 남바울 원장님(총신대 신대원 졸, 숭실대 부흥사협의회 공동회장, 해병대 선교회 대표회장, 국군 특수부대 출신자 선교회 대표, 극동방송 아름다운 고백, 미국 LA 기독교 방송 새롭게 하소서 출연, 1,700 교회 부흥회 인도)과 연합하여 경상도, 전라도, 충청도, 강원도 등 전국을 순회하며 2박 3일의 집중 힐링세미나를 개최할 예정이니 계속 관심과 사랑을 베풀어 주시고 기도와 지도, 편달해주시면 감사하겠습니다.

감사합니다.

2016년 10월 17일
신 동 성 목사

머리말

'내 병은 내가 의사다!'
'내 병은 내가 다 고치고 예방할 수 있다!'
꿈같은 이야기다. 그러나 내게는 꿈이 아니었다. 나의 거의 한평생의 현실이었다.

'내 병은 내가 의사다!', '내 병은 내가 다 고치고 예방할 수 있다!'
1983년 어느 날, 아버님이 사 오신 몇 권의 책에서 본 글이다.
그때 이후 오늘(2023년 8월)까지 40년 동안(거의 한 평생) 나는 그 책들의 방법으로 나의 모든 병을 내가 고쳤다. 그뿐만 아니라 가족 등 주위 사람들과 전국의 수많은 사람들의 온갖 불치병과 난치병을 고쳤다.
그 책들은 자연의학의 세계적인 권위자인 의학박사 '와타나베 쇼(度邊正)' 니시(西)의학 연구소장(몇 년 전 국내 어느 지상파 텔레비전 방송국에서 '의약에 의지하지 않고 병을 고치는 명의' 라는 특집프로그램으로 소개된 바 있다)과 니시(西) 의학의 창시자인 '니시 가스조(西勝造)' 선생의 책들인데 조물주(창조주 하나님)께서 사람을 창조하실 때 사람의 몸에 모든 병을 고치는 명의(자연치유력)를 넣어주셨으므로 취침습관, 운동, 식생활 등의 생활습관을 개선, 이 명의(자연치유력)를 강화하면 누구든지 자기 병을 스스로 고칠 수 있고 모든 병을 예방할 수 있다는 것이다.
이 책들의 건강법(서의학, 니시의학)과 그 이후 알게 된 여러 가지 자연건강법 덕분에 나는 한평생(33세 때부터 73세인 2023년 현재까지) 몸이 아파서 병원에 간 일이나 약 먹은 일이 한 번도 없다.(치아교정이나 발치 등을 위해 치과에 간일은 제외)

내 아내도 하혈문제로 병원에 가서 진찰은 한 번 받았으나 약이나 수술 대신 앞에서 소개한 책에 있는 간단한 운동법으로 2시간 만에 고쳤다. 수술받을 뻔한 자궁근종을 간단히 집에서 고친 것이다.(해당 항목에서 상술함)

우리 부부뿐만 아니라 부모님과 아들과 목사님, 사모님, 장로님, 집사님과 전국의 많은 분들이 나를 통하여 온갖 불치병과 난치병을 고쳤다. '내 병은 내가 의사다'라는 그 책들의 모토를 믿고 그 내용대로 따른 결과다.

그 책들의 방법(서의학)은 모두 약 270가지가 되는데 그중의 10여 가지와 그 외의 10여 가지 등 이 책에서 소개하는 30여 가지 중 1~2가지나 몇 가지만 열심히 실천하여도 에이즈, 암, 당뇨, 심장병, 간질, 우울증, 불면증, 치매 등 거의 모든 심신의 질병을 쉽게 고치고 예방할 수 있다.

이 건강법들(의학)은 근거가 확실하지 않은 수많은 민간요법 중의 하나(일부)가 아니다. '대중요법' 또는 '증상요법'이어서 모든 질병의 20~30% 밖에 고칠 수 없는 서양(현대) 의학보다 훨씬 치료율이 높으며(80~90% 이상) 과학적이고 체계적이고 깊이가 있는 대체 '의학'이고 자연 '의학'이며 근본 '의학'이다. (백상진 박사는 그가 전공했던 잡초〈질병〉의 이파리만 따는 '대중〈증상〉요법'〈서양의학, 현대의학〉을 버리고 자연의학에 신앙〈기도〉을 접목하여 창시한 자신의 의학을 잡초〈질병〉의 뿌리를 뽑는 근본적인 치료법이므로 '근본의학'이라고 명명하였음)

대체의학 또는 자연의학, 근본의학을 따르는 분들은 와타나베 쇼(度邊正) 박사처럼 원래부터 이를 전공하신 분도 있지만 근본의학을 창시한 백상진 박사와 '약 없는 임상의학회' 신우섭 회장처럼 처음에는 서양의학(현대의학)을 전공, 오랫동안 이를 임상에 이용하다가 서양의학이 각종 암, 당뇨, 심장병 등 온갖 불치, 난치병에 너무 무력함을 절감하고 자연의학(근본의학)으로 넘어오신 분들이 많다.

　이분들은 돈을 많이 벌 수 있는 좋은 자리를 용기 있게 박차고 나온 분들이다. 힘들고 고달픈 자리에서 환자들을 진정으로 사랑하는 마음으로 환자들의 편에 서서 진정한 '인술'을 베풀고 있는 분들이다.

　이분들이 한 목소리로 외치는 말이 있다.

　"모든 병은 내가 스스로 고칠 수 있다!!! 병원과 약에 의지할 필요가 없다! 병원과 약에 의지하면 오히려 자연치유력이 약화되어 몸이 약해진다!"

　그러나 물론 "병이 나면 전문의와 상담하여 그의 조언을 따라야 한다"는 목소리가 크다.

　하지만 비유컨대 한 번 먹을 물고기를 주는 어부(서양〈현대〉의학 의사)와 한번 먹을 물고기는 물론 평생 물고기를 잡아먹을 수 있는 방법을 가르쳐 주는 어부(자연의학 또는 근본의학 의사) 중 우리가 누구를 따라야 할 것인가?

　"한 번의 선택이 10년을 좌우한다"는 광고문안이 있었다.

　그러나 이 선택은 평생을 좌우한다.

　어느 선택을 하여야 평생 후회하지 않을 것인가?

　앞에서 말한 바와 같이 나는 33세 때(1983년) 자연의학(근본의학) 박사님들의 의학을 선택하여 73세인 지금(2023년 8월)까지 40년 동안(거의 한평생) 나의 모든 병을 스스로 고쳤고 가족과 교우들과 전국의 많은 사람들의 가지가지의 불치, 난치병을 고쳤다.

　나는 의학을 전공한 일이 없다. 지금도 의학에 관하여는 깊이 있게 알지는 못한다.

　그러나 자동차나 컴퓨터나 스마트폰에 관하여 그것들의 구조나 작동원리 등에 관하여 깊이 있게 알아야 그것들을 이용할 수 있는 것이 아니다. 사용하는 방법만 알면 충분하다.

자연의학(건강법)이나 근본의학은 1~2시간, 넉넉잡고 3~4시간만 공부하여도 그날부터 활용하여 모든 병을 고치고 예방할 수 있다! 사실 자연의학은 특수한 '의술'이라기보다는 자연건강 '생활법'이며 수많은 질병의 원인이 되는 나쁜 습관의 교정법이기 때문이다.

서양(현대) 의학으로는 평생 약을 먹어야 하는 (평생 고칠 수 없는) 당뇨, 고혈압, 심장병, 간경화, 각종 암 등의 현대병을 약, 주사, 수술 없이 전 세계에서 가장 빨리 치료하므로 70억 인류의 희망이 되고 있는 의사가 있다.

바로 의학박사 백상진 미국현대병투병연구소장이다.

그는 미국수정교회에서 미국 역사상 최고 기록인 12,000명의 청중과 전 세계 16만 명과 투병훈련참석자 16,000명(2014년 2월 1일)을 상대로 건강〈투병훈련〉세미나를 개최한 미국 공인 건강교육 슈퍼전문가이다.

미국대통령상, 미국국회표창, 미국암협회표창, 미국건강교육가상, 스포츠조선 선정 2012년 대한민국을 이끈 의학계 인물 수상, 한국일보 선정 2013년 대한민국 자랑스런 한국인 그랑프리 대상을 수상하였고 세미나를 북·남미, 유럽, 호주, 아시아 등 전 세계에서 개최하고 있는 정말로 '자랑스러운 한국인'이다.

그의 '현대병 최단시일치료' 강의안은 곧 출간되는 대로 모든 미국의 의대와 세계 영어권 국가의 모든 의대에서 교과서로 채택하기로 되어 있는 오늘의 세계 제1의 명의이다.

백 박사님은 그가 원래 전공하여 박사학위까지 딴 약, 주사, 수술 등에 의지하는 서양(현대) 의학(증상의학)을 포기하고 '최첨단의학'인 '근본치료의학(자연의학 + 하나님신앙, 기도요법)'으로 5~6일 만에 당뇨, 고혈압은 대부분 정상수치가 되게 하고 심장병, 관절염, 알러지 등은 증상이 사라지게 하고 간경화, 지방간, 간염 등은 1주일 내에 건강한 혈색이 될 정도로 회복되게 하고 그 외에 각종 암, 갑상선, 신장병, 자궁근종, 루퍼스, 비만 등의 현대병을 최단기간 내에 근치하고 예방하는 방법을 온 인류에게 전하고 있다.

백 박사님도 1일 세미나(13시~17시)를 시작할 때 '누구든지 오늘 내 강의 4시간만 듣고 집에 가서 그대로 하면 모든 병을 스스로 치료, 예방할 수 있다! 그러나 며칠 합숙하면서 집중적으로 건강법을 실시하여 조속히 치유 또는 숙달하기를 원하는 분은 5박 6일의 합숙힐링캠프(세미나)에 참석하도록 하라'고 권유하신다.(2013년 봄 잠실동교회의 1일 세미나에 필자가 참석한 바 있으며 그의 합숙힐링캠프에 참석한 전 세계의 수많은 사람들이 온갖 불치병, 난치병을 합숙기간 중에 또는 최단기간 내에 치유하였다고 증언하고 있음)

남녀노소 누구나 심지어는 2~3학년 초등학생이라도 3~4시간만 배워도 모든 불치, 난치병을 쉽게 고칠 수 있다는 것이다.

나의 경험으로도 이 말은 조금도 과장이 아니라고 단언한다.

물론 깊이 있게 공부하려면 더 많은 시간이 필요하지만 나의 강의도 3~4시간, 급한 사람은 1~2시간, 아주 급한 사람은 단 20~30분만 방법을 배우고 실천하면, 이 책을 읽으시는 분은 이 책의 중요사항(맨 뒤의 총정리)을 실천하면 그날부터 거의 모든 병을 스스로 고치고 예방할 수 있는 것이다.

자연건강법(의학)은 돈도 들지 않는다. 거의 모두가 병원요법이나 비싼 보약이나 건강식품 등에 비하면 완전 무비용 또는 거의 무비용, 경우에 따라서는 오히려 마이너스비용(가령 금식요법은 식사를 금하고 물만 마심으로 온갖 불치, 난치병을 단시일 내에 고치는 마이너스비용 치료법이다)으로 온갖 불치병, 난치병을 고칠 수 있다.

'암에 걸리면 암보다도 치료비가 더 무섭다'는 내용의 기사를 두 달

전에 신문에서 읽은 적이 있다. 국내 굴지의 회사에 다니면서 남부럽지 않게 부유하게 살던 분이 암에 걸려 8년째 항암치료, 방사선치료 등 병원치료를 하고 있는데 그동안 아파트 한 채가 날아갔고 끝없이 계속되는 항암치료의 비용을 대느라고 이제는 마지막 남은 재산인 아파트(지금 거주하고 있는 아파트)도 팔아야 할 형편이라면서 한숨을 쉬고 있다는 내용의 기사를 역시 신문에서 1년 전쯤 읽었었다.

또 요즘 많이 쏟아져 나오는 건강식품들이나 기구, 운동기구 등은 각기 나름대로의 효과가 있겠지만 비싸기도 하고 과장광고가 많아 종종 물의를 일으키는 것이 문제이다.

그러나 이 책에서 소개하는 건강법들은 돈이 들지 않는 것이 대부분이다. 내가 한평생 배우고 실천해 온 것은 돈이 들지 않으면서도 효과가 큰 것들 뿐이다.

혹시 돈이 드는 것이 있어도 병원요법이나 다른 건강식품이나 기구들에 비교하면 거의 무비용에 가까운 것이다.

그러나 돈이 안 든다고 해서 우습게 생각하지 말라!

이 책에 소개하는 방법 하나하나가 어떤 비싼 보약, 어떤 좋은 건강식품, 어떤 건강기구보다 훨씬 큰 효과가 있는 것임을 장담한다. 내가 한평생 실천하며 수많은 사람들에게 전하여 효과를 확실하게 본 것들이기 때문이다.

이 책의 건강법의 중요한 내용은 대부분 남녀노소 누구나, 초등학생이라도 행하기가 쉽다. 이 책에 소개한 방법들의 대부분이 누구나 조금만 노력하면 쉽게 실천할 수 있는 방법들이다.

그러므로 이 책의 건강법들(의학)은 쉽고 돈이 안 들면서도 심신의 질병과 영적 질병 등 거의 모든 질병을 스스로 고치고 예방할 수 있는 최고의 건강관리법(의학)임을 자부한다.

예로부터 '병은 자랑하라'는 말이 있지만 특히 목회자들은 이런저런 사정으로 병에 걸려도 쉬쉬 하기 마련이다.(천주교 신부님이나 불교 스님들도 마찬가지가 아닐까 생각된다.)

 이러한 성직자들에게나 빈곤하여 병원치료 등 의약의 혜택을 받기 힘든 빈곤층(아파도 병원에 가지 못하는 환자 5명 가운데 1명이 "돈이 없어서" 가지 못하는 것으로 조사됐다. 질병관리본부의 조사 결과, 아파도 병원에 가지 못한 사람 가운데 '돈이 없어서 가지 못한다' 고 답한 환자의 비율은 22%에 달해 경제적인 이유로 인한 미치료자 비율이 꾸준히 증가하는 것으로 집계됐다. 특히 70대 이상 여성의 미치료자 비중은 4명 가운데 1명꼴인 것으로 나타났다.[MBC, 2014.9.28]) 물론 돈은 많으나 10~20년 혹은 수십 년 의약에 의지해도 낫지 않는 각종 불치병, 난치병, 희귀병 환자들, 사형선고 받은 암 환자들 그리고 당장은 건강해 보이지만 언제 어느 때 병마가 엄습해 올지 몰라 하루하루를 전전긍긍하며 사는 온 인류에게 이 책은 그 모든 질병의 공포에서 해방시켜 주는 열쇠가 될 것임을 자부한다.

 이와 같이 이 책의 건강법들은 최소의 비용 또는 마이너스 비용으로 최대의 건강 효과를 선사하므로 재테크에도 일조할 것이다.

 최고의 재테크는 건강관리를 잘하는 것이라고 하면서 한 사람이 어려서부터 한 평생 건강관리를 잘하면 대략 10억 원을 버는 셈이 된다는 어느 분의 글을 읽어본 적이 있다.

 내가 잘 아는 분의 가까운 친척 한 분이 천신만고 끝에 47세에 아파트를 샀는데 암에 걸려 몇 년 투병 끝에 세상을 떠났는데 그 아파트도 함께 날아가 버렸다고 한다.

 병원에 가보거나 주위를 둘러보면 이와 비슷한 경우가 참 많음을 볼 때, 그리고 어려서부터 병치레 없이 항상 건강하면 피곤한 줄 모르고 밤낮없이 공부하여 학업을 잘 마친 후 고소득이 보장된 좋은 직장에 들어갈 수 있고 직장에 들어간 후나 사업을 할 때도 불철주야 자기계발 또는 사업에 힘써 계속 성공할 가능성이 크므로 한 사람이 일찍부터 건강관리를 잘하면 평균 10억원 정도를 버는 결과가 된다는 말이 과장이 아니라는 것을 알 수 있다.

실제로 이 책 속의 어느 한 가지 방법만을 실천하면서도 우리 집에서는 우리 부부와 아들 셋이서 하니까 30억원 정도 번 셈이라고 하면서 기뻐하는 분이 있다.

우리나라의 의료비 지출 증가율은 세계 제일로써 OECD 국가 중 가장 높다고 한다.

특히 최근 6년간(2008~2013년) 전체 지출의 30% 이상이 되는 '재난적의료비'를 지불한 적 있는 가구가 4가구 중 1가구이며, 65세(2008년 기준) 이상인 노인 2,001명의 1인당 평균 연간 의료비지출액이 2008년 69만 535원에서 2013년 97만 9,135원으로 41.8%나 증가했다고 한다.(헤럴드경제, 2015.11.26)

갈수록 의료비 부담이 증가하는 고령화사회, 의료비 다이어트는 선택이 아니라 필수다.

이 책을 읽으시는 분은 이 책의 건강법을 열심히 실천하여 건강을 증진하는 동시에 갈수록 증가하는 의료비를 절감하여 자기계발이나 불우이웃돕기 등 보다 생산적인 일에 쓰시기를 바란다.

예로부터 인생은 '생로병사'한다고 한다. 태어나서 살다가 병들어 죽는 것이 인생이라는 것이다. 그러나 이름난 장수촌의 사람들은 병으로 죽지 않는다. 오랫동안 청년처럼 땀 흘려 일하며 살다가 어느 날 낮잠 자듯이 세상을 떠난다.

하지만 모든 사람들이 장수촌에 가서 살 수도 없고 그와 비슷한 환경에서 살 수 있는 것이 아니다. 그래서 그들과 같이 장수한다는 것이 쉬운 일은 아니다.

그러나 이 책에서 소개하는 방법들을 각자의 처소에서 매일 열심히 실천하는 사람은 장수촌의 사람들 같은 '자연사' 혹은 그에 가까운 죽음으로 이 세상을 떠날 수 있다고 나는 확신한다.

그러나 이 세상에서 건강장수하다가 평안히 잠자듯이 이 세상을 떠나는 것도 중요하지만 가장 중요한 것은 이 세상 떠날 때 하늘나라에 가서 영원히 행복하게 사는 것이 아니겠는가?

아무쪼록 이 책을 읽으시는 모든 분들과 그 가족들이 나처럼 현명한 선택을 하여 남은 생애 동안 병원이나 약 신세 지지 않고 건강하게 주님을 잘 믿으며 장수하시다가 잠자듯이 하늘나라에 가서 영원히 행복하게 사시기를 바란다.

감사드려야 할 분들이 여러분 계셔서 이곳에서 밝히고 인사드리고자 한다.

서리집사로부터 시작하여 교육전도사, 전임전도사, 부목사, 수련원 원목 등 1989년 8월부터 2011년 2월까지 부족한 사람을 위하여 불철주야 지도 편달, 훈육, 기도하여 주신 잠실교회의 원광기 원로목사님과 장신대 재학 때부터 지금까지 각별히 아껴주시고 적극적으로 후원해주시고 지도해주시는 장신대 전 총장이신 김중은 박사님과 필자가 장신대 재학시 '정신위생' 과목의 명강의로 필자를 비롯한 신학생들에게 큰 영향을 끼치셨을 뿐 아니라 그때부터 지금까지 30여 년을 변함없이 물심양면으로 후원하며, 적극 도와주고 계신 장신대 은퇴교수이신 이춘길 교수님과 국제치유센터원장과 상담센터원장으로서 말기췌장암을 비롯한 각종 불치병 난치병과 마음의 병, 영적 질병 등 영혼육의 질병의 치료를 통해 하나님나라 확장에 매진하는 가운데 오래전부터 필자를 적극 지원, 지도, 격려하여 주고 계신 백영교회 담임 박노훈 목사님과 이수애 사모님, 대체의학 및 경영학전공 교수로서 필자가 사회복지대학원 재학 시부터 적극 지도, 권장, 격려하며 여러 가지 좋은 아이디어로 지도, 후원해 주시고 원고를 감수해주신 전 한기총사회복지대학원 교수이시며 전 동아대 대체의학 교수이신 황

명찬 굿아이디어 창조연구원장님, 오래전부터 나의 모든 사역을 위하여 기도, 협력하며 물심양면으로 후원해 주신 안대현 장로님과 홍희자, 장혜숙, 전현주, 이해옥 권사님, 장대호, 김형대, 배복태 집사님, 필자가 신학을 공부하기전부터 지금까지 늘 기도, 후원하며 원고의 감수와 조언, 격려 등으로 도와준 동생이자 목회선배인 신동국 목사, 그리고 원고정리, 타이핑 등으로 수고하며 도와준 사랑하는 아내와 그 외에도 이 책이 나오기까지 또는 오늘의 내가 있기까지 음으로 양으로, 여러 모양으로 도와주신 모든 분들께 마음속 깊이 감사드립니다. 정말 감사합니다!

2016년 4월
신 동 성 목사

차 례

4쇄를 내면서 …… 3
3쇄를 내면서 …… 5
2쇄를 내면서 …… 7
머리말 …… 9

제1장 서론 …… 23

제2장 오! 과연! '힐링 코드!'
엄청난 어깨통증의 난치병이 단 10분 만에! …… 39

제3장 코페루니쿠스적 전환
(놀라운 체험 : 자연건강법을 만나다) …… 63

1. 극심한 치통과 축농증, 건선을 고치다 …… 64
2. 56년 된 기관지 천식을 몇 주 만에 완치하다 …… 69

제4장 신학대학원 시절 …… 75

1. 10여 년 된 알레르기성 감기를 31분 만에 고치다 …… 76
2. 치유되지 않는 지방간을 냉온욕으로 고치다 …… 77
3. 자연건강법 테이프를 만들다 …… 80
4. 불치병을 나의 건강법 테이프로 고친 목사님 …… 80

제5장 신학대학원 졸업 후 …… 83

1. 1,000만 원(2023년 8월 현재 5,200~5,500만 원) 드는 수술을 하지 않고

심장병을 고친 목사님 …… 84
2. 23회의 항암치료 끝에 극심한 전신통증과 불면증, 거식증에서
　　그날로 해방되다 …… 87
3. 물고기 몇마리 대신 평생 먹을 물고기 잡는 법을 가르쳐 주는
　　하나님 건강법(자연건강법) …… 89

제6장 자연건강법 – 하나님의 건강법 …… 93

1. 서의학건강법 …… 100
　　(1) 서의학건강법의 6대 법칙 …… 101
　　(2) 풍욕과 냉온욕 …… 131
　　(3) 조식(아침 식사) 폐지 …… 141
　　(4) 생수 음용 …… 147
　　(5) 생야채식요법 …… 157
　　(6) 비타민 C(감잎차) …… 165
　　(7) 겨자요법 …… 169
　　(8) 토란연고 …… 171
　　(9) 엽록소와 엽록소올리브유 …… 176
　　(10) 복부된장찜질 …… 177
　　(11) 금식(단식) 요법 …… 179
　　(12) 한천식(食) 요법(한천금식법) …… 184
　　(13) 관장법(세장법) …… 187
　　(14) 계단요법 …… 188
　　(15) 발목온냉욕(발목교호욕, 족탕법) …… 190
2. 2대 생수치료법(생수건강법+요료법) …… 191
3. 그밖에 알아두어야 할 건강법 …… 230
　　(1) 치매와 치매약 힐링코드(치매 지옥이 하루만에 천국으로) …… 230
　　(2) 93세의 중증 치매, 사지마비 노모에게 베푸신 놀라운 은혜 …… 234
　　(3) 환자에게 약을 끊게 하였더니 놀라운 효과 …… 249

(4) 이제는 대장의학 시대! 8시간만에 배설(배변)해야 장수한다 …… 252
(5) 질병 치유와 전도에 효과가 큰 발혈치유법(발마사지)과
    숟가락건강법 …… 254
(6) 백상진 박사의 근본의학에 대하여 …… 256
(7) 감기(독감)는 냉온욕, 생강차, 강황차나 콩나물국으로 …… 259
(8) 감자, 고구마 요법과 과일, 야채주스(즙) …… 263
(9) 암 집중치료법(힐링코드와 감자요법 등) …… 268
(10) 국민질병 풍치(치주염 등 잇몸질환) 퇴치법 …… 269
(11) 치질의 치료와 예방법 …… 280
(12) 눈의 건강법(눈 운동법) …… 284
(13) 귀의 건강법(귀 마사지법) …… 291
(14) 코골이 및 코의 질환 치료법 …… 312
(15) 손발마비, 결림과 통증, 피부트러블 등은 마사지로 …… 292
(16) 건강과 장수의 비결 – 외발서기, 서기, 걷기 …… 297
(17) 다리 길이 교정법(긴다리 교정법) : 무릎굴신운동법 …… 301
(18) 비타민 D와 일광욕, 일광요법 …… 303
(19 거북목증후군과 척추질환 치료기(척추사랑) …… 306
(20) 비만과 다이어트 …… 311
(21) 일과 휴식(안식)과 잠 …… 319

제7장 감사요법과 웃음요법 …… 335

1. 감사요법 (Thank-you Therapy) …… 336
2. 웃음요법(Laughter Therapy) …… 349

제8장 음악요법 …… 359

제9장 기도(신앙)와 질병 치유 …… 365

제10장 상한 마음의 치유(내적 치유, 내면 세계의 치유) …… 385

제11장 영적 질병과 귀신들림의 치유 …… 391

1. 영적인 질병에 걸린다 …… 392
2. 성령의 능력으로 고침받다 …… 393
3. 영적 질병 및 귀신들림의 치료법 …… 397
   (1) 영적 질병의 치료법 …… 397
   (2) 귀신들림의 증상 및 치료법 …… 398
4. 스데반영성원, 스데반공원에 대하여 …… 404

제12장 총정리 – 무병장수건강법
(하나님의 건강법:자연건강법) …… 405

<하나님 건강법에 의한 전도> …… 413
<하나님 건강법 1일 무료 세미나 안내> …… 414

제 1 장

서 론

제1장 서 론

"현대인의 가장 큰 사망원인은 잘못된 생활습관이 50%, 생활환경이 25%이고 유전적, 체질적 요인은 20%도 채 되지 않는다. 따라서 건강 장수의 80% 이상은 본인의 관리 책임이다. 환경을 탓하지만 그 역시 자기 선택이다."

대한민국의 대표적인 정신과 의사이자 뇌과학자인 이시형 박사님의 말이다.(이시형처럼 살아라 : 뇌의 원리로 30년 젊게 사는 비결, 이시형 저, p.51)

나의 건강장수 비결의 80% 이상이 나의 관리책임이라고?

그렇다면 앞으로 지구온난화 현상과 환경오염, 중국에서 날아오는 황사, 미세먼지, 스모그 등으로 인하여 갈수록 질병이 증가할 것이라고 하는 이때 나의 건강관리를 어떻게 해야 할 것인가?

스스로 노력하기도 해야겠지만 무엇보다도 눈부시게 발전했고 발전하고 있다는 서양(현대) 의학에 의존해야 할까?

이에 대하여 "예스!"라고 대답하는 분이 많을 것이다. 아마도 한국에서는 국민의 대다수가 이렇게 대답할 것이다.

그러나 이 문제에 대하여 일본의 한 저명한 의사는 단연코 "노!"라고 외친다.

일본 게이오대학 의학부를 수석 졸업하고 미국에 유학, 석사, 박사 학위를 받고 임상동기 중 가장 빨리 게이오의대 방사선과 전임강사가 되어 40년 동안 게이오대학병원에서 암 환자들을 치료하며 의대생들을 가르쳐 온 곤도 마코토 박사가 바로 그다.

곤도 마코토 암연구소장인 그는 일본에서 베스트셀러 1위로 100만부가 판매된 그의 저서 「의사에게 살해 당하지 않는 47가지 방법」에서 다음과 같은 몇 가지 사실을 예로 들면서 병원에 자주 다니면 온갖 병에 시달리다 일찍 죽게 되므로 건강장수하려면 응급상황일 때 외에는 병원에 절대 가지 말 것을 강력히 권유하고 있다.

- 1976년 남미의 콜롬비아에서 의사들이 52일간 파업을 해서 응급치료 외의 모든 진료활동이 중단된 적이 있었다. 당시 신문이 이 사건의 기묘한 부작용으로 보도한 내용은 의사들의 파업으로 사망률이 35%나 감소했다는 뉴스였다.

- 같은 해 미국 로스앤젤레스에서도 의사들의 파업이 있었다. 그로 인해 17개 주요 병원의 수술 건수가 평소보다 60%가 줄었는데 그 결과 전체 사망률이 18% 감소했다는 발표가 있었다. 그러나 의사들의 파업이 끝나고 진료가 재개되자 사망률이 파업 전의 수준으로 되돌아갔다.

- 이스라엘에서도 1973년에 의사들의 파업이 있었는데 그 후 예루살렘 장의협회는 당시 사망률이 절반으로 감소했다고 발표했다. 2000년에도 의사들의 파업이 있었는데 예루살렘 장의협회의 집계에 의하면 파업 중이던 5월의 사망자 수가 93명으로 전년도 5월의 사망자 수 153명보다 39%나 감소하였다고 한다.

- 2012년 미국의사회가 발간하는 어느 잡지에 실린 '만족의 대상'이라는 기사가 큰 반향을 일으켰다. 의료보험에 가입한 미국인 5만 명의 의료비와 건강과의 상관관계를 알아보기 위해 추적조사 결과, 만족도가 가장 높은 그룹이 가장 낮은 그룹보다 사망률이 26%나 높았다. 입원을 더 오래 하고 의료비 지출을 더 많이 한 사람들이 오히려 더 수명이 단축되고 더 많이 죽은 것이다! 절대 병원에 가지 말 것을 강력히 권유하고 있다. (p.37, p.73, p.209)

- 핀란드에서도 비슷한 연구결과가 있었다. 한 연구팀이 15년 동안 세밀한 추적조사를 실시했다. 검사대상은 회사의 관리직으로 일하며 40~55세의 보기에는 건강하나 심장병에 걸릴 인자를 갖고 있는

남녀 1,200명을 600명씩 제비뽑기로 나누고 '개입그룹' 600명에게는 4개월에 한 번씩 의사가 세밀하게 건강지도 및 치료해주기를 5년 동안 해주었으나 나머지 '방치그룹' 600명은 조사목적을 모르게 하고 건강조사표에 기입만 하게 하였다. 5년의 실험기간이 끝난 후에는 10년 동안 모두 자유롭게 생활하게 하였는데 전혀 예상 밖의 결과가 나왔다. 개입그룹에서 심근경색, 심장마비, 돌연사 등 심장질환으로 인한 사망자 수가 방치그룹의 2배 이상이었고 자살, 사고 등으로 인한 사망자 수도 개입그룹이 더 많았다. 다만 암으로 인한 사망자 수는 개입그룹이 적었다. 아마 금연 효과 때문일 것이다. 이러한 결과의 원인을 알아보면 검사에서 병이나 이상이 발견되어 의사의 지도나 약 처방을 지속적으로 받으면 그것이 오히려 정신적 스트레스가 되어 심근경색이나 심장마비, 돌연사, 우울증, 자살, 사고사 등으로 이어진다고 분석할 수 있다.

이와 같은 사례에서도 나타나듯이 수많은 사람들이 갈 필요도 없는 병원에 스스로 찾아가 돈을 쓰고 병을 얻어 생명을 단축한다는 것을 알 수 있다.

곤도 박사는 건강검진무용론 내지 해악론을 제기하며 병원에 자주 갈수록 불필요한 검사와 수술, 투약 등 과잉진료로 수명이 단축되기 쉽고 각종 검사와 수술과 항암제 등 약제들이 오히려 병을 주거나 더 악화시켜 죽음에 이르게 하므로 위와 같은 사례는 당연한 결과라고 주장한다.

그는 환자를 상품으로 취급하는 의료계 현실에서 환자를 진정으로 사랑하는 환자 위주의 치료를 실현하기 위하여 의료관계자들이 공개를 극히 꺼려하는 의료정보를 정직하게 공개하고 항암제의 독성과 암 수술의 위험성 등 암 치료에 관한 정보와 과잉진료로 이어지는 조기 암진단이나 건강검진 등에 현혹되지 아니하고 병원과 약을 멀리하여 건강장수할 수 있는 방법을 온 국민에게 알려준 공로를 인정받아 2012년 제60회 기구치간상(문학, 연극, 영화, 신문, 방송, 잡지, 출판 등의 분야에서 그해에 가장 창조적 업적을 이룬 개인이나 단체에게 주는 상)을 받았다.

우리나라에도 얼마 전에 곤도 마코토 박사와 같이 정직하고 용기 있게 의료계의 과잉진료를 고발한 의사가 있다. 「의사는 수술받지 않는다」(김현정 저, 느리게 읽기, 2012.11.17)를 저술한 김현정 박사이다.

서울시립병원 정형외과 의사인 김현정 박사는 그의 저서에서 "내 주변의 의사 친구와 동료들은 수술이나 검사, 오래 복용해야 하는 약 등의 부작용을 누구보다 더 잘 알기에 이와 같은 것을 꺼린다"고 말한다.

그는 "우리 의료계가 불필요한 수술과 검사와 약의 처방을 남용하고 있다"고 하면서 "가령 인공관절 시술의 경우 인공관절은 수명이 10~15년이어서 그때마다 주변 뼈를 더 많이 잘라내야 하므로 관절 상태는 점점 더 나빠질 수밖에 없다. 그러므로 인공관절이나 임플란트 같은 이물질을 내 몸 안에 들이지 아니하고 우리 몸에 있는 자연치유력을 강화하여 건강을 회복하는 것이 이상적이다"라고 강조한다.

우리는 다음과 같은 여러 가지 충격적인 사례와 양심 있는 의사들의 고발인 '신의학선언'을 생각할 때, 그리고 곤도 마코토 박사의 검사, 수술, 투약해악론 및 병원, 의사유해론과 의사들은 수술을 받지 않고 검사, 투약을 꺼린다는 김 박사의 말에 머리를 끄덕이지 않을 수 없다.

- 일본에서는 갑상샘의 종양이 1cm가 넘지 않으면 그냥 내버려두어도 생명에 아무 지장이 없어 검사나 어떤 처치도 하지 않는데 우리나라에서는 그 기준이 0.5cm이기 때문에 많은 사람들이 하지 않아도 될 검사나 수술을 받는다.

- 외국에서는 증상이 없을 경우 초음파검사를 하지 않는 게 일반적

인데 한국에서는 초음파기가 동네 의원까지 보급되어 지나친 검사로 갑상샘암 환자가 지난 10년간 10배 이상(다른 암은 2배 증가; 중앙일보, 2014.11.6) 격증하였다.

- 2014년 11월 6일 발간된 의학 분야에서 세계적으로 가장 권위 있는 학술지, '뉴잉글랜드 저널 오브 메디슨(NEJM)'에 고려대 의대 안형식(예방의학) 교수팀의 '한국의 갑상샘암의 검진과 진단율' 논문이 게재되었는데 논문은 "병리학자들은 무증상 갑상샘암이 상당수 존재하고 있음을 제시하고 있다"면서 결국 검진을 통해 발견하지 않아도 천수(天壽)를 누리는데 지장이 없는 작은 갑상샘암을 무분별하게 찾아낸다는 문제를 지적하고 "여생 동안 지속적인 갑상선 호르몬 치료를 받아야 하고 일부 환자에게는 부작용 등을 가져온다"면서 안 교수는 "갑상샘암에 대한 조기검진을 막아야 한다"고 말했다. 미국 뉴욕의 메모리얼 슬론케터링 암센터 마이클 터틀 박사도 갑상샘암 조기 검진을 하지 않도록 권유한다.

- 현재 암의 정의가 너무 넓고 기준이 모호해 의사의 과잉진단과 과잉치료를 초래하고 있으며 그 결과 연간 수십만 명이 불필요하고 때로는 해롭기까지 한 검사, 수술, 치료를 받고 있다.(미국국립암연구소〈NCI〉, 이른바 '빅5', 대형병원 5곳의 수백만 원짜리 프리미엄검진은 추가항목을 빼더라도 모두 방사선 피폭량이 11밀리시버트 이상이고 천만 원대에 이르기도 하는 아산병원의 프리미엄멤버십 프로그램은 무려 32밀리시버트가 넘어 건강검진 한 번으로 1년 허용량(한 사람의 1년간 허용피폭량은 1밀리시버트임)의 11배에서 최고 32배까지의 방사선을 맞게 되어 건강한 사람이 검진으로 말미암아 오히려 암에 걸릴 수도 있다.

- 미국에서 병원에서의 약의 부작용과 수술 중 기계 오작동에 의하여 매년 784,000명이 사망(7,840,000명이 수술 중 사망하거나 수술후유증과

약의 부작용 등으로 고통을 겪다가 10년 내 사망한다), 이런 사망자가 영국에서도 연간 117만명이나 되는데 이런 사망자 수는 각국의 교통사고 사망자 수의 4~6배에 이른다.(병원에 가지 말아야 할 81가지 이유, 허현희 저, p.17)

– 2005년 이후 종양 수술에서부터 심장 수술에 이르기까지 완벽한 수술 실적을 자랑하며 연일 매스컴에서 극찬하던 로봇 수술의 실제 결과는 놀랍게도 80%가 수술 도중 로봇의 오작동으로 사망하는 것으로 밝혀졌다. 로봇 수술 효과의 과장은 현대의학이 정교하게 저지른 사기극이었다.(병원에 가지 말아야 할 81가지 이유, 허현희 저, p.26)

– 병원진료의 36%, 외과적 처치의 56%가 필요 없는 것이며 만성 두통이나 위경련 환자의 70%가 약물중독에 의한 것이며, 특히 값비싼 관상동맥성형술과 관상동맥우회술의 80% 이상이 불필요한 수술이며 단지 의사들의 수입을 올리기 위한 경제행위에 불과하다.(의사이자 저술가 마이클 머레이)

– 존스홉킨스의대 교수 바바라 스타필드는 2009년의 논문에서 "미국인의 전체 사망자 중 의사의 과실과 약의 부작용으로 인한 사망자가 매년 225,000명으로 3번째의 사망원인이라고 하지만 은폐사망자까지 고려하면 제1의 원인이라고 하면서 의사들의 무지와 탐욕으로 인해 현대의학은 말기 단계에 접어들었다"고 선언한다.

미국 다트머스의대 엘리엇 피셔 교수도 "의료비 지출이 많을수록 건강은 더 나빠진다. 의사들이 불필요한 검사와 수술과 치료를 하면서 의료비를 더 많이 청구하고 불필요한 검사와 수술로 부작용을 크게 일으키기 때문"이라고 한다.

양심 있는 의사들의 내부 고발이며 양심선언인 '신의학 선언(2012.11.22)'도 '현대의학은 전염병 예방, 안산 조치, 응급치료 등 10% 외의 약 90%에 이르는 병은 치료하지 못한다. 혹은 악화시켜 죽음에 이르게 한다. 이처럼 비극적인 참상의 전형적인 예가 바로 암 치료현장이다. 일본에서 매년 33만 명의 암 환자가 숨을 거두는데 이때 유족들은 철석같이 암 때문에 죽었다고 믿는다. 그러나 그 중 약 80%에 이르는 26만 명은 암이 아닌 맹독성 항암제 투여, 방사선조사, 불필요한 수술 등과 같은 암 치료에 따른 중대한 부작용으로 사망한다. 이 충격적인 사실은 모 국립대학 부속 병원의 한 젊은 의사의 임상연구를 통해 밝혀진 사실이다. 자연치유만이 병을 고친다. 자연치유력을 중시했던 고대 그리스의 의성 히포크라테스가 가르쳐 준 원점으로 되돌아가야 한다'고 선언한다.

이와 같은 현대(서양, 증상) 의학의 말기 현상으로 인하여 채식, 천연약초 자연식, 자연치유(건강)법, 명상, 전통의학 등 현대의학을 대체하는 '대체의학'이 세계적으로 인기를 끌고 있다. 미국 의과대학 중 61%가 전통의학 또는 대체의학을 가르치고 있으며 암 등 질병치료를 위하여 대체의학에 의존하는 인구가 미국 38%(2007년 미국국립질병통제센터와 국립보건원), 영국 75%(2004년 더 타임즈 여론조사), 오스트레일리아 57%, 프랑스 49%, 독일 46%이며 계속 증가추세에 있다.(병원에 가지 말아야 할 81가지 이유, 허현희 저, p.19)

2013년 9월 19일에 방영된 '천기누설' 프로에 보니 가정의학전문의인 임동규 박사가 7년 전에 그동안 자기 병원에서 베풀어 온 현대(증상) 의학은 병의 증상을 일시적으로 가라앉히는 요법이므로 갈수록 증가일로에 있는 암, 당뇨, 고혈압 등 현대병의 근본적인 치료책이 되지 못하고 임시방편에 불과하다는 것을 절감하고 병원 문을 닫은 후 약해진 자신의 건강도 회복할 겸 지리산 깊은 산중으로 이사와 농사를 지으며 자연치유력을 강화하는 자연건강식 등 자연건강생활로 건강을 회복하고 상담, 출강 등으로 분주히 하루하루를 보내고 있는 모습이 방영되었다.

이와 같은 현대의학의 한계성을 반영, 위에서 소개한 책자들 외에도 「너, 죽을래? 살래? 죽고 싶으면 병원 가고 살고 싶으면 약 먹지 마라!」(한국의료 피해대책협의회장, '달리다굼' 새생명치유원장 박성민 목사〈라파엘교회〉, 2011년)」, 「병원에 가지 말아야 할 81가지 이유(허현희, 2012년)」, 「병원이 내 몸을 망친다(대한생명 의학연구소장 김요자, 2013년)」, 「병의 90%는 스스로 고칠 수 있다(오카모토 유타카)」, 「약을 끊어야 병이 낫는다」, 「의사의 반란(약 없는 임상의학회 신우섭 회장)」, 「신면역혁명(아보 도오루)」, 「현대병에의 도전(와타나베 쇼)」 등 현대의학의 심각한 문제점을 고발하는 책들이 이미 오래전부터 최근에 이르기까지 국내외서 수없이 출간되고 있다.

그렇다면 우리가 현대(서양, 증상)의학 대신에 어떤 방법으로 우리의 건강을 관리해야 할 것인가?

결론은 자명하다. 앞에서도 군데군데 언급하였지만 증상(현대) 의학을 믿을 수 없다면 이를 대신(대체)할 수 있는 방법, 즉 부작용은 없고 증상(현대)의학보다 효과가 훨씬 큰 대체의학(채식, 자연식, 자연치유건강법, 자연의학, 근본의학 등)에 의지할 수밖에 없는 것이다.

머리말에서도 언급한 바 있는 당뇨, 고혈압, 동맥경화, 심장병 등 현대병을 세계에서 가장 빨리 고치는(며칠 만에 정상수치로 회복시키는) 의사로 유명한 백상진 박사도 우리나라 뿐 아니라 미국에서도 수술을 많이 하지 않는 병원은 적자를 면할 수 없기 때문에 불필요한 수술을 권유하는 병원이 많다고 증언한다.

백 박사는 수술이나 주사, 약 등을 사용하지 않고 견과류를 비롯한 식이요법, 생수 음용, 운동, 일광요법 등 자연건강법과 기도, 신앙요법(그는 증상 완화에 불과한 '증상의학'인 현대의학에 비하여 자신의 의학을 모든 병의 뿌리를 뽑아 근본적으로 고치는 의학이라는 의미에서 '근본의학'이라고 부른다) 등으로 자연치유력을 강화, 온갖 불치병, 난치병을 며칠 만에 또는 최단기간 내에 완치함으로 갈수록 증가하는 현대병 환자들과 온 인류에게 희망의 빛을 던져주고 있다.

필자는 장신대 신대원에 다니면서 하나님의 귀한 선물인 자연건강법을 열심히 전하던 어느 날 내가 담당한 교회청년부의 한 자매가 내게 귀뜸해준 말을 지금까지 생생하게 기억하고 있다.

"제가 약국을 경영하는 오빠를 도와드리고 있는데요. 우리 오빠는 약사인데도 절대 약을 안 먹어요. 가령 감기에 걸려도 감기약을 먹지 않고 콩나물국이나 된장국을 따끈하게 끓여 먹든지 생강차를 마시든지 하면서 자연적인 방법으로 고칩니다. 그러니까 신 전도사님이 약을 쓰지 말고 자연건강법으로 병을 고쳐야 한다고 가르치시는 것이 정말 옳은 일입니다."

사실 창조주께서 인간을 창조하실 때 인간에게 주신 선물인 자연치유력을 강화하면 누구나 모든 병을 스스로 치료, 예방할 수 있으며 수술이나 주사, 약 등을 사용하지 아니하고 자연적인 방법으로 자연치유력을 강화하는 방법이 자연건강법인 것이다.

자연치유력은 약에 의지하거나 창조주께서 만드신 인체의 일부를 절제(잘라버림, 수술)하는 등의 방법을 쓸 때 약화되기 쉽고 현미식이나 생야채식 등 식이요법이나 생수 음용, 운동, 금식(단식) 등의 자연적인 방법을 쓸 때 최대한 강화된다.

미국에서만 해마다 200만 명 이상이 감염되어 최소 23,000명이 사망하며 한국에서도 갈수록 많은 사람들을 죽음에 이르게 한다는 슈퍼박테리아에 대한 대책은 항생제 복용을 줄이는 것 뿐이라는 사실과 10~20년 또는 20~30년 된 당뇨, 고혈압, 심장병이나 각종 암 등 불치병 난치병을 자연건강법으로 쉽게 고치고 건강하게 살아가고 있는 수많은 사람들이 이를 증언한다.

날 때부터 몸이 허약하여 20세를 넘기지 못할 것이라는 의사의 사형선고를 받으셨던 나의 아버님도 8세부터 64세까지 56년 동안 앓아온 기관지 천식을 자연건강법(특히 냉온욕)으로 28일 만에 완치하고 17년 동안 건강한 몸으로 노익장을 과시하며 사시다 82세 때 노환으로 하늘나라에 가셨다.(이 책에서 소개하는 자연건강법 중 하나인 냉온욕을 중단한 때부터 1년 동안 병을 앓으시다가 돌아가셨음. 냉온욕을 계속하셨다면 훨씬 더 오래 건강하게 사셨을 것이다.)

나의 어머님도 2016년에 만 93세(1923년생)이셨는데, 2월 2일부터 갑자기 사지 마비 내지 중풍 증상으로 꼼짝 못 하고 누워서 대소변을 기저귀에 배설하시는 처지가 되어 이제는 천수를 누리시고 하늘나라에 가실 때가 된 것으로 생각되었다.

그러나 초등학교 2~3학년생도 할 수 있는 아주 쉬운 방법 4~5가지를 시행한지 4일째부터 눈에 띄는 효과가 나타가기 시작, 나날이 좋아져 쓰러지신 지 30일째 되며 하나님의 건강법을 본격적으로 시행한 지 19일째 되는 3월 3일부터 주위 사람의 부축이나 지팡이도 없이 100% 혼자 걷게 되었다.

내가 33년간 연구, 실천해온 하나님의 건강법이 이 세상에서 가장 좋은 건강법이라고 자부하지만, 그래도 그렇지 10여 년을 치매, 당뇨, 고혈압 등 여러 질환을 앓아오신 93세의 노인(이 모든 질병은 하나님의 건강법을 실천했으면 모두 예방, 치료하였을 텐데 어머님은 아버님과 달리 한 평생 이를 받아들이지 않고 의약만 의지하셨다), 평균수명을 10년 정도나 넘기신 노인에게 효과가 있을까? 헛수고로 끝날 가능성도 크겠다고 생각한 나도 사실은 적지 않게 놀랐다. 이전엔 어머님의 100년 장수를 위해 '그게 가능할까?' 의심하며 기도했지만 이때부턴 어머님 뿐만 아니라 우리 모두 100년 장수도 충분히 가능하다는 확신을 갖고 기도하고 있다.

80세에 오줌의 약리적 효과에 대한 연구로 박사학위를 받아 화제가 되었던 김기일 박사님도 인간의 천수는 120세라면서 이 천수를 누리며 오줌을 비롯한 자연건강법을 널리 전하다 하나님 품에 안기는 것이 꿈이라고 하였다.

이 책을 읽는 분들도 이 책에서 소개하는 오줌을 비롯한 건강법들을 열심히 실천하면(오줌이 정 싫으면 그 외의 건강법 몇 가지만을 실천해도) 모두 120세 천수를 누리다 잠자듯이 하나님 나라에 들어갈 수 있을 것이라고 확신한다.

내가 이 책에서 소개하는 자연건강법의 특징은 돈은 안 들이면서(최저비용) 효과는 어떤 값비싼 약이나 방법보다도 더 큰(최대 효과) 방법이다.

나는 예비목사(신학대학원생) 또는 목사이다 보니 지난 33년 동안 우리나라 온 백성, 아니 세계 온 인류가 남녀노소 누구든지 쉽게 돈 들이지 않고 자신의 모든 병을 스스로 고치고 예방할 수 있는 방법을 찾아 실천하며 주위에 전하며 살아왔다. 그 방법들 중에서 나 자신과 가족들과 주위 사람들이 실천하여 효과가 입증된 것들과 원래가 과학자가 되는 것이 꿈이었던 나의 과학적 마인드로 분석하여 과학적, 임상적 타당성이 있으며 신뢰성 있는 방법으로서 누구든지 조금의 성의와 관심만 있다면 실천할 수 있는 방법들 30여 가지를 엄선하여 이 책에 소개하였다.

따라서 이 책에 있는 방법대로만 실천하면(몇 가지만 빼고 다 온 인류 남녀노소 누구나 쉽게 할 수 있는 방법들이다!) 에이즈, 코로나 19, 각종 암, 당뇨, 중풍, 고혈압, 동맥경화, 심장병, 신장병, 위장병, 각종 피부병, 생식기병, 축농증, 비염 등 코의 병, 눈의 병, 귀의 병, 풍치, 치통 등 입 또는 이의 병, 치질, 요통, 두통, 불면증, 우울증, 치매, 히스테리 등 심신의 질병과 영적 질병 등 거의 모든 질병을 고치고 예방할 수 있을 것임을 장담 한다.

양심적인 의사들의 주장과 권위 있는 통계에 의하면 현대의학으로 고칠 수 있는 질병은 20~34%에 불과하다고 한다.

물이 절대적으로 부족하여 더러운 물을 마시거나 물을 충분히 마시지 못하므로 온갖 질병에 시달리는 아프리카에서는 깨끗한 물만 많이 마셔도 그들의 80%의 질병을 제거(치료 예방)할 수 있다고 세계보건기구에서 발표한 바 있지만, 아프리카 뿐 아니라 온 인류가 이 책에서 소개하는 생수(물) 요법대로 물만 많이 마셔도 수많은 질병을 고치고 예방할 수 있다. 따라서 누구든지 물만 매일 2~3리터 가량 마시면서 이 책에서 소개하는 방법 중 1~2가지나 몇 가지만 실천하여도 날이 갈 수록 증가하고 있는 온갖 불치병과 난치병을 쉽게 퇴치할 수 있는 것이다.

나와 아내는 지난 40년(1931~2023년) 동안 몸에 이상이 생겨 병원에 간 일은 한 번밖에 없고 이때의 이상이나 그 외에 우리에게 찾아온 모든 질병을 집에서 이 책에서 소개하는 건강법으로 쉽게 고쳤다.

뿐만 아니라 나와 나의 부친을 통하여 목사님, 사모님을 비롯한 장로님, 권사님, 집사님 등 교우들과 이웃, 친지 등 수많은 분들이 암, 당뇨, 신장병, 심장병 등 가지가지의 불치병, 난치병을 고쳤다.

그래서 나는 하나님이 주신 귀한 선물인 이 자연건강법을 하루속히 온갖 불치병과 난치병으로 고통을 당하고 있는 온 인류에게 전하여 그들을 질병의 고통에서 건져내고 이를 계기로 그들을 주님께로 인도하여야겠다는 꿈을 갖게 되었다.

이 꿈을 속히 이루자면 머지않아 적게는 몇 명, 몇 십 명에서 많게는 몇 천 명, 몇 만 명, 몇 십만 명을 상대로 목회 또는 선교할 예비목회자들인 신학생들에게 이를 전하는 것이 가장 효과적이겠다고 생각하여 나는 장로회 신학대학원에 입학한 후 졸업할 때까지 3년간 주중에는 학교 의무실에서 정기적으로 상담, 봉사하였고, 주일엔 잠실교회 청년 담당전도사 겸 건강 상담실장으로 봉사하는 가운데 학기마다 1~2회씩 교내 세미나를 개최하고 전국 각 교회나 경로대학, 목장(목사, 장로)수련회, 남녀선교회, 회사 등에 출강하기도 하였다.

그러나 신대원을 졸업한 후 그동안 교육전도사로 봉사하던 잠실교회의 부교역자로서 전임으로 시무하고부터는 시간적인 제약 등의 사정으로 힐링 강의 요청이 있어도 사절하고 외부출강 등 대외적인 활동을 거의 중단한 상태에 있었다.

그러던 중 2011년 초, 주님께서 주신 모종의 계시도 있고 그동안 접어두었던 나의 꿈을 본격적으로 실현하고자 양평엘림교회와 전인치유센터(하나님 건강법연구원)의 창립을 위하여 준비하다가 하나님 건강법에 관한 책을 출간하기로 결심, 지난 33년 동안 배운 지식과 체득한 경험을 정리하여 이 책으로 출간하게 되었다.

하나님께서는 일찍 우리 가정에 빈번한 지진 등 악조건하에서도 일본을 세계 최장수국가로 만든 일본의 명의들이 '신이 준 최고의 선물'이라고 극찬하는 2대 생수치료법과 니시(서의학) 건강법 등 자연건강법을 주시고 최근엔 힐링 코드를 주셔서 나와 아내와 부모님, 아들 등 가족들과 목사님, 사모님, 장로님 등 교회 성도들과 세상 사람들의 수많은 불치병과 난치병을 고쳐주었다.

그리고 나를 알콜중독과 분노, 울화, 우울증과 자살 위기에서 건져내 주셨을 뿐만 아니라 영광스러운 주의 종이 되게 하여 주셨다.

따라서 이 책은 단순한 치병, 건강서적이 아니라 그동안 영원한 멸망의 길로 달려가던 어리석은 이 사람에게 놀라운 은혜와 사랑을 베푸셨던 하나님께 감사와 영광을 돌리기 위하여 쓴 간증책이다.

그러므로 이 책에서 나는 코로나 19, 메르스, 사스, 에이즈, 각종 암, 당뇨, 고혈압 등 육체의 질병과 불안장애, 우울증, 불면증, 치매 등 정신의 질병뿐만 아니라 병마가 주는 영적 질병까지 모든 질병을 누구나 스스로 해결할 수 있는 만병통치법을 소개하며 나아가 온 인류가 궁극적으로 믿고 의지해야 할 분이 누구인가를 제시하고 있다.

앞으로 이 책을 여러분 자신과 가족, 친지들과 교우들의 온갖 불치병, 난치병을 치료하는 도구로 사용하시고 이를 통하여 주님을 모르는 이들을 주님 앞으로 인도하여 영광스러운 주님의 자녀, 영원한 천국의 주인공으로 만드는 전도의 도구로 사용하시기를 바란다.

아무쪼록 이 책을 읽으시는 분들 모두 남은 생애 동안 이 책의 건강법으로 건강관리를 잘하여 병원 신세를 지지 아니하고 항상 건강한 몸과 마음으로 일(직장일, 학교일, 사업상의 일, 주님일)을 잘 하며 무병장수 하시다가 주님 부르시는 날 잠자듯이 주님 품에 안겨 영생복락을 누리시기를 바란다.

제 2 장

오! 과연! 힐링 코드!
엄청난 어깨통증의 난치병이 단 10분 만에!
– 모든 문제의 마스터키인 힐링 코드! –

제2장 오! 과연! 힐링 코드!
엄청난 어깨통증의 난치병이 단 10분 만에!
– 모든 문제의 마스터키인 힐링 코드! –

나는 2006년부터 3년간, 오십견으로 큰 고통을 당한 적이 있었다. 왼쪽 어깨가 심히 아프고 쓸 수가 없어 왼손이나 왼팔을 사용해야 할 때에는 오른손으로 왼손, 왼팔을 들어올려야 하고 특히 취침 중에 통증이 더 심해져 잠을 제대로 잘 수가 없었다. 마치 바늘이나 칼끝 또는 창끝으로 찌르는 듯한 통증으로 어떤 날은 정말 밤이 새도록 한 숨도 자지 못하고 꼬박 새운 적도 있었다.

내가 오래전부터 알고 있었던 '만병통치'의 효과가 있는 자연건강법들을 총동원하여 노력하였는데도 여의치 않아 대한민국에서 이 병을 가장 잘 고친다는 한의사의 책도 사서 보았고, 책 중에 오십견 치료에 도움이 된다는 운동요법도 열심히 실천하였다.

나중에는 카이로프락틱계의 최고 권위자가 직강하는 학원에 다니면서 척추교정술을 배우며 몇 차례 시술을 받기도 하였다. 옥으로 만든 척추교정기인 '척추사랑'을 사용하기도 하였다. 결국 3년 만에 완치되었다.

나는 그때 여러 가지 노력의 결과로 나은 줄로 알았다. 그러나 알고 보면 오십견의 90%는 1~2년이나 몇 년 지나면 저절로 낫는다고 한다.(오십견 워크북 그러나 대부분의 경우 통증만 없어질 뿐 팔과 어깨의 기능이 축소되는 불완전 치유라고 한다) 그래서 나중에 아래와 같은 사정으로 미루어 볼 때 아마도 저절로 나을 때가 되어서 나았던 것으로 알았다.

그런데 2012년 가을, 그때의 그 증상이 다시 나타난 것이다. 통증의 부위와 증상이 그때와 아주 똑같이 나타났다.

그때는 무척 무거운 것을 여러 번 들어 옮기고 나서 오십견이 왔는데 이번에는 전에 없이 탁구를 아침마다 1시간 가량 쳤기 때문에, 특히 한쪽 팔로 강한 스매싱 연습을 많이 하였기 때문에 재발한 것으로 생각되었다.(나중에 알고 보니 더 큰 다른 원인이 있었다. 이에 대하여는 후술하겠다.)

하여간 그때부터 1년간 어깨가 불편하였는데, 1년 중 마지막 2개월 동안은 찬 바람이 불면서 부쩍 악화되어 어떤 날은 거의 뜬눈으로 밤을 새워야 했다. 몇 년 전에 하였던 가지가지 방법을 실시하였으나(〈척추사랑〉만 제외) 오히려 점점 더 악화되었다. 그래서 그때 오십견이 나은 것이 저절로 나을 때가 되어서 나은 것으로 생각하게 된 것이다.

훨씬 나중에 안 사실이지만 이때 '척추사랑'을 사용하였더라면 틀림없이 치유되었을 텐데 '척추사랑'의 존재를 까마득하게 잊어버리고 궁리 끝에 집에서 쉽게 고칠 수 있는 다른 방법이 없을까 하여 인터넷에서 검색하여 보니 오십견 치료에 관한 책이 2권 소개되어 있었다.

그중 1권은 이미 그때 샀던 책이었고, 나머지 한 권은 2년 전(2011년)에 출간된 책으로 마사지로만 모든 어깨질환을 고치는 방법에 관한 책이었다. 누구든지 자가치료도 할 수 있다고 하여 구입해서 읽기 시작하였다.

책을 읽어보니 미국 케네디 대통령이 대통령으로 당선되기 전에 난치병을 고쳐주어 대통령이 될 수 있게 되었고, 이를 계기로 케네디 대통령의 주치의가 되었던 의사의 오십견 치료법에 관한 책이었다. 그는 자신의 오래된 오십견을 스스로 개발한 방법으로 완치하였고 이 방법으로 많은 사람들의 오십견 등 어깨질병을 고쳐준 바 있었다.

현대의학으로는 오십견의 정확한 원인을 알 수 없었고 그래서 근치법도 없지만 이 책에는 오십견의 정확한 원인과 그 치료책을 밝히고 있었다. 그러나 책을 읽다 보니 문제가 생겼다.

　어깨질환과 관계되는 근육들을 난생 처음 듣는 생소한 이름의 수많은 근육들의 이름을 외우고 위치를 정확하게 찾아 손으로 일일이 확인해 가면서 한 줄 한 줄 읽다 보니 시간이 많이 소요되어 무척 지루하고 힘들었다. 그래서 그런지 어깨통증이 갈수록 심해져 갔다.

　그런데 책을 읽다 보니 통증의 원인이 되는 근육 중 마사지로 풀어줘야 할 부위를 정확히 찾아 마사지를 해야 하는데 사실 이렇게 한다는 것이 책의 내용대로 치료하는 전문가라도 쉽지 않은 일임을 알 수 있었다.

　그러므로 내가 애써 책을 다 읽고 그대로 한다고 해도 즉시 또는 속히 완치할 수 있다고 장담할 수도 없을 뿐만 아니라 책의 부피도 크고 이런 일 저런 일을 처리하며 읽어야 하기 때문에 책을 읽는 속도가 아주 더뎌서 '이런 속도라면 앞으로 한 달도 더 걸리겠구나. 하루하루, 순간순간 더해가는 이 극심한 통증을 그때까지 어떻게 참을 수 있을까? 그리고 죽을 힘을 다해 책을 다 읽을 때까지 버틴다 해도 틀림없이 고칠 수 있다는 보장이 없지 않은가?' 하는 생각이 들었다.

　그래서 책을 내팽개치고 낙심과 고통으로 밤새도록 괴로워하며 하나님께 '직접 빨리 고쳐 주시든지 빨리 고칠 수 있는 방법을 알려 달라'고 애원하던 중 새벽녘에 문득 생각난 것이 있었다. 바로 힐링 코드였다.

　힐링 코드는 몇 년 전에 각각 다른 기회에 두 목사님으로부터 추천을 받았던 책의 제목이면서 그 속의 건강법의 이름이다.

　힐링 코드는 하나님께서 어느 미국 목사님(알렉산더 로이드 목사님)에게 직접 가르쳐 주신 각종 암과 우울증, 불면증 등 모든 영육의 병을 쉽게 고치고 예방하는 건강법인데 위의 두 목사님은 두레교회 김진홍 목사님(몇 년 전에 은퇴하셨음)의 설교 테이프를 듣던 중 김 목사님이 아주 좋은 건강법이라고 추천하는 말을 듣고 자신들도 행하고 있다면서 나에게도 한 번 해보라고 권유해 주었던 건강법이다.

나는 1년여 전에 이 책을 읽고 문자 그대로 '만병통치'의 효과가 있을 뿐만 아니라 '만사(인생의 모든 일) 해결'의 효과가 있으며 무엇보다도 과학적 방법과 기도의 방법을 결합한 방법이어서 아주 큰 감동을 받았다. 그래서 이 건강법(힐링 코드)을 요약하여 그동안 우리 교회 성도들을 비롯한 많은 이(주로 환자들)에게 소개하며 추천하였다.

그러나 정작 나는 이 건강법을 실천하지 않고 있었다. 왜냐하면 지금도 운동과 여러 가지 자연건강법을 실천하는데 매일 많은 시간이 걸리는데 힐링 코드까지 하려면 하루에 적어도 18.5분이 추가로 소요되기 때문이다. 그리고 무엇보다도 어깨 통증도 그렇게 심하지 않았고 그 외에는 별다른 이상이 없고 건강하였기 때문이다.

이제는 너무나 고통스러워 한 번 힐링 코드를 해보고 낫지 않으면 그때는 할 수 없이 한 달이 걸리든 몇 달이 걸리든 이 책의 마사지법으로 치료해야겠다고 생각하고 아침에 일어나자마자 힐링 코드를 하였다. 힐링 코드는 1회 6분 이상씩 1일 3회 이상하는 것이어서 잠자리에서 일어나자마자 6분가량 하려고 시작하였으나 끝내고 시계를 보니 어느새 10분이 지났다.

그 순간 나는 깜짝 놀랐다. 지난 1년여 동안 늘 떠나지 않았고 특히 2개월 전부터는 밤잠을 자지 못하도록 나를 괴롭혔던 어깨통증이, 힐링 코드를 하기 직전까지도 어깨를 천근만근 짓누르던 극심한 통증이 힐링 코드를 한지 10분 만에 완전히 사라져버린 것이다.

힐링 코드의 저자인 목사님 사모님이 12년 된 심한 우울증을 45분만의 힐링 코드로 치료하였고, 이 건강법으로 온갖 불치병 난치병을 고친 사람들이 전세계에서 수없이 많다는 것이 조금도 과장이 아니라는 것을 나는 깨달았다.

이 기막힌 하나님의 선물을 바로 옆에 놓아두고, 먼 곳에 찾아가서 보통 책보다 2배 정도 비싼 책을 구입하였고(서울 잠실 교보문고에까지 물어물어 찾아가서 책을 구입하였다), 또 그 책을 읽느라고 1주일 가량을 새벽 3~4시까지 한겨울의 냉기 가득한 책상 앞에 앉아 덜덜 떨며 생고생을 하였던 것이다.

그러나 '이제 살았구나' 하는 생각에 신이 난 나는 감사와 기쁨이 넘치는 마음으로 그날(힐링 코드를 한 첫날) 하루 종일 2~3시간마다 힐링 코드를 하였더니 다 나았다는 생각이 들 정도로 상태가 개선되었다. 그런데 약간의 문제가 발생하였다.

힐링 코드를 처음 행하였을 때 힐링 코드를 시작하기 직전까지 오래 계속된 엄청난 통증이 10분간의 힐링 코드를 끝내자마자 완전히 사라져 놀라며 기뻐하였는데 웬일인지 어깨와 목 부위의 약간의 통증 내지 불편한 증상(힐링 코드로 고치기 직전 통증의 3% 정도의 통증, 아니 통증이라기보다는 거북함 내지 불편함)이 잠잘 때나 아침에 나타나 사라지지 않는 것이었다. 모든 통증 내지 불편한 증상이 없어질 것으로 예상하였는데 하루에 3~4회 총 30~40분 이상 또는 60~90분간 행하는 등 정말 열심히 힐링 코드를 계속 실천하였는데도 약간의 불편한 증상이 좀처럼 사라지지 않는 것이었다.

대개 이런 경우 취침습관의 잘못에 기인한 경우가 많아 평상에서 반달베개를 사용하여 취침하면 즉시 낫게 된다. 그런데 나는 30여 년 전부터 이렇게 생활하여 오고 있으니 여기에 원인이 있는 것은 아니고 틀림없이 어딘가 다른 곳의 잘못된 생활습관 때문일 텐데 그것이 어떤 것일까 하며 아무리 그것을 찾아보려 하여도 찾을 수가 없었다.

답답한 마음으로 '하나님, 무슨 잘못된 습관 때문입니까? 이를 깨달아 고칠 수 있게 하여 주세요' 하고 간절히 기도하며 지내던 어느 날 드디어 그 원인을 알게 되었다.

습관대로 인터넷신문들을 읽으며 책 원고의 자료를 수집하다 보니 요즈음 '거북목증후군' 환자들이 늘고 있다면서 그 예방 방법을 알려주는 기사가 세 신문에 실려 있었다. 스마트폰과 컴퓨터를 장시간 사용하는 청소년 등 많은 사람들이 거북목증후군으로 어깨, 목, 머리 등의 통증으로 고통을 당하고 있다는 것이다.

 거북목증후군은 오랫동안 목을 푹 숙이고 컴퓨터 작업이나 스마트폰 사용을 하기 때문에 목과 어깨가 거북목처럼 꾸부정하게 되어 발생하는 것으로 그 예방 또는 치료법은 컴퓨터나 스마트폰을 사용할 때 가급적이면 목을 곧바로 세우고 두 어깨를 뒤로 젖히는 바른 자세를 유지하되 컴퓨터나 스마트폰을 눈높이와 같게 하거나 약간 낮게 하고 사용하도록 하며 두 어깨를 최대한 뒤로 젖히기, 목을 뒤로 젖히기, 목을 좌우로 쓰러뜨리기, 좌우로 뒤돌아보기 등 목과 어깨를 중심으로 한 스트레칭을 자주 하라는 것이다.

 이와 같은 기사를 읽어가던 중 나는 '아! 나의 증상이 바로 이 거북목증후군의 증상이로구나! 나의 이 어깨통증의 원인이 바로 여기에 있었구나!' 하고 깨달았다.

 왜냐하면 나는 지난 2~3년간 거의 매일같이 특히 이 책의 원고작성과 정리 및 자료수집 등을 하느라고 새벽 3~4시, 어떤 때는 5시까지 컴퓨터가 놓여 있는 책상 앞에 고개를 푹 숙이고 쭈그리고 앉아 밤샘작업을 하거나 장시간 사용하기엔 아주 불편한 식탁용 의자에 앉은 채로 고개를 떨구고 잠을 잤기 때문이다.

 내 증상이 거북목증후군이라는 것을 안 날부터 나는 좀 더 일찍 자리에 눕도록 하고 컴퓨터 작업 등 책상 앞에서 무언가를 할 때마다 목과 어깨를 바르게 하고 위에 설명한 스트레칭을 열심히 행하였더니 바로 그날부터 그 모든 불편한 증상이 완전히 사라져버렸다.

 그러니까 그동안 나는 힐링 코드로 통증을 해소하면 밤샘 컴퓨터 작업으로 통증을 다시 생산하고 힐링 코드로 다시 통증을 해소하면 컴퓨터 작업으로 통증을 다시 생산하는 악순환을 거듭하여 온 것이다.

　오십견이 재발하였을 때 전처럼 또 몇 년 동안 고생할지도 모른다고 생각했던 나는 힐링 코드로 놀라운 체험을 한 후 하루도 빠짐없이 열심히 힐링 코드를 행하고 있다. 그 결과 오십견, 거북목증후군 등의 목과 어깨의 모든 통증이 완전히 해소되었을 뿐 아니라 바로 그 전 여름 거의 심하게 흔들려 빠지기 일보 직전까지 갔으나 옥수수 속대물과 오줌가글링으로 많이 고정되었지만 아직도 무척 약한 가운데 있는 어금니와 잇몸의 상태까지도 눈에 띄게 좋아졌다.

　신경이 죽었는지 어금니가 내 이가 아니고 어떤 이물질이 잇몸에 박혀 있는 듯한 느낌의 상태가 몇 개월 지속되어 왔는데 힐링 코드를 하고서부터 차츰차츰 좋아져 옆에 있는 건강한 이들과 같이 완전히 내 이라는 느낌이 들 정도로 호전되었다. 그래서 매일 아침에 냉온욕과 전신 마사지와 잇몸 마사지를 하는 도중, 특히 잇몸마사지를 할 때마다 감격에 겨워 '할렐루야! 하나님 무한 감사합니다!' 라고 외쳤더니 얼마 후 예전의 건강한 상태로 완전히 회복되었다.

* 힐링 코드는 인생의 모든 문제의 마스터키!

　「힐링 코드」책에 보면 로이드 박사와 존슨 박사가 힐링 코드로 건강문제 뿐 아니라 자녀문제, 취업문제, 사업문제, 결혼문제, 학업문제, 인간관계의 문제 등 인생의 모든 문제에 대한 해답을 빨리 받을 수 있다고 한다. 그리고 정말 힐링 코드로 건강문제 이외의 인생의 문제들까지 해결하였다고 증언하는 이들도 수없이 많이 있는데 나도 최근에 이와 같은 놀라운 체험을 하였다.

　작은 규모이지만 우리 교회의 본당과 교육관과 공부방, 상담실, 서재, 탁구실(친교실), 사택, 식당 등이 무상으로 입주하고 있는 토지와 건물이 우리 교회 교인이시며 모친이신 박 권사님의 소유로 되어 있는데 박 권사님이 보증을 잘못 서주신 관계로 2억 빚과 연체 이자 약 520만 원을 속히 상환하지 않으면 법적 조치를 밟겠다(경매에 넘기겠다)는 금융기관의 최후통첩을 받게 되었다.

박 권사님의 장남인 나는 모친(박권사님)이 너무 연로하시고(2016년 현재 93세) 중증 치매로 재산관리능력이 전무하여 모친을 봉양하며 모친 소유의 토지와 건물을 관리하고 있는데 평생 누구에게 한 푼도 돈을 꾸어본 일이 없어 이 갑작스럽게 생긴 거액의 부채를 어떻게 해야 할지 모르고 몸과 마음을 상해가며 고민하게 되었다.

밤낮없이 너무 신경을 쓰며 고민하였더니 어렸을 때 심장이 약하여 고통을 주었던 부정맥 증상이 50여 년 만에 재발하는 등 건강의 심각한 적신호가 여기저기 나타나기 시작하였다. '이러다가는 내가 어느 날 쓰러져 죽든지 암에 걸려 죽겠구나' 하는 생각이 들어 힐링 코드를 더욱 열심히 하며 기도하였다.

그러자 곧 마음의 안정과 건강을 되찾게 되었을 뿐만 아니라 뜻밖의 길을 열어주셔서 경매단계로 넘어갈 위기에서 구해주셨다. 어머니와 나와 아내가 그리고 교회가 거의 무일푼으로 거리로 쫓겨날 뻔한 절체절명의 위기에서 건져주신 것이다.

나는 2개월간, 그중에서도 특히 최후통첩을 받은 후 1주일간 밤낮으로 고민하는 가운데서도 힐링 코드는 하루도 거르지 않고 하루에 3회씩 하였다. 힐링 코드 1회 할 때마다 이 부채문제를 비롯한 당면한 모든 문제들에 대하여 5~6분씩 4회(2023년 8월 요즘은 아침 점심 저녁 밤 새벽 1회 20분씩 5회 이상) 기도하므로 1일 60회씩 당면문제에 대하여 반복 기도한 것이다. 그러니 하나님께서 응답해 주시지 않을 수 있겠는가?

뿐만 아니라 매월 백만 원씩 월세가 들어오던 점포가 비게 되었는데 이 점포가 이런저런 걸림돌로 인해 빨리 나가지 않아 매월 백만 원씩, 6개월째 총 6백만 원의 손해를 보고 있던 중 그리고 앞으로는 이번에 떠안게 된 은행 빚의 이자를 매월 85만씩 내야 할 절박한 상황에서 열심히 힐링 코드를 하였더니 월세 110만 원의 좋은 조건으로 좋은 업종의 좋은 사람과 점포임대계약을 하게 되었고 대수리하여 임대하고자 새로 내놓은 방 넷도 믿을 만한 수리업자를 만나 저렴하게 잘 수리하여 모두 좋은 사람들에게 좋은 조건으로 임대하게 되어 그때부터 앞으로 매월 부담하게 될 이자 부담도 큰 어려움 없이 감당할 수 있게 되었다.

뿐만 아니라 우리 부부의 노후보장은 물론 내가 하늘나라에 갈 때까지 온 인류를 상대로 하나님의 건강법을 통하여 영혼육의 건강과 복음을 전하여 그들을 주님 앞으로 인도할 터전으로 20만평의 바다같은 호수를 포함한 3만평의 아름다운 하나님건강법연구원을 주시는 정말 놀라운 복을 주셨다.

오랫동안 고통을 주었던 나와 어머니의 건강문제와 발등의 불과 같은 부채문제와 점포 및 방들의 수리, 임대문제, 힐링센터 건립문제 등 여러 가지 어려운 문제들이 힐링 코드로 다 해결되었거나 해결된 것이었다.

14년 동안 나를 괴롭혔던 델리키트한 문제가 또 있었다. 큰 문제는 아니지만 참 골치 아픈 문제였다.
그런데 어느 주일날 이 문제가 악화되어 다음 주일까지 1주일 사이에 해결하지 않으면 안 될 처지가 되었다. 나는 월요일 하루 종일 고민하다가 화요일 새벽부터 힐링 코드 시간마다 이 문제를 다음 주일까지 해결해 달라고 하나님께 기도하였다.

그러자 2일 후 토요일날, 그 문제를 아주 쉽게 해결할 수 있는 방법을 알려주셨다. 그래서 토요일에 그대로 하였더니 14년 된 골치 아픈 문제가 아주 쉽게 완전히 해결되었다. 기도한 대로 1주일 사이에 해결해 주신 것이었다.

이번 기회에 오십견, 거북목증후군 등 어깨, 목의 극심한 통증과 모든 이상을 근치하고 매우 약해진 이와 잇몸이 건강하게 되고 건강문제 이외의 경제문제, 목회문제, 생활문제까지 해결받는 등 힐링 코드의 경이로운 효과를 직접 체험하게 되어 얼마나 기쁜지 모른다.

나는 그때(힐링 코드를 처음 체험했을 때)까지 완전 무비용으로 모든 심신의 질환을 치유하는 2대 생수건강법이 하나님이 인류에게 주신 복음이외의 최고, 최대의 선물이라고 생각하였으나 힐링 코드의 놀라운 효과를 체험하고부터는 힐링 코드가 최고, 그 다음이 2대 생수건강법, 니시의학 건강법이라고 생각하게 되었다.

왜냐하면 힐링 코드는 모든 질병을 퇴치해 줄 뿐만 아니라 그 외의 모든 인생문제까지도 해결해 주기 때문이다.

앞으로 주님의 영원한 품에 안기는 날까지 다른 것은 못 하더라도 지금 내 몸속을 알고 있거나 알지 못하는(자각증상이 있거나 없는) 모든 질병이 속히 완치될 뿐만 아니라 이 세상을 떠나 천국에 입국하는 그 날까지 어떤 질병도 걸리지 않고 항상 건강한 몸과 마음으로 주님께서 맡겨주신 사명을 완수할 수 있을 것이라는 확신이 들어 힐링 코드와 2대생수건강법 등 하나님의 건강법을 행할 때마다 그리고 이에 대하여 생각하고 이를 이웃 친지에게 전할 때마다 너무나 좋은 선물을 주신 주님께 얼마나 고맙고 감사한지 그리고 기쁘고 즐겁고 행복한지 모른다.

이 글을 읽으시는 분들 모두가 나와 같은 기쁨과 즐거움, 행복을 만끽하시기를 간절히 바란다.

복음과 복음 이외의 최대의 하나님의 선물이며 세상만사와 모든 영혼육의 문제의 마스터키인 힐링 코드를 비롯한 2대 생수건강법, 니시(西) 의학건강법 등 자연건강법, 하나님의 건강법을 주신 하나님께 다시 한 번 감사드립니다.

> 암 등 만병을 치유, 예방하며 세상만사 해결의 마스터키인 힐링 코드! '힐링 코드' : 알렉산더 로이드 박사와 벤 존슨 박사 공저
> (미국과 한국 2012년 건강책 베스트셀러 1위)

* 알렉산더 로이드 박사

자연의학 박사와 심리학 박사학위를 따기 전 10년간 전임목사로 일을 했다. 여러 해 동안 심리상담소를 운영했으며 이후 대체요법 클리닉을 운영하면서 이름을 날렸다. 부인 트레이시의 우울증을 치유하기 위해 12년간 세계를 여행한 끝에 우울증과 다른 질병의 증상을 없애는 다양한 기법을 찾아냈으나 그것들이 영구적이고 지속적인 치유법은 아님을 깨닫고 에너지와 양자물리학 연구에 몰두했다. 그 과정에서 병의 근원을 치유해 몸의 스트레스를 제거하는 간단한 신체 메커니즘을 발견하고(하나님이 구체적으로 가르쳐 주셨음) 이를 '힐링 코드'라 명명했다. 힐링 코드를 실행하면서 아내 트레이시의 12년 된 우울증이 45분 만에 사라졌다가 재발하였으나 3주 만에 완치되자 그는 심박변이도 검사를 통해 이 기적의 치유법을 입증하는데 전력을 쏟았다. 그 결과 힐링 코드를 실행한 사람이 20분 안에 몸에서 스트레스가 사실상 80% 가량 제거되는 놀라운 사실을 목도했다. 그의 연구 이전에는 어떠한 방식이 되었든 자율신경계의 균형을 지속적으로 유지하는데 최소 6개월이 걸린다는 연구자료가 있었다. 이 발견을 토대로 그

는 전 세계에 자연치유를 전파하는데 목적을 둔 힐링 코드 회사를 설립했다. 지금까지 미국 50개 주와 90개 나라의 수천 명 고객들이 힐링 코드를 이용해 스트레스를 제거하는 몸의 메커니즘을 활성화시킴으로써 질병과 증상을 치유했다고 보고했다. 그는 여기에서 멈추지 않고 현재 고객을 돕는 200명 이상의 코치들을 훈련시키고 있다.

* 벤 존슨 박사

대체의학을 전문으로 하는 정식의사로 특히 암 환자를 위한 연구와 치료법 개발에 대부분의 생애를 보냈다. 한때 면역회복클리닉(Immune Recovery Clinic)의 원장이었으나 힐링 코드로 자신의 루게릭병(환자의 80%가 5년 내 사망하는 치명적인 불치병)을 3개월 내에 완치한 후 2004년 10월부터 힐링 코드사에서 전임으로 일하고 있다.〈시크릿〉DVD에 출연한 유일한 의사이기도 한 그는 현재 전 세계를 돌아다니며 힐링 코드를 알리는 강연을 하고 있다.

* 힐링 코드의 치유사례

바닥세포암종, 갑상샘염, 섬유종, 담석, 엡스타인-바 바이러스, 만성피로증후군, 각종암, 신경계 증상, 우울증, 불면증, 섬유근육통, 악몽, 운전공포증과 공황발작, 버림받았다는 느낌, 완벽주의, 심장에 난 구멍, 천식 알레르기, 과민성 방광염, 위산 역류, 남편을 용서하지 못하는 마음, 척추측만증과 만성통증, 정서와 행동치유(중독), 극심한 통증(3차 신경통), 척추부상과 두통, 당뇨병, 루게릭병, 파킨슨병, 암 전이성 흑색종(피부암의 일종), 치질 등 각종 불치병, 난치병, 희귀병 등이다.

* 4대 치유센터

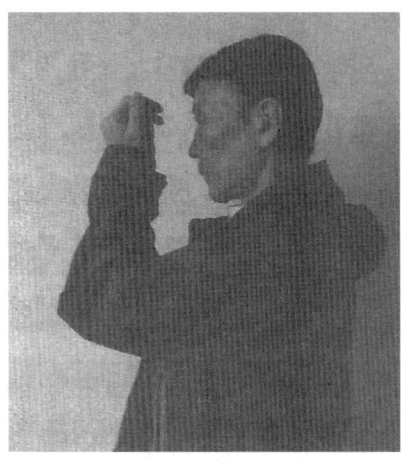
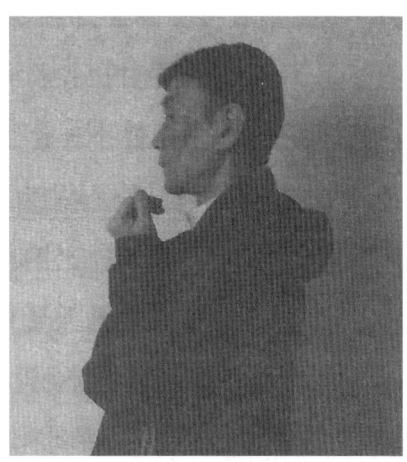
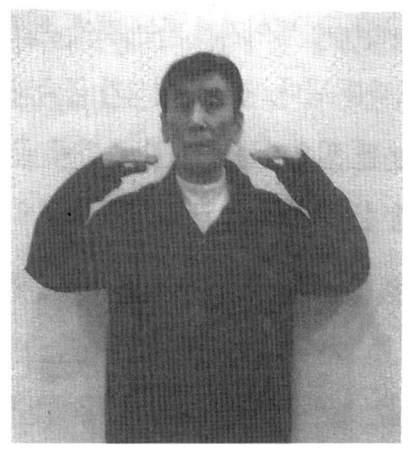
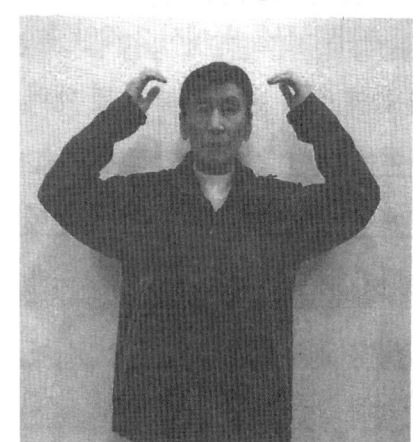

콧등 : 콧대선과 양 눈썹 중앙이 맞닿는 곳
후골 : 후골(남성의 경우 목 앞쪽에 튀어나온 부위) 바로 위
턱 : 양 턱뼈의 뒤쪽 아래(귀밑)
관자놀이 : 양쪽 관자놀이의 0.5인치(약 13센티미터) 위에서 머리
　　　　　뒤쪽으로 0.5인치 물러난 곳(귀위)

후골을 제외한 3대 치유센터에는 각각에 해당하는 손의 정상위치와 휴식위치가 있다. 후골은 정상위치와 휴식위치가 같다. 휴식위치는 과정 중에 몸 위에 손을 내려놓고 쉬게 하기 위한 곳이다. 앞서 말했듯이 정상위치에서는 손끝이 몸의 치유센터에서 2~3인치 떨어져야 한다. 휴식위치에서는 손끝이 치유센터의 아래 혹은 옆쪽으로 2~3인치 떨어진 곳을 향한다. 이때 손은 자연스럽게 몸에 내려놓는다. 휴식위치를 취할 때는 힐링 코드를 몇 분 더 하라. 힐링 코드를 시행하는 동안 피로감이 몰려온다면 휴식위치를 취하거나 베개로 팔을 지지하거나 탁자나 책상 위에 팔꿈치를 올려놓아라. 손이 치유센터에서 벗어나더라도 치유는 계속 일어난다. 치유를 하려는 의도가 완벽한 손의 위치보다 훨씬 더 중요하다. 힐링 코드를 할 때는 편안하고 조용한 장소를 선택해 방해받지 않도록 하라.

* 방법

힐링 코드를 배우는 데는 몇 분밖에 걸리지 않지만 그 효과는 평생 간다. 다른 사람에게 해줄 수도 있다.

힐링 코드는 기도를 포함한다. 기도는 의학에서 가장 많이 연구된 영역이며 기도가 치유를 유도한다는 증거는 끊임없이 밝혀지고 있다. 자신이 직접 기도하지 않고 다른 사람이 기도를 해 주어도 치유가 일어난다.

아래 4종류의 시행 자세를 순서대로 행하라. 손가락에 힘을 뺀 후 몸에서 2~3인치(5~7.6센티미터) 떨어진 지점에 놓고 손가락 하나하나가 치유센터에 빛을 비추는 조명인 것처럼 양손의 다섯 손가락 끝을 치유센터로 향하게 한다. 손가락이 펴지거나 구부러지거나 상관없다. 가장 편한 자세를 취하라. 손가락 끝을 몸에서 2~3인치(5~7.6센티미터) 떨어지게 하는 것이 손가락이 몸에 직접 닿는 것보다 몇 배의 효과를 낸다. 점화플러그가 금속과의 사이에 틈이 있어야 아크(활모양의 전광)를 일으키는 것처럼 손가락 끝이 몸에서 떨어져야 치유센터 입구에 에너지장이 형성되어 치유에 필요한 에너지 패턴을 신체가 만들게 된다.

* 힐링 코드를 시행하는 순서
 – 질병 등 당면한 문제와 문제가 관련된 감정이나 과거의 기억, 건강하지 못한 믿음이 무엇인지 생각해보고 이 문제들이 당신을 얼마나 괴롭히는지 1~10중 점수를 매겨라. 10점이 가장 고통이 큰 점수다.
 – 발견한 모든 문제를 언급하며 치유를 위해 기도한다.(지금의 질병이나 4살 때 기억, 공포문제, 두통 등)
 "알거나 알지 못 하는 부정적인 이미지, 건강하지 못한 믿음, 파괴적인 세포기억 그리고 자신의 질병, 증상 혹은 문제와 관련한 모든 신체문제를 발견하고 드러내서 하나님의 빛, 생명, 사랑으로 나를 가득 채워 치유하기를 기원(기도)합니다. 또한 이 치유의 효과가 100배 이상 확대되기를 기도합니다."

각 자세마다 약 30초 동안 힐링 코드를 시행하면서 모든 건강하지 못 한 믿음을 반박하는 '진실집중선언' 혹은 문제를 치유하는 선언을 반복한다. 정말로 믿지 않는데도 '내 암이 나을 것이다' 라고 말하는 것이 아니라 진실집중선언은 '내 병이 낫기를 바라고 틀림없이 그럴 수 있다고 믿으며 하나님의 도움을 간청합니다' 라고 반복한다. 적어도 6분 동안 힐링 코드를 시행하라.

힐링 코드를 마친 후 문제에 대한 점수를 다시 매겨라. 가장 오래되거나 가장 강력한 문제나 과거 기억의 점수가 0이나 1로 내려갔으면 그 다음으로 고통스러운 기억 혹은 문제로 넘어가면 된다.

다른 사람을 대신해 힐링 코드를 해줄 수도 있다. 이때는 먼저 아래와 같이 기도한다.

"알거나 알지 못하는 부정적인 이미지, 건강하지 못한 믿음, 파괴적인 세포기억 그리고(그 사람의 문제)와 관련한 모든 신체문제를 발견하고 드러내서 하나님의 빛, 생명, 사랑으로(그 사람의 이름) 가득 채워 치유하기를 기도합니다. 또한 이 치유의 효과가 100배 이상 확대되기를 기도합니다."

자신에게도 다음과 같이 기도한다.

"나는 사랑 안에서 이 치유의 효과를 충분히(그 사람의 이름에게) 보냅니다."

하루에 세 번 힐링 코드를 하도록 하되 더 빨리 회복하고 싶다면 더 해도 좋다. 6분 이상을 해도 괜찮다.

힐링 코드를 시행하는 도중에 방해를 받았을 경우 한 번 방해를 받았다면 방해받은 시점부터 다시 이어서 계속하고 두 번 방해를 받았다면 처음부터 다시 하라.

* 스트레스 해소를 위한 좋은 도구 즉각 효과(Instant Impact)

그동안 스트레스를 해결하는 효과적인 도구들이 수없이 개발되었다. 심혈관계 질환을 개선시키는 격렬한 유산소 운동, 심호흡 기법, 에너지의학 등과 같은 신체적인 접근법과 기도와 명상으로 대표되는 비신체적인 접근법이 효과를 입증했으나 시중에 나와 있는 자기계발 자료의 99%가 신체적이거나 비신체적인 접근을 강조한 것이다. 이 둘을 통합한 방법은 거의 찾아보기 힘들다.

하지만 아래 소개하는 간단한 기법은 신체적, 비신체적으로 스트레스를 가장 많이 줄인다고 입증된 모든 접근법들을 하나로 통합해 강력한 효과를 낸다. 이 기법을 '즉각 효과(Instant Impact)'라고 한다.

이것을 하는데는 단 10초밖에 걸리지 않는다. 단 10초안에 30~60분 동안 격렬한 운동이나 심호흡, 명상을 한 것과 같은 효과를 느낄 수 있다. 하루 중 언제라도 에너지가 저하되거나 스트레스를 받았을 때 즉각 효과를 이용하라. 즉각 효과는 스트레스가 몸에 쌓이지 않도록 제거하여 인체의 균형을 유지한다.

*** 즉각 효과의 시행방법**
 - 즉각 효과는 10초 동안 행한다. 물론 시간을 초과하여 실행해도 상관없지만 하루 중 언제라도 필요할 때 하되 적어도 하루 세 번은 하라.
 - 스트레스에 0에서 10까지 점수를 매겨라.
 - 편안한 자세에서 마치 기도할 때처럼 양손의 손가락을 얽히게 해 두 손을 모아라.
 - 10초 동안 강한 호흡을 하라. 빠르고 강하게 숨을 내쉬고 들이쉬면서 배로 호흡을 하라. 이때 입으로 숨을 내쉬고 들이쉬라. 횡경막을 이용해 들이쉴 때는 복부를 부풀리고 내쉴 때는 복부가 들어가도록 만들어라. 머리가 어찔하면 같은 방식으로 하되 강도를 낮춰라. 강한 호흡을 할 때는 스트레스가 몸에서 빠져나가는 모습이나 평화로운 장면 등 긍정적인 무언가를 머릿속에 그려라. 일상의 순간순간에 튀어나오는 스트레스는 힐링 코드가 작용하는 것을 방해한다. 이러한 상황에서는 치유하기가 힘들기 때문에 즉각 효과를 이용해 스트레스의 치유에 대한 저항을 없앤 후에 힐링 코드를 하여야 힐링 코드의 효과를 극대화할 수 있다. 그러니까 10초 즉각 효과 후 힐링 코드(6분 이상) 하는 것(6분 10초 이상)을 적어도 하루 세 번(18.5분 이상)을 꼭 하도록 하라.
 힐링 코드를 할 때 반드시 생수를 매일 8컵 (2.5리터) 이상 마시는 것을 병행할 것이다.(〈힐링 코드〉의 저자인 알렉산더 로이드 박사와 벤 존슨 박사도 강력히 권유할 뿐 아니라 생수에는 만병의 치유예방 효과가 있다고 세계보건기구(WHO)에서도 발표한 바 있음)

* 힐링 코드와 기도

위에서 본 바와 같이「힐링 코드」책에 보면 힐링 코드를 하기 전에 그리고 하는 도중에 하나님께 기도하라는 내용과 기도문이 나오는데 나는 이 기도문에 좀 살을 많이 붙여 실행하고 있다.(로이드 박사와 존슨 박사도 각 힐링 센터 기도시간 30초와 힐링 코드 전체시간 하루 18분을 연장할수록 효과가 크다고 함) 이렇게 하면 몇 가지 좋은 점이 있다.

첫째, 이같이 하면 30초마다 시계를 보아야 하는 번거로움이 없고 시계를 보기 위해 불을 켜고 할 필요도 없다.(전기료를 절약할 수 있을 뿐 아니라 잠자기 전 어두운 침상에서도, 어두운 차 안에서도 어느 곳에서도 할 수 있다) 가령 아래와 같은 기도문대로 하면 힐링 코드를 한 번 하는데 8~10분 정도 걸린다. 요즘(2023년 2월) 나는 힐링 코드를 1회 하는데 준비기도 3분, 힐링코드 본 기도 20분 정도, 마침기도 2분, 총 35분(1일 2~5회, 40~100분) 동안 행하고 있는데 나의 기도문은 매우 긴 편이므로 여러분은 각자의 사정에 맞추어 이보다 짧게하되 로이드 박사와 존슨 박사가 권유하는 1회 6분 이상, 하루 3회 18분(준비단계인 즉각호흡을 포함하면 18.5분) 이상 하시면 될 것이다.

둘째, 질병 치유 등 건강문제 뿐 아니라 주름살, 탈모, 백발, 검버섯, 여드름 등 미용문제, 노화문제와 경제적 문제, 목회의 문제, 생활상의 문제 등 내가 당면한 모든 문제에 대하여 아침, 낮, 밤 등 하루에 적어도 9번씩 반복하여 기도할 수 있다.(로이드 박사와 존슨 박사도 힐링 코드로 인생의 모든 문제에 대한 해답을 받을 수 있다고 함.〈힐링 코드〉p.253) 이렇게까지 열심히 반복하여 간구하는데 주님이 응답하시지 않겠는가? 나는 힐링 코드를 하고부터 기도도 전보다 더 열심히 하게 되어 영혼육이 나날이 건강해지고 감사와 기쁨과 은혜가 얼마나 넘치는지 말로 다 형언할 수 없을 정도이다. 나의 기도문의 골자를 소개하니 참조하시기 바란다.

* 준비기도

예수 그리스도의 기쁜 소식, 복음을 인류에게 그리고 저희에게 주신 하나님께 무한 감사드립니다. 그리고 복음 이외의 최고의 하나님의 선물이며 세상만사와 모든 영혼육의 문제의 마스터키인 힐링 코드를 알렉산더 로이드 목사님(박사님)과 벤 존슨 박사님을 통하여 인류에게 그리고 저희에게 주신 하나님께 무한 감사, 감사, 감사드립니다.(주위에 가족이나 이웃들이 있어 조용히 기도하여야 할 경우가 대부분인데 이럴 때 입속으로 있는 힘을 다하여 외친 후) 이렇게 입속으로나마 있는 힘을 다하여 외치는 것은 너무나 감사하고 즐겁고 행복하여 하나님께 감사와 영광을 올리기 위한 때문이오니 이렇게 할 때마다 이 소리가 살아 계셔서 저희들의 기도를 꼭 들어주시고 응답하여 주시는 하나님의 보좌와 마음을 힘껏 흔들어 이 시간 제가 반복하여 간구하는대로 속히 뜨겁게 응답해주시고 간구하는 대로 다 이루어주실 줄 믿습니다.

"너희가 기도할 때 무엇이든지 믿고 구하는 것은 다 받으리라"(마 21:22), "무엇이든지 기도하고 구하는 것은 받은 줄로 믿으라 그러면 너희에게 그대로 되리라"(막 11:24)고 하신 주님 말씀을 굳게 믿사오니 이미 제가 간구하는 대로 주님께서 응답해 주시고 다 이루어주신 줄 믿습니다.

제가 알거나 알지 못하는 부정적인 이미지, 건강하지 못한 믿음, 파괴적인 세포기억 그리고(자신의 모든 증상) 저의 모든 건강미용문제와 노화문제와 경제문제, 목회문제, 생활문제 등 저의 모든 영혼육의 문제를 발견하고 드러내서 하나님의 빛, 생명, 사랑과 우주 만물을 창조하시고 다스려 가시며 죽은 자도 능히 살리시는 주 하나님의 그 크신 권능으로 저를 가득 채워 치유하고 문제 해결하기를 간절히 기원(기도)하오니 치유의 효과와 문제 해결의 효과가 백 배, 천 배, 만 배 이상 무한대로 확대되기를 기도합니다. 제가 기도하는 대로 다 이루어 주실 줄, 아니 이미 다 이루어 주신 줄 믿습니다.

* 즉각 효과(Instant Impact) 호흡을 하기 전 기도

이제 힐링 코드를 시작하기 전에 준비단계로 즉각 효과 호흡을 실시하고자 합니다. 이를 행할 때 저의 몸속에 쌓인 스트레스가 다 해소되게 하시고 몸속의 노폐물, 쓰레기, 찌꺼기들이 다 배출되게 하여 주시고 머리끝에서부터 발끝까지 깨끗이 청소하여 주시고 머리끝부터 발끝까지 생명의 근원되시는 하나님이 주시는 생명력과 활력이 차고 넘치게 하시고 그래서 머리끝부터 발끝까지, 영혼육이 강건케 하여 주실 줄, 아니 이미 강건, 강건, 강건케 하여 주신 줄 믿습니다.

* 즉각 효과 호흡을 10초 이상 한 후의 힐링 코드본 기도 중의 기도

(4대 힐링 센터를 향한 기도)

예수 그리스도의 기쁜 소식, 복음을 인류에게 그리고 저희에게 주신 하나님께 무한 감사드립니다. 그리고 복음 이외의 최고의 하나님의 선물이며 세상만사와 모든 영혼육의 문제의 마스터키인 힐링 코드를 알렉산더 로이드 목사님(박사님)과 벤 존슨 박사님을 통하여 인류에게 그리고 저희에게 주신 하나님께 무한 감사, 감사, 감사드립니다. 할렐루야!(이 부분은 준비기도 중에 있는 내용이므로 시간이 부족할 때나 힐링 코드 시간을 단축하려 할 때는 생략해도 됨)

모든 건강, 미용, 노화문제와 경제문제, 목회문제, 생활문제 등 모

든 영혼육의 문제들을 세상만사의 대해결사이신 주 하나님께서 속히 완전하고도 완벽하게 해결해 주실 줄 아니 이미 완전하고도 완벽하게 다 해결하여 주신 줄 믿습니다. 주님 품에 안겨 영생복락을 누리게 되는 그 순간까지 저와 아내와 모든 가족들이 항상 영혼육의 건강함과 아름다움과 풍요로움을 누리는 가운데 맡겨주신 사명을 완수하고 주님을 잘 섬기며 살다가 주님 재림 시, 재림이 늦어지는 경우 주님 부르시는 날 (질병으로 고통당하다가 죽는 것이 아니라) 잠자듯이 주님 품에 안겨(자연사하여) 영원히 해처럼 빛나는 삶을 살게 하여 주시기를 간절히 기도드립니다.

* 마침기도

이 시간 제가 반복하여 간구한 대로 주님께서 뜨겁게 응답해 주시고 간구한대로 다 이루어 주실 줄, 아니 이미 다 이루어 주신 줄 믿습니다. 예수님 이름으로 기도드립니다.

* 힐링 코드와 2대 생수건강법의 시너지 효과

누구든지 이 책에서 소개하는 '하나님 주신 최고의 선물'이라는, 암 등 만병에 놀라운 효과가 있는 2대 생수건강법 등 자연건강법을 열심히 실천한다면 절대로 암에 걸리지 않을 수 있을까?

그렇지는 않다. 걸릴 수도 있다. 태어날 때부터 암 유전인자를 갖고 태어난 사람은 그 유전인자가 얼마나 강하냐에 따라 그리고 그의 식생활 등 생활환경이 어떠한가에 따라, 만병의 원인인 스트레스에 대한 대처자세에 따라, 그리고 2대 생수건강법 등 자연건강법을 얼마나 열심히 실천하는가에 따라 비교적 일찍 또는 늦게 암에 걸리거나 경우에 따라서는 세상 떠날 때까지 걸리지 않을 수도 있다.

2대 생수건강법 등 자연건강법을 열심히 실천하였는데도 암에 걸린 경우 그 사람이 2대 생수건강법 등 자연건강법을 실천하지 않았다면 10년이나 20년 또는 30년 더 일찍 암에 걸렸을 텐데 2대 생수건강법 등 자연건강법을 실천하였기 때문에 10년이나 20~30년 늦게 발병한 것이다.

만일 이런 사람이 2대 생수건강법 등 자연건강법과 함께 힐링 코드를 열심히 실천한다면 어떤 효과가 있을까? 말할 것도 없이 엄청난 시너지 효과가 나타나 암 등 어떤 병도 모르고 늘 영혼육의 강건함을 노래하며 천수를 누리며 살다가 주님 품에 안기게 될 가능성이 훨씬 커지게 될 것이다.

특히 2대 생수(물과 오줌)건강법 중 오줌을 도저히 마실 수 없다고 하시는 분들은 물을 많이(1일 2.5 리터, 8컵 정도) 마시면서 힐링 코드를 하시면 영혼의 모든 질병의 문제뿐만 아니라 인생의 모든 문제를 해결하는 효과도 있으므 로 이런 분들과 이 책을 읽으시는 모든 분들이 특히 생수 음용과 함께 힐링 코드를 열심히 행하시기를 바란다.(힐링 코드 책에서도 물을 1일 8컵 이상 마실 것을 강조함)

하나님께서는 무비용 만병통치건강법 몇 가지를 인류에게 그리고 우리 가정에 정말 귀한 선물로 주셨는데 앞에서 설명한 힐링 코드 외에 니시(西)의학건강법과 2대 생수건강법 등 자연건강법과 감사요법, 웃음요법, 음악요법, 기도요법 등 심리요법, 신앙요법 등을 아래에서 설명하되 1983년에 제일 먼저 주셨던 니시(西)의학건강법부터 차례로 설명하고자 한다.

노래하며 천수를 누리며 살다가 주님 품에 안기게 될 가능성이 훨씬 커지게 될 것이다.

특히 2대 생수(물과 오줌)건강법 중 오줌을 도저히 마실 수 없다고 하시는 분들은 물을 많이(1일 2.5 리터, 8컵 정도) 마시면서 힐링 코드를 하시면 영혼의 모든 질병의 문제뿐만 아니라 인생의 모든 문제를 해결하는 효과도 있으므 로 이런 분들과 이 책을 읽으시는 모든 분들이 특히 생수 음용과 함께 힐링 코드를 열심히 행하시기를 바란다.(힐링 코드 책에서도 물을 1일 8컵 이상 마실 것을 강조함)

하나님께서는 무비용 만병통치건강법 몇 가지를 인류에게 그리고 우리 가정에 정말 귀한 선물로 주셨는데 앞에서 설명한 힐링 코드 외에 니시(西)의학건강법과 2대 생수건강법 등 자연건강법과 감사요법, 웃음요법, 음악요법, 기도요법 등 심리요법, 신앙요법 등을 아래에서 설명하되 1983년에 제일 먼저 주셨던 니시(西)의학건강법부터 차례로 설명하고자 한다.

제 3 장

코페르니쿠스적 전환
- 놀라운 체험 : 자연건강법을 만나다 -

제3장 코페르니쿠스적 전환
- 놀라운 체험 : 자연건강법을 만나다 -

1. 극심한 치통과 축농증, 건선을 고치다.

1983년 가을의 일이었다.

오른쪽 어금니 하나가 아프기 시작했다. '내일이면 나으려니, 내일이면 나으려니' 하며 지내다 보니 보름이 지났지만 통증은 심해만 갔다. 그동안 치과에 가는 것이 두려워 참았으나 이제는 더 참을 수가 없을 정도가 되었다. '내일은 이를 뽑는 일이 있더라도 치과 병원에 가봐야지' 하고 생각하자 얼마 전에 아버지가 사다준 반달베개가 생각났다.

몇 개월 전에 아버지가 어느 건강세미나에 참석했다가 책 몇 권과 함께 나무로 만든 반달 모양의 베개를 사다 주어 한 번 베어 보았으나 너무 아파 다락에 넣어 두었었다. 아버지가 사다 준 책에 보니까 베개를 베면 어깨 위의 모든 병이 낫는데 특히 치통이 빨리 낫는다는 것이었다. 나는 그 베개를 찾아 오늘 밤에 한 번 베어 보고 낫지 않으면 내일 병원에 가서 이를 빼야겠다고 생각하면서 그날 밤 그 베개를 베고 잤다.

다음날 새벽, 잠이 깨자 나는 깜짝 놀랐다. 그렇게 심하게 아프던 이가 조금도 아프지 않았다. 하루 밤사이에, 잠자는 동안 극심한 치통이 완치된 것이다. 12시쯤 취침하여 4시 반경에 일어났으니 4시간여 만에 완치된 것이다. 아니 잠자는 동안 나았으니 4시간이 아니라 2~3시간이나 1시간 또는 20~30분 내에 나았는지도 모른다. 그 이치를 생각하여 보면 20~30분 내에도 충분히 나을 수가 있다.

하여간 그날의 감격, 그 순간의 감동을 나는 평생 잊지 못할 것이다.

그뿐만이 아니었다. 언젠가부터 심한 축농증이 생겨 콧속에 농이 가득하여 아주 갑갑하기 짝이 없는데도 불구하고 코를 조금 세게 풀기만 하면 코피가 터져 나와 코를 시원하게 풀 수 없었는데, 이 축농증도 10일 정도 만에 완전히 나았다. 40년 된 지금까지 재발하지 않고 콧속이 아주 깨끗하고 상쾌하다.

그때까지 병이 나면 병원에 가서 치료받거나 약을 먹어야 하는 것이라고 생각했던 나는 '아, 이 책 내용대로 내 병은 내가 고치자, 내 병에는 내가 의사다'라는 모토대로 '나도 내 병을 의약에 의지하지 않고 스스로 고칠 수 있구나'라고 생각하게 되었다. 말하자면 질병 치료에 대한 생각이 180도, 완전히 바뀌게 된 것이다.

그로부터 몇 개월이 지난 다음 해(1984년) 봄의 일이었다.

1년 전 몇 개월 동안 서울에 있는 어느 대학병원에 다니며 치료했던 머리 윗부분의 건선이 재발하였다. 1년 전과 거의 같은 부위에, 같은 크기로 큰 동전만한 각질이, 딱딱하고 두꺼운 하얀 비늘 같은 것이 생긴 것이다. 1년 전에 담당의사가 '이 피부병은 건선이라는 것인데 오랫동안 꾸준히 치료해야 낫는 골치 아픈 병'이라고 하여 양평에서 서울로 몇 개월 다니며 치료했던 병인데 이 병이 재발한 것이다.

1년 전에는 피부암은 아닌가 하는 생각에 겁을 먹고 병원을 찾았었으나 이번에는 조금도 겁을 먹지 않고 아니 오히려 호기심을 갖고 그 건강법 책(아버지가 사다 준 서의학건강법 책)들을 뒤적여 보았더니 이런 류의 피부병은 마그밀액(자연건강법에서 쓰는 유일한 약으로 주로 만병의 원인이 되는 숙변을 배출하기 위하여 쓰는 약)을 환부에 바르고 문지르면 낫는다는 내용이 있었다. 그래서 즉시 약국에 가서 마그밀액을 사다가 환부에 바르고 조심스럽게 문질렀더니 그 두꺼운 각질 덩어리가 서서히 녹아 몇 조각으로 갈라지면서 하나씩 떨어져 나가는 것이었다. 약 10분 동안 계속 문질렀더니 완전히 떨어져 나가버리고 연분홍빛 살이 드러났다.

나는 다시 한 번 놀라지 않을 수 없었다. 왜냐하면 1년 전에도 거의 똑같은 상태의 건선이었는데 이를 치료하기 위하여 몇 개월 동안 양평에서 서울까지 시외버스를 타고 오가며 많은 시간과 비용을 들이고 치료비도 적지 않게 들였으나 이번에는 약 10분 만에, 한 병에 몇 천 원 하는 마그밀의 몇 방울로 고쳤으니, 돈으로 환산하면 몇 원, 몇 십 원으로(거의 무비용으로) 고쳤으니 어찌 놀라지 않을 수 있겠는가? 그리고 그 기쁨과 감격은 또 얼마나 컸겠는가? 이때의 감격과 기쁨 그리고 고마움 역시 지금까지 잊을 수가 없다. 영원히 잊지 못할 것이다.

나는 그때 건선을 하도 쉽게 고쳐서 그 이후 건선은 별것도 아닌 병인데 그때 그 의사가 '골치 아픈 병'이라고 과장하여 통원치료를 쓸데없이 오래 하게 한 것으로 생각해 왔다. 그런데 얼마 전에 '자살 부르는 피부병, 건선'이라는 제목의 인터넷 신문기사를 읽어 보고 깜짝 놀랐다.

건선은 면역체계 이상으로 각질이 두껍게 생겨 피부가 거북이 등껍질처럼 변하는 질환으로서 환자들은 가렵고 아픈 것은 둘째 치고, 주위의 시선 때문에(찜질방이나 목욕탕에 가면 흉측하니까 사람들이 도망가므로) 정신적 고통도 굉장한 병이라는 것이다. 12살 때 시작된 건선이 온몸으로 퍼지며 2년간 학교를 쉬어 스무 살인데도 아직 고등학생인 어느 건선 환자는 움직이면 피부가 찢어지는 고통을 느낀다고 한다. 각질층이 생기면서 딱딱하게 굳어진 피부가 갈라지고 찢어지면서 피가 나고 진물이 나며 아파서 자살까지 시도했다고 한다.

건선 환자들이 우울증이나 불안증, 자살 충동을 겪는 비율은 일반인보다 40%나 높고 완치가 불가능하다 보니 이 병원, 저 병원을 전전하다 삶을 포기하는 환자들이 부지기수인데 최근에 출시된 신약 값은 회당 200만 원의 고가라서 100만 건선 환자들에게 대부분 그림의 떡이라는 내용이다.(MBN 뉴스, 2013.2.27)

나는 아주 간단한 병이라고 생각했던 건선이 불치, 난치의 병이고 보기에 무척 혐오스럽고 자살하는 사람도 많은 아주 고통스러운 병이며 약값도 엄청 비싸고 무엇보다도 우리나라에 건선 환자가 100만 명이나 된다는데 놀라지 않을 수 없었다. 생각해보니 너무 고통스럽고 무엇보다 보기에 흉측하니까 부끄러워 방에 틀어박혀 나오지 않기 때문에 건선 환자가 눈에 잘 띄지 않아 많은 줄 몰랐던 것이다.

하여튼 이렇게 정말 '골치 아픈 병'을 약 '10분 만에', 단 '몇 원' 또는 '몇 십원' 정도로(거의 무비용으로) 고쳤으니 그리고 지금까지 재발하지 않고 40년 동안 잘 지내고 있으니 새삼 놀랍고 감사하다는 생각이 든다.(건선 치료 후 현미잡곡밥, 생야채식, 생수 음용(1일 2.5리터) 냉온욕 등을 병행하여 완치하였으니 건선 환자 등 모든 피부병 환자는 이처럼 꾸준히 행하거나 2대 생수요법(생수 음용, 오줌 음용, 오줌마사지)을 행하면 쉽게 근치할 수 있다.

이때부터 나는 앞으로 내 질병은 내가 다 고칠 수 있다는 더욱 확고한 신념을 갖게 되었다. 그리고 실제로 그 이후 지금까지(1983년~2023년) 40년 동안 나와 아내와 아들 등 우리 가족의 질병을 의약으로 치료한 일이 한 번도 없다. 천식 감기, 치통, 치질, 건선, 옴 등 각종 피부병, 축농증 등 코의 병, 눈의 병, 귀의 병, 오십견 등 어깨의 병, 풍치 등 입의 병, 자궁근종, 요실금, 요도염 등 비뇨기, 생식기의 병, 식중독, 소화불량, 급체 등 소화기계통의 병, 부정맥 등 심장질환, 울화, 알콜중독, 우울증, 신경쇠약 등 정신질환까지 우리에게 찾아온 모든 질병을 하나님이 일찍이 우리에게 주신 복음 이외의 최대의 선물인 자연건강법과 기도, 신앙요법으로, 최근엔 힐링 코드로 치료하

였다.(백상진 박사는 이를 '근본의학'이라고 함)

　뿐만 아니라 하나님께서는 그 이후 지금까지 나를 통해서 수많은 사람들의 암을 비롯한 각종 불치병, 난치병을 고쳐주셨다.

　내가 치통과 축농증과 건선을 고친 얼마 후 여름이었다.

　태어나서부터 할아버지를 닮아 기관지가 약해 기관지 천식으로 고생하던 아들 배섭이(당시 8세) 기관지 천식이 극도로 악화되었다. 어려서부터 기관지 천식으로 큰 병원, 작은 병원에 다니며 치료하였으나 고칠 수 없었던 병이 한여름인데도 악화되어 밤새도록 잠을 못 자며 기침하며 고통을 겪어 병원을 찾았으나 점점 악화되기만 하니 더 이상 오지 말라는 것이었다.

　기관지 천식은 한밤중이면 기침이 더 심해지는 병이다. 기침 때문에 잠을 못 이루다가 새벽 1시나 2시경 기침 발작이 최고조에 달해 계속 기침이 나와 숨을 들이마시지 못 하니 숨이 막혀 자리에서 일어나 두 손으로 목을 뜯으며 고통스러워 하는 모습은 정말 눈뜨고는 볼 수 없었다. 나와 아내까지 덩달아 밤을 새우기 일쑤였다.

　자연건강법 책을 다시 꺼내 찾아 보았더니 기관지 천식에는 냉온욕이 최고이며 또 이 방법밖에 치료법이 없다는 것이었다. 그래서 당시 우리집에 목욕실이 없어 물을 끓여 큰 다라(함지박) 두 개를 이용하여 그 속에 앉게 한 다음 1분씩 번갈아 가며 더운물과 찬물을 바가지로 온몸에 끼얹으며 냉온욕을 매일 7분씩(냉 1분→온 1분→냉 1분→온 1분→냉 1분→온 1분→냉 1분, 냉에서 시작하여 냉으로 끝내는 냉온교호욕)하여 주었더니 약 2개월 만에 완치되었고 그 후에는 기침하는 일이 없었다. 뿐만 아니라 항상 콧속에 콧물과 농이 가득하여 코로만 숨을 쉬게 하였던 축농증도 기관지 천식과 함께 깨끗이 나았다.

　나중에 안 사실이지만 냉온욕은 건강유지 목적으로는 매일 7분 이상, 치병 목적이라면 31분(냉 16, 온 15) 이상 하는 것이 원칙이므로 내

아들도 31분이상 냉온욕을 해 주었더라면 2개월이 아니라 1~2주일 만에 완치되었을 것이다.

2. 56년 된 기관지 천식을 몇 주 만에 완치하다.

그런데 그해 초겨울에 이번에는 아버지의 기관지 천식이 악화되었다.

아버지는 원래 약골 중의 약골이었다. 어려서 일찍 부모님을 여읜 아버지는 선천적으로 심장이 아주 약하여 5미터 이상을 계속 걷지 못하였다고 한다. 5미터 정도를 헐떡헐떡 숨을 몰아쉬며 거북이걸음으로 걷고는 한참 쉬었다가 5미터를 또 헐떡이며 거북이걸음으로 걷고 다시 쉬었다가 5미터를 헐떡이며 걷고 하며 걸어야 할 정도로 심장이 약하였는데, 설상가상으로 8세 때의 홍역 기침이 원인이 되어 그때로부터 한평생을 기관지 천식으로 고생하였다. 어려서부터 항상 콜록콜록하며 잘 걷지도 못하고 다녔기 때문에 어렸을 때 별명이 '낡은 이'였으며 의사로부터 20살을 넘기지 못할 것이라는 사형선고를 어렸을 때 받으신 분이 나의 아버지였다.

그러나 아버지는 일찍부터 교회에 다니며 술, 담배 등 몸에 나쁘다는 것을 철저히 멀리하는 등 건강관리에 힘써 장수하였는데, 자연건강법을 알게 되기까지는 한평생을 기관지 천식으로 기침을 늘 입에 달고 살았었다.

아버지의 기관지 천식이 극도로 악화된 것이다. 그 3개월 전의 손자(나의 아들)처럼 밤낮없이 기침이 나왔다. 나중에는 누워 자면 기침이 더 심하다며 벽에 기대어 앉은 채 밤을 뜬눈으로 새우시는 일이 계속되었다.

그래서 내가 배섭이(나의 아들)가 지난 여름에 기관지 천식이 악화되어 아버지처럼 잠도 못 자고 고생하다가 냉온욕으로 고쳤으며 이 방법밖에는 치료법이 없다고 아버지가 사다 준 책에 적혀 있으니 한 번 해보라고 권유하였다.

아버지는 초겨울이었는데도 그날부터 목욕탕에 다니며 냉온욕을 열심히 하였다. 그러자 18일 만에 기침이 거의 멈추어 편히 누워서 취침하실 수 있게 되었고, 28일 만에 기침은 물론 그렇게 심하던 가래마저 완전히 없어져 버렸다.

8세 때부터 64세 때까지 56년 동안 앓아온 기관지 천식이 28일 만에 완치된 것이다.

그 후 아버지는 82세 때 하늘나라에 가시기 1년 전까지 17년 동안 기침을 하신 일이 없었고,(17년 동안 냉온욕을 매일 하시다가 냉온욕을 중단하신 후 얼마 후 돌아가셨음) 등산하실 때 젊은이들을 끌어주고 밀어주며 항상 선두권에서 정상에 오르는 등 노익장을 과시하시며 복음과 함께 하나님의 귀한 선물인 자연건강법을 열심히 전하며 살았다.

나의 아버지가 권유한 본 자연건강법으로 난치병을 고친 사람들도 적지 않다.

가령 양평교회의 한 집사님은 작은 키에 체중이 72kg까지 불어난 비만증과 고혈압, 당뇨병, 관절염 등으로 서울의 큰 병원에서 몇 개월 시한부(사형) 선고를 받으신 70세의 어머니(교회 권사)를 본 자연건강법으로 2개월 만에 체중을 52kg으로 줄이는 동시에 그 모든 질환을 완치하였으며, 신장병으로 여러 해 병원에 다니며 치료하였으나 완치되지 않아 큰 고통을 당하던 목사님 사모님도 속히 완쾌되었다. 그 외에도 허리디스크를 완치하신 75세의 장로님과 급성맹장염을 고치신 장로님, 당뇨병을 고치신 장로님 등 수많은 분들이 아버지를을 통하여 온갖 질병을 고쳤으며, 지난 40년 동안(1983~2023년) 나의 선친(2000년 소천)과 나를 통하여 이 건강법으로 암을 비롯한 당뇨, 심장병, 신장병, 고혈압 우울증, 불면증 등 각종 불치병과 난치병을 고치신 분들이 헤아릴 수 없이 많다.

나는 거의 모든 질병을 쉽게 스스로 치료, 예방할 수 있는 이 하나님의 귀한 선물을 어떻게 하면 더욱 많은 사람들에게 전하여 그들에게 심신의 건강을 선사하고 이를 계기로 그들을 주님 앞으로 인도할 수 있을까 궁리하는 가운데 하나님의 부르심을 받아 신학교(장로회 신학대학원)에 입학하기 위하여 입시준비를 하게 되었다.

* 다음은 나의 아버님이 쓰신 기관지 천식 치병체험기
(1985년 3월 5일자 한국자연건강회보 〈자연건강〉지에 실린 글임)

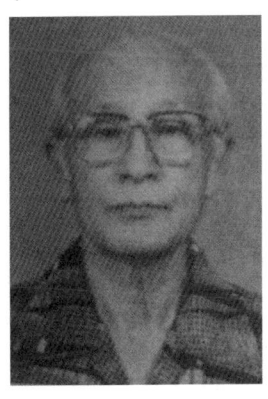

〈기관지 천식 체험기〉
- 건강은 자신의 노력으로 -

1급 건강지도사 신호식
양평 장로교회 원로장로

저는 여덟 살 때의 홍역 기침이 원인이 되어서 일생을 기관지 천식의 약한 체질로 살아 왔습니다. 1981년 6월에는 더욱 심해져서 병원 치료와 갖은 약도 많이 먹었지만 50% 정도 나았을 정도였습니다.

1984년 8월 20일경 무리하게 쪼그리고 앉아서 일을 하다가 일어서려고 하니 엉덩이에 맷돌을 달아놓은 것 같아 일어설 수가 없었습니다. 간신히 방으로 기어들어가 누워 3일간 냉수만 마시고 단식하면서 5가지 이상 생야채식을 해서 즙 1컵과 그 건더기 반 정도를 억지로 먹었지요. 2시간쯤 자고나니 자신도 모르게 쉽사리 옆으로 돌아누울 수가 있게 되어 놀랐습니다. 2, 3일간 약도 사 왔지만 먹지 않았고 반듯이 누워서 돌아눕지도 못하던 것이 참 신기하게도 쉽게 돌아눕게 되었으니 말입니다. 2일 후에 일어났지요.

1984년 10월 말경에 기관지 천식이 악화되어 기침이 심하여 밤을 앉아서 새웠지요. 안사람은 덩달아 잠을 못 자니까 좋다는 약을 사다 주며 먹으라고 야단입니다. 먹어 봤자 안 나을 건 뻔하니 안 먹었지요.

큰 아들(주:필자)이 권하는 말이 천식에 약은 많으나 듣지 않으므로 좋은 것이 있으니 꼭 해보라는 것입니다. 말인즉 손자 배섭이가 어려서부터 할아버지를 많이 닮아서인지 기관지 천식으로 서울의 큰 병원을 이곳저곳 많이 다녔으나 고치지 못하다가 아버지가 배워온 서의학의 냉온욕으로 나았으니 그 밖에는 다른 방도가 없는 줄 아니 해 보라는 것이었습니다.

손자가 여름에 심히 기침을 해서 밤에 온 식구가 잠을 못 자고 힘들어서 1984년 9월 초부터 냉온욕을 하루에 7분씩 2개월을 계속한 결과 기침도 그치고 축농증기가 있어 입으로 숨을 쉬던 것이 코로 숨을 쉬게 되었다는 것입니다.

이 말을 듣고 다음 날 1984년 12월 1일부터 목욕탕에 가서 냉온욕을 시작했지요. 첫날 냉탕 26번, 온탕 25번 왔다갔다 했지요. 머리 허연 늙은이가 쾡쾡 심한 기침을 하며 찬물에 들어가는 걸 옆 사람들이 보고 죽으려고 환장했다고 욕을 하며 비웃었겠지요. 첫날 냉 26번, 온 25번, 냉온욕을 하고 돌아오는 길은 참 기분이 상상 외로 좋았습니다. 다음 날부터 21번, 20번씩 5일간, 16번, 15번씩 5일간, 10번 이상 7일간 매일 아침 다녔지요.

시작한 지 18일째 되던 날 밤, 나도 모르게 쓰러져서 단잠을 6시까지 잤답니다. 그리고 그날부터 정식으로 잠자리를 펴고 자게 되었습니다. 얼마나 기분이 좋았겠습니까? 앉아서 밤을 새우다 말입니다. 27, 8일쯤 지나니까 그렇게 심하던 가래가 전혀 없게 되더군요.

서의학 요법이야말로 다시 없는 요법인 줄 압니다. 냉온욕을 시작한 지 5일째부터 5가지 이상의 생야채를 잘게 썰어서 1대접씩, 혹 2대접씩 먹었습니다. 마그밀(서식건강법에서 쓰는 유일한 약으로 만병의 원인이 되는 숙변배제용 약(쉽게 말하면 설사하게 하는 약)도 아침 2알 저녁 2알씩 먹었습니다.(1919년 3월 17일생. 경기도 양평군 양평읍 양근2리 307-2)

제 4 장

신학대학원 시절

제4장 신학대학원 시절

장신대 신대원 입시준비를 하고 있던 중인 1989년 8월 하순의 어느 주일, 당시 송파에서 목회하고 있던 동생인 신동국 목사의 소개로 나는 원광기 목사님(잠실교회 원로목사)이 담임하고 계시던 잠실교회(현 담임목사 임형천)에 등록하고 신앙생활을 하게 되었다.

얼마 후 나는 하나님이 주신 복음 외의 최고의 선물인 '자연건강법'을 나 혼자 알고 있을 수 없어 원광기 목사님께 알려 드렸다. 건강법 중 취침습관의 개선과 간단한 운동 등으로 효과를 본 원 목사님은 붕어운동 등 쉽게 실천할 수 있는 방법들을 교우들과 당시 출강하던 아시아신학대학 등 신학생들에게 가르쳐 주었을 뿐 아니라 나에게 어느 찬양예배(주일오후예배) 때 본당에서 전 교인을 상대로 건강세미나를 할 수 있는 기회를 주었다.

1. 10여 년 된 알레르기성 감기를 31분 만에 고치다.

첫 세미나 후 다음 주일부터는 장소를 옮겨 교육관 한 교실에서 매주마다 찬양예배 후 세미나 및 상담을 하기로 하였는데 첫 세미나의 다음 주일이었다.

찬양예배가 끝난 후 나는 부지런히 세미나 및 상담장소로 가서 준비하고 있는데 당시 전도를 제일 많이 하여 전도왕 상까지 받은 H집사님이 교실로 들어오면서 "세상에 이런 일이 있을 수 있어요?"라고 큰 소리로 외치며 말하는 것을 듣고 나도 깜짝 놀랐다.

지난 10여 년간 알레르기성 감기 또는 비염으로 봄, 여름, 가을, 겨울 사시사철 콧물이 흘러나와 삼복더위에도 긴 팔을 입고 다니며 온갖 노력을 다하여도 고칠 수 없어서 큰 고통을 당하던 그 집사님이 지난 주일 나의 건강강의를 듣고 집에 가서 '목숨을 걸고'(10여 년간 찬물을 몸에 끼얹거나 찬물욕조에 들어간다는 것은 꿈에도 생각할 수 없는 일이었기 때문에 목숨을 걸고 하였다고 한다.) 냉온욕을 하였는데 치병 목적을 위하여는 30분 이상 하라고 한 내 말대로 30분(정확히 말하면 냉에서 시작하여 냉으로 끝나 냉 16분, 온 15분이기 때문에 31분)하고 나니까 콧물이 멈추었다는 것이다.

10여 년간 잠시도 그치지 않고 흘러나오던 콧물이 냉온욕 31분 만에 딱 멈춘 것이다.

물론 그 다음날도 또 다음날도 매일 냉온욕을 하였지만 그로부터 21년 후 내가 잠실교회를 떠날 때까지 다시는 콧물을 흘리는 일 없이 건강한 몸으로 권사로서, 교사로서 봉사하는 등 흔들림 없는 건강과 믿음과 열심으로 주님 섬기는 아름다운 모습을 보다가 양평으로 왔다.

잠실교회에서 건강세미나를 한 얼마 후부터는 원 목사님이 교회 3층에 넓은 방을 하나 내주셔서 건강상담실로 사용하게 되었고 나의 건강상담사역도 더욱 활기를 띠게 되었다.

잠실교회로 온 지 얼마 후에 나는 장신대 신대원에 들어가게 되었다. 모태신앙인이었으나 세상에서 방황하느라고 하나님의 부름을 늦게 받은 나는 각고의 노력 끝에 1991년 3월 장로회 신학대학원에 입학하게 된 것이다.

2. 치유되지 않는 지방간을 냉온욕으로 고치다.

입학한 지 얼마 되지 않은 3월 20일 경이었다.

도서관에서 나와 거의 비슷한 나이로 늦게 입학하여 친하게 지내는 K목사님(당시는 교육전도사)을 만나 대화하는 중 휴학을 해야겠다는 그의 말을 듣게 되었다. 대한민국에서 가장 비율이 센 신학대학원의 바늘구멍같은 관문을 뚫고 어렵게 입학했는데, 입학하자마자 휴학해야겠다는 그의 말에 깜짝 놀란 나는 그 이유를 물었다. 그는 대답하기를 지방간(간에 기름기가 많이 끼는 병으로 이 병이 오래 되면 간암으로 진전되며 지방간 판정을 받은 후 1개월 만에 사망한 50대 남자집사님도 있음)으로 5년 전부터 유명한 의학박사님이 경영하는 병원에 다니며 치료해왔는데도 불구하고 갈수록 악화되기만 하여 병원에서는 오지 말라고 하는데 하루에 10시간 이상을 자도 잔 것 같지 않고 아침에 일어나도 몸이 천근만근 무겁고 너무 피곤한 탓으로 집에서는 물론 학교에 와도 틈만 나면 기숙사에 가서 누워있는 등 공부를 계속할 수가 없다는 것이었다.

나는 즉시 그에게 앞으로 내가 하라는 대로만 하면 아주 쉽게 고칠 수 있으니 절대 휴학하지 말라고 강력히 권유하고 헤어졌다.

그로부터 며칠 후 양수리침례교회 수양관에서 춘계사경회가 있었다. 둘째 날 취침 직전에 K목사님을 비롯한 건강문제로 고민하는 5~6명의 동기생들에게 약 1시간 동안 자연건강법을 소개하였다.

그런데 K목사님이 사경회가 끝난 후부터 냉온욕을 하루에 아침 세수하면서 샤워기로 11분(냉 1분, 온 1분간씩 냉→온→냉→온→냉→온→냉→온→냉. 냉수 6회, 온수 5회를 냉으로 시작하여 냉으로 끝냄), 저녁 세수하면서 11분씩 하였더니 한 달 만에 병이 나아 조금도 피곤한 줄 모르고 공부를 계속할 수 있었다. 그래서 휴학하지 않고 신대원 3년간 건강한 몸으로 계속 공부하여 나와 함께 정상적으로 졸업하였고, 대구에서 조기축구회원으로 아침마다 축구도 하며 누구보다도 활기차게 목회를 하다 2013년 말 캄보디아에서 선교사로서의 사명을 수행 후 몇 년 전(2018년경) 귀국하였다.

신대원 재학 때부터 나와 같은 기도회 회원인지라 매년 한두 번씩 만나는 데 만날 때마다 지금도 냉온욕을 목욕탕에 갈 때마다 열심히 하고 있다고 하며, 다른 회원들도 내가 전한 건강법들로 건강관리를 잘 하고 있다며 이야기꽃을 피우곤 한다.

K목사님의 일을 계기로 나는 결심하게 되었다. 그동안 어떻게 하면 이 하나님이 주신 귀한 건강법을 통하여 많은 사람들을 주님께 인도할 수 있을까 궁리해 왔는데, 장차 적게는 몇 명, 몇 십 명, 많게는 몇 천 명, 몇 만 명, 몇 십만 명을 상대로, 문자 그대로 5대양 6대주를 교구로 삼고 목회할 또는 선교할 예비목사, 예비선교사들인 신학생들에게 이 건강법을 전하는 것이 온 인류에게 가장 빨리 이 건강법과 복음을 전할 수 있는 좋은 방법이므로 내가 신대원을 졸업하기 전까지는 우선 동료 신대원생들과 학부, 신학생들을 상대로 자연건강세미나를 하여야겠다고 결심하였다.

그래서 다음번에는 학교 의무실장님의 협조를 얻어 의무실 후원으로 대대적으로 광고를 하고, 학교 강당에서 건강세미나를 하였더니 100명 가까이 되는 이들이 참석하여 세미나를 경청하였다. 강의 후에는 개별상담을 통하여 특수요법까지 설명하여 주었더니 반응이 아주 좋았다. 이에 힘을 얻은 나는 그때부터 학교의무실에서 매주 목요일마다 2시간씩 건강상담시간을 정해 놓고 봉사하는 한편 학기 때마다 1~2회씩 교내 건강세미나를 개최하였다.

그뿐만 아니라 내가 전하는 건강법이 효과가 좋다는 소문이 전국의 교회에서 주일마다 교육전도사로 봉사하며 주중엔 학교에서 공부하는 동료 신학생들을 통하여 전국으로 퍼져 나가 전국각처에서 주중에는 학교로, 주일에는 내가 청년부 담당교육전도사와 건강상담실장으로 봉사하고 있던 잠실교회로 상담을 받고자 찾아오는 이들이 많았다.

암에 걸린 현직 사단장(이성장군)이 학교로 찾아온 적도 있었고 성도 수가 몇 만 명이나 되는 국내 굴지의 대교회 담임목사님이 나에게 전화로 '특별관심과 배려'를 당부하고 보내주신 암 환자가 잠실교회로 찾아온 경우도 있었다. 또 전국 각 교회나 경로대학, 목회자세미나, 노회목장(목사, 장로)수련회, 남녀선교회, 회사 등의 초청을 받아 출강하느라고 더욱 분주하게 되었다.

3. 자연건강법 테이프를 만들다.

학생들의 편의를 위하여 건강생활용품을 실비로 공급하랴, 교내세미나 뿐 아니라 전국 각지를 다니며 세미나를 하랴, 승용차도 없이 동분서주하던 나는 정말 금쪽같은 시간을 조금이라도 절약하기 위하여 자연건강법 테이프를 만들기로 하고 약 3개월에 걸쳐 5시간짜리 테이프를 만들었다.

원래는 상담을 요청하는 사람들에게 일일이 1~2시간씩, 2~3시간씩 건강법을 설명하며 상담하여 줄 수가 없어(나도 늦게 신학공부를 하고 있는, 시간에 쫓기는 신학생인지라) 궁리 끝에 상담 및 건강법 설명 대용으로 빌려 주려고 만든 것인데 구입하겠다는 이들이 많아 실비로 판매도 하였다.

건강법 테이프는 스튜디오에서 만든 것이 아니라 집에 있는 녹음기로 직접 만든 엉성한 것이지만 전국 각 교회에서 봉사하며 공부하고 있던 동료 신학생들을 통하여 전국 각지에 공급되어 내가 전연 모르는 많은 분들이 테이프를 통하여 불치병, 난치병을 고침받을 수가 있었다.

4. 불치병을 나의 건강법 테이프로 고친 목사님

신대원 졸업을 몇 개월 앞둔 1993년 11월 하순경이었다. 지방의 어느 도시에 소재한 교회의 담임목사님으로부터 전화가 왔다. 물론 생면부지의 목사님이었는데 그 목사님이 전화하신 이유는 이러하다.

그 목사님이 그 교회에서 오랫동안 충성봉사하며 목회를 잘 하여 얼마 전에 교회당을 크고 아름답게 짓고서 이제부터 더욱 재미있게 목회를 하려고 하는데 그동안 앓아온 당뇨병과 합병증 등 여러 가지 병이 큰 병원, 작은 병원에 다니며 치료하는데도 불구하고 갈수록 악화되어 도저히 목회를 계속할 수가 없어서 지난 8월 말 마지막 '고별설교'를 하였다는 것이다. 그런데 이 소식을 들은 어느 분이 좋은 건강법 테이프라며 건강법 테이프 한 세트를 가져다 주어 그 테이프 내용대로 열심히 따라 하였더니 그날부터 건강이 놀랍게 좋아져 목회를 계속하고 있는데 그 테이프가 바로 내가 만든 거라는 것이었다.

그러면서 신 전도사님은 내 생명의 은인이니 한 번 이곳에 내려오시라는 것이었다. 그래서 나는 졸업시험이 끝난 후 12월 셋째 주일날 오후에 내려가서 그 교회에서 저녁 예배 설교를 하고 융숭한 대접을 받은 후 다음 날 돌아왔다.

그 후 계속 건강한 몸으로 목회를 한다는 소식을 들어오다가 소식이 끊어졌는데 몇 년 전에, 그러니까 그 목사님이 병을 고치고 목회를 계속한 지 13~14년 후쯤에 은퇴했다는 소식을 기독교신문(기독공보)을 통하여 알았다. 그분의 연세로 보아 건강한 몸으로 계속 목회를 하다가 정년이 되어 은퇴한 것이었다.

이 목사님 뿐 아니라 내가 신대원에 다니는 동안 나의 건강세미나를 통하여 또는 건강법 테이프를 통하여 또는 상담을 통하여 온갖 불치병과 난치병을 쉽게 고쳐 감사하다는 말을 무수히 듣는 가운데 '정말 분주하고 보람있게 신대원 3년을 보냈구나' 생각하며 졸업을 하게 되었다.

제 5 장

신학대학원 졸업 후

제5장 신학대학원 졸업 후

신대원을 졸업한 후 약 2년 동안 고향인 양평에 있는 화양교회(스테반 선교회장 정하성 목사님 교회)와 분당에 있는 개척교회(잠실교회 자매교회)를 차례로 섬기다가 잠실교회의 원광기 목사님이 다시 불러주셔서 잠실교회에 돌아오게 되었다.

이때부터는 전임으로 시무하게 되어 시간관계상 외부의 강의요청을 거의 다 사절할 수밖에 없었고, 1999년 잠실수련원 원목으로 부임한 후 2011년 2월 사임할 때까지는 수련원으로 찾아와 질병상담과 치유기도를 요청하는 분들께만 기도를 해드리면서 간혹 자연건강법을 전하곤 하였다. 하지만 그런 가운데서도 큰 효과를 본 이들이 적지 않았다. 두 경우만 들어보겠다.

1. 1,000만 원(2023년 8월 현재 5,200~5,500만 원) 드는 수술을 하지 않고 심장병을 고친 목사님

2005년의 일이었다.

어느 날 평소 친하게 지내던 어느 권사님이 수련원에 와서 나의 사택 문을 두드렸다. 문을 열었더니 권사님이 근심 띤 얼굴로 큰일 났다고 하면서 전에 잠실교회에서 시무하다 농촌교회에서 봉사하고 계신 L목사님이 돌아가시게 되었다고 말하는 것이었다.

이유인즉 서울에 있는 국내 굴지의 S종합병원에서 1,000만 원 정도 드는 심장 수술을 빨리 받아야 하는데 그 목사님이 형편이 어려워 그냥 기도하다가 하나님이 고쳐주시지 않으면 하늘나라에 가겠다고 했다는 것이었다.

　내가 처음 잠실교회에 왔을 때 나를 각별히 아껴주신 목사님이 그리고 나처럼 늦게 신학공부를 하고 농촌에서 힘겹게 목회를 하였던 목사님이 그런 형편이라니….

　깜짝 놀란 나는 그 권사님께 기도도 해드리고 수술하지 않고 아주 쉽게 돈 안 들이고 고치는 방법을 가르쳐드릴 테니 걱정 말고 계시라고 하고 즉시 그 목사님께 전화하였다.

　내가 내려가려고 하였더니 마침 서울의 그 병원에 들를 일이 있다고 하여 빨리 우리 수련원에 한 번 오시라고 하였다.

　며칠 후인 5월 20일 나에게 오셨다.

　나는 집에서 아주 쉽게 심장질환을 고칠 수 있는 간단한 4가지로 물을 1일 2~3리터 마실 것과 모관운동(누워서 두 팔과 다리를 하늘을 향해 뻗고 흔들어 주는 운동)을 많이 하는 이 두 가지만 해도 되지만, 추가로 두 가지를 더 설명했다.

　이 방법은 계단을 오르락 내리락 하는 운동이다.(계단요법)

　또한 오줌요법은 생수를 2~3리터 더 마시면 혈액 등 체액이 맑아져 온갖 병 치료와 예방이 되고, 오줌도 물같이 되어 오줌 마시는 것이 물 마시는 것과 같이 쉬운데 물과 오줌을 많이 마시면 에이즈, 암, 당뇨, 심장병 등 만병에 탁월한 효과가 있다.

　오줌건강법전문 의학박사들로부터 '신이 준 최고의 선물'이라는 극찬을 받는 오줌건강법 등 4가지 방법을 가르쳐 드리고 말하였다.

　"병원에서 6월 7일 종합검진을 받고 9일 수술을 받으라고 한다는데 물론 수술은 받을 필요가 없고 종합검진은 꼭 받으십시오. 하나님께 간절히 기도하시면서 내가 가르쳐 준대로 열심히 하시면 앞으로 18일밖에 안 남았지만 반드시 완치 또는 수술 불필요 판정을 받으실 것입니다."

그날 밤 나는 그동안 나의 말을 좀 가볍게 여기는 경향이 있었던 아내에게 오늘 있었던 일을 설명하고, 10여 일밖에 안 남았지만 반드시 완치나 수술 불필요 판정이 나올 것이니 똑바로 보고 앞으로는 내 말을 좀 잘 듣고 건강관리를 잘 하도록 하라고 하였다.

드디어 6월 8일 낮에 그 목사님에게서 전화가 걸려왔다.

"어제 종합검진을 받았는데 방금 결과가 나왔습니다. 담당의사가 기적 같은 일이라고 깜짝 놀라면서 수술 안 해도 된다고 했습니다. 감사합니다."

1,000만 원을 번 것이다. 그리고 돈이 문제가 아니고 수술 도중이나 수술 후유증으로 사망하거나 고통당하는 경우도 종종 있지 않은가? 하나님께서 큰 은혜를 베풀어 주신 것이다. 그로부터 1년 후 그 목사님이 돌아가시게 되었다고 알려주신 권사님이 방문하여 그 목사님이 지금은 등산 등 운동도 잘 하시고 다 나으셨다고 알려주었다.

3~4년 후에는 우리 수련원에서 열린 목회자 족구대회에 그 목사님이 그 지역팀을 이끌고 오셔서 여러 시간 족구도 함께 하며 즐거운 시간을 보내다 가셨다.

그 목사님은 교회가 서울에서 너무 멀리 떨어져 있어 자주 뵐 수는 없었으나 같은 선교회 회원인지라 그 후에도 몇 번 만나 인사를 나누었고 병을 고친 8년 후인 2013년 말 정년이 되어 사명을 완수하고 은퇴하셨다.

2018년 11월 4일 대구창신교회(송태승 담임목사)에서 하나님건강법 세미나를 개최한 후 귀가하면서 은퇴 후 건강한 몸으로 안동에서 과수원을 경작하고 계신 그 목사님 내외분을 두 분을 찾아뵙고 왔는데 그때 정말 너무나 고마웠다고 하시면서 융숭히 대접을 해주셔서 얼마나 반갑고 고마웠는지 모른다.

2. 23회의 항암치료 끝에 전신 통증과 불면증, 거식증에서 그날로 해방되다.

　2008년 11월 말경이었다. 어느 날 늦은 밤에 평소 가까이 지내던 어느 권사님으로부터 전화가 왔다. 그 권사님은 몇 년 전에 직장암에 걸려 서울에 있는 큰 종합병원에서 수술을 받고 항암치료 중에 있었다.
　"목사님, 제가 지금까지 23번 항암치료를 받았는데 병원에서 또 받으라고 합니다. 끝이 없이 항암치료를 받으라고 하는데 항암치료를 더 받느니 차라리 죽는 게 낫다. 차라리 하늘나라에 가겠다고 결심하였더니 목사님이 전에 권유하신 말씀이 생각나서 전화했어요. 그 방법을 한 번 더 가르쳐 주시겠어요?"
　나는 전에 그 권사님이 암에 걸리기 전후에 여러 번 권유했던 아주 간단하고 쉬운 방법을, 에이즈, 각종 말기 암, 당뇨, 고혈압, 우울증, 불면증 등 모든 불치병 난치병에 놀라운 효과가 있는 방법 2가지를 다시 가르쳐 드렸다. 생수를 하루에 2~3리터 마시고 오줌을 마시라는 것이었다.
　권사님은 죽기까지 각오했는데 그 정도의 일을 못 하겠느냐, 더구나 남의 오줌도 아니고 내 오줌인데 못 마실 이유가 있겠느냐면서 전화를 끊었다. 그로부터 1개월 후, 권사님의 전화를 받고 그동안의 소식을 들은 나는 놀라지 않을 수 없었다.
　오랫동안 온몸의 극심한 고통으로 잠도 못 자고 밥도 못 먹어 차라리 죽는 게 낫겠다고 생각했던 권사님이 나에게 전화한 직후부터 나의 권유대로 열심히 하였더니 그날부터 온몸의 극심한 고통이 사라지고 그래서 그날부터 잠도 잘 자고 밥도 잘 먹고 있다는 것이었다.
　이러한 상태가 1년쯤 계속되었을 때 내가 하나님께서 완전히 고쳐 주셨으니 병원에 가서 한 번 정밀검사를 받아보시라고, 틀림없이 완치판정을 받으실 것이라고 권유하였으나 병원에 가는 것이 지긋지긋하다면서 그 근처에도 가고 싶지 않다는 것이었다. 온몸이 아파 잠도 못 자고 밥도 못 먹던 것이 조금도 아프지 않고 잠도 잘 자고 밥도 잘 먹게 되었으니 하나님이 다 고쳐주신 줄 믿는다고, 병원에 갈 필요가 없다는 것이었다.

그러나 그런 건강 양호 상태가 1년 7개월쯤 되었을 때 권사님이 우리 수련원을 방문, 상기된 얼굴로 찾아와 며칠 전에 병원에 가서 검진을 받았더니 예상대로 완치판정 결과가 나왔다고 말해주셨다.

내가 권유한 2대 생수요법(생수와 오줌을 합하여 하루 2~3리터 마시되 가급적 오줌을 많이 마시는 치료법)이 24년 동안 거의 누워만 있던 환자를 3일 만에 일어나게 만들고 극심한 통증을 하루 만에 멈추게 하며 고열을 즉석에서 내리게 하고 에이즈와 말기 암, 당뇨, 고혈압을 고치고 정신병, 우울증, 불면증, 치매 등 온갖 심신의 불치병 난치병에 탁효가 있다는 것을 누구보다도 잘 아는 나이지만 그 권사님의 케이스를 생각할 때마다 놀라움과 감사함을 금할 수가 없다.

사실 창조주께서는 인간을 창조하신 그때부터 모든 질병을 스스로 고칠 수 있는 힘과 방법을 주었는데, 어리석은 인간들이 이를 모르고 또는 외면하고 의약 등 외부의 것에만 의지하여 고치려 하기 때문에 몸이 오히려 약화되어 의학이 눈부시게 발전한다고 하는데도 온갖 불치병 난치병 환자가 갈수록 늘어가고 있는 것이다.

더구나 지구 온난화 현상으로 해마다 지구의 온도가 올라가고 있는데 조금씩 기온이 올라갈 때마다 질병이 증가한다고 하니 앞으로 날이 갈수록 온 세계에 질병이 창궐하게 될 것이다. 특히 우리나라는 중국에서 날아오는 황사, 미세먼지, 스모그로 인하여 호흡기질환 등 여러 가지 질환이 격증할 것이라고 한다. 어떻게 하여야 할 것인가?

이 문제에 답하기 전에 이야기 하나를 먼저 하고자 한다.

3. 물고기 몇 마리 대신 평생 먹을 물고기를 잡는 법을 가르쳐 주는 하나님 건강법(자연건강법)

몇 년 전 나의 신대원 동기생으로 미국 LA에서 목회하고 있는 목사님을 만나 대화를 나눈 일이 있었다. 의대를 다니다 하나님의 부르심을 받고 장신대를 거쳐 목사가 된 그는 특히 의료선교에 관심이 많아 여러 해 전부터 해마다 10명 안팎의 의사, 약사, 간호사 등으로 구성된 의료선교단을 이끌고 아프리카, 남미 등 세계 각국의 오지에 들어가 10일가량 의료선교를 해오고 있는데, 약 구입비와 교통비, 숙식비 등도 많이 들지만 의사나 약사의 경우 병원이나 약국을 비우는 기간 동안 다른 의사나 약사를 고용하고 와야 하기 때문에 그 경비도 적지 않으므로 10명의 의료선교단이 10일 정도 선교하는데 엄청난 경비가 들어간다고 하면서 다음과 같이 말하는 것이었다.

"우리는 많은 인원과 경비를 쓰면서도 비유컨대 의료선교지의 마을 사람들 중 몇 사람(환자들)이 한 끼 먹을 물고기 몇 마리 주고 오는데 비하여(1회 치유) 신 목사님이 의료선교를 하신다면 혼자 가서도 그들 모두가(환자와 모든 주민들이) 당장 먹을 물고기도 줄 뿐 아니라 평생 먹을 물고기를 잡는(평생 질병치료, 예방) 방법까지 가르쳐 주시는 것입니다."

내가 30년 전 자연건강법을 만나고 나서 늘 생각하고 있던 것과 자연건강법의 중요성과 유용성을, 의학 공부하다가 주님의 종이 되어 의료선교를 오래전부터 열심히 하고 있는 목사의 예리한 의학적, 선교적인 안목으로 간파한 것이다.

의료선교를 절대 폄하하는 것이 아니다. 의료선교는 물론 대단히 중요하다. 다만 의료선교단이 가서 의술로 질병을 치료하고 오는 것은 그때 1회에 그치므로 한 번 먹을 물고기를 주고 오는 것이지만 내가 전하는 자연건강법은 지금의 병도 고쳐줄 뿐 아니라 내가 떠난 후 평생 질병을 스스로 치유, 예방하는 방법인 자연건강 '생활법'을 가르쳐주는 것이기 때문에 비유컨대 당장 먹을 물고기 몇 마리 뿐만 아니라 평생 물고기를 잡아먹는 방법을 가르쳐주고 오는 결과가 되므로 하나님건강법(자연건강법) 선교도 의료선교 못지않게 중요하다는 것이다.

더구나 의학이나 침술 등 선교의술을 배우자면 엄청난 시간과 경비가 들어가지만 내가 전하는 하나님건강법(자연건강법)은 내 강의를 한두 시간 또는 3~4시간 듣거나 이 책 한 권만 읽는 것만으로도 만병통치의 건강법을 거의 다 숙지할 수 있으므로 남녀노소 누구든지 심지어 어린이라도 한두 시간이나 세네 시간만 투자하면 훌륭한 하나님건강법(자연건강법) 의료선교사가 될 수 있는 것이다.

이렇게 생각할 때 하나님 건강법은 갈수록 증가일로에 있는 불치병, 난치병으로 고통당하게 될 온 인류의 영혼육의 건강과 구원을 위하여 주신 하나님의 귀한 선물이요, 온 인류에게 전하여야 할 전지전능하신 '하나님'의 건강법이라고 하겠다.

나는 오래전부터 갖고 있던 꿈 곧 누구든지 자기의 모든 병을 스스로 쉽게 고치고 예방할 수 있는 하나님의 건강법(자연건강법)을 속히 온 인류에게 전하여 불치병 난치병에서 그들을 건져내고 이를 계기로 그들을 주님 앞으로 인도하고자 하는 꿈을 본격적으로 이루고자 그리고 장남으로서 치매 노모님 부양 의무를 다하기 위해 2011년 2월 잠실교회를 사임하였다.

그리고 11년 전에 아버지가 소천하신 후 노모님이 양평읍 중심부에 있는 큰 건물을 지키시며 홀로 계신 양평에서 제2의 목회사역을 시작하면서 지금까지 터득한 치유사역에 대한 모든 것을 정리한 책을 출간하는 것이 급선무라고 생각하여 책 저술에 착수하였으나 이런 어려움, 저런 사정으로 2016년에야 초판이 나오게 되었다.

또 이런저런 사정으로 2023년에야 4쇄 판이 나오게 되었다. 이런 배경에는 책의 내용과 앞으로의 내 사역을 더욱 풍성하고 알차게 해 주시려는 하나님의 뜻이 있음을 깨닫고 하나님께 감사하면서 앞으로 하나님의 건강법연구원(힐링센터, 전인치유센터) 사역을 통하여 본격적으로 인류의 질병 퇴치와 세계 복음화의 일익을 감당하고자 한다.

 뜻을 같이 하는 분들의 적극적인 협조와 아낌없는 지도 편달과 기도를 바라는 바이다.

제 6 장

자연건강법 – 하나님의 건강법

제6장 자연건강법 – 하나님의 건강법

하나님께서는 인간을 창조하실 때 인간의 몸속에 의사를 넣어주셨다. 그것도 보통의 의사가 아니라 모든 병을 치료, 예방할 수 있는 명의를! 그러므로 이 명의를 잘 활용하면 누구든지 평생 질병을 스스로 고치거나 또는 질병을 모르고 살 수 있는데 이 명의가 바로 자연치유력이다.

자연건강법은 하나님께서 사람을 창조하실 때 주신 자연치유력을 강화하여 모든 질병을 스스로 치유, 예방하는 방법이기 때문에 나는 이 자연건강법을 하나님의 건강법이라고 생각하며, 일찍이 이 귀한 선물을 우리 가정에 주신 하나님께 늘 감사하며 살아가고 있다.

자연건강법은 현대(증상) 의학으로 고칠 수 없는 많은 병을 쉽게 고칠 수 있는 건강법이기 때문에 '대체의학'이라고도 한다.

그러나 '대체의학' 또는 '자연의학'이라고 하면 우습게 보며 무조건 거부반응을 일으키는 사람들이 적지 않다. 효과가 과학적으로 입증되지 않은 민간요법 또는 미개한 후진요법이기 때문에 이에 매달리다가는 치료 기회를 놓치고 후회하게 된다고 하면서 말이다.

아닌게 아니라 대체의학이나 민간요법에 관하여 연구를 하다보면 끝이 없고 정신을 못 차릴 정도이다. 정말 과학적으로 타당한 근거가 있는 것인지, 효과가 있는 것인지 확실히 알 수 없는 것이 아주 많다.

그러나 내가 이 책에서 소개하는 건강법들은 우리 가족들, 주변 사람들이 직접 효과를 체험한 건강법들이며, 과학적이고 체계적이며 질병 치료 및 예방 효과가 탁월한 의학이요, 건강법이며, 치료법이다.

앞에서도 언급하였지만 현대의학으로는 평생 약을 먹어야 하는(평생 고칠 수 없는) 당뇨, 고혈압, 심장병이나 간경화, 각종 암 등의 현대병을 전 세계에서 가장 빨리 치료하여 70억 인류의 희망이 되고 있는 백상진 박사(미국 테네시주립대학 의학박사, 미국 현대병투병연구소장, 미국 수정교회에서 미국 역사상 최고 기록인 12,000명의 청중을 상대로 건강세미나를 개최한 미국 공인 건강교육 슈퍼전문가. 그의 '현대병최단시일 치료법' 강의안은 곧 출간되는 대로 모든 미국의 의대와 세계 영어권 국가의 의대에서 교과서로 채택하기로 되어 있음)는 투약이나 수술 등의 현대의학(증상의학)을 사용하지 않고 '최첨단의학'인 '근본치료 의학(자연의학 + 하나님신앙, 기도요법)'으로 3~4일 또는 4~5일 만에 당뇨, 고혈압은 대부분 정상수치가 되게 하고, 심장병, 관절염, 알레르기 등은 증상이 사라지게 하고, 간경화, 지방간, 간염 등은 1주일 내에 건강한 혈색이 될 정도로 회복되게 하고, 그 외에 각종 암, 갑상선, 신장병, 자궁근종, 루퍼스, 비만 등의 현대병을 최단기간 내에 근치하고 예방하는 방법을 온 인류에게 전하고 있다.

'하늘이 보낸 의사', '당뇨, 고혈압, 심장병, 암 등 불치병, 난치병을 세상에서 가장 빨리 고치는 의사'로 유명한 백상진 박사는 종전의 의학(증상의학, 현대의학)을 공부하여 박사학위를 받은 후 의학으로는 근치할 수 없는 병들(당뇨, 고혈압, 심장병 등)이 너무 많음을 알고 이보다 효과가 한결 큰 자연의학(대체의학)을 공부하였다. 그는 1994년부터 지금까지(2023년) 29년째 대다수의 의사들이 의지하는 증상의학(현대의학)을 버리고(투약이나 주사, 수술 등의 방법을 버리고) 자연의학(대체의학)의 미흡한 면(영적인 면)을 보완한 '근본치료 의학(Fundamental Medicine : 자연의학 + 하나님신앙, 기도요법)'을 창시하여 갈수록 증가일로에 있는 현대병에 시달리는 온 인류에게 희망을 주고 있다.

이를 보더라도 자연의학(대체의학)이 비과학적이고 미개한 의학이 아니고 고치지 못하는 질병이 너무 많은 증상의학(현대의학)보다 훨씬 앞서가는 '첨단의학'이라는 것을 알 수 있다. 현대의학(증상의학)으로 고칠 수 없는 병이 66~80%나 된다고 하는데, 그 대부분을 자연의학(대체의학)으로 쉽게 극복할 수 있는 것이다.

이러한 사실을 잘 알았던 스티브 잡스는 2003년 10월 췌장암 선고를 받았을 때 수술하라는 의사들의 권유를 거부하고 식이요법 등 대체의학으로 치료하다가 2004년 7월 수술을 하였다.

언론계는 당시 수술의 때를 놓쳐 치료에 실패하였다고 했지만 알고 보면 그 반대이다.

그는 2005년 대학생들을 상대로 특강 중 자신이 2003년에 처음 췌장암 선고를 받았을 때 암세포가 이미 폐까지 전이된 상태여서 현대의학으로도 어쩔 수 없었다는 것을 고백한 적이 있었다. 더구나 췌장암의 경우 중기 이상되면 5년 생존율이 10%도 안 된다는 것을 감안할 때 그가 암선고 후 8년간 생존할 수 있었던 것은 그가 수술 전후에 식이요법 등 자연의학(대체의학)을 실천하였기 때문이라고 할 수 있다.

내가 잘 아는 교우의 장인이 몇 년 전에 인후부와 폐 사이에 조그만 혹이 발견되었는데 암은 아니니까 수술해도 되고 그냥 내버려 두어도 상관없다는 의사의 진단을 받았다. 그러나 그냥 내버려두자니 기분이 찜찜하여 수술을 하였다. 그런데 수술 후 갑자기 병세가 악화되어 3개월 만에 별세하셨다. 수술 안 하고 그냥 내버려두었으면 돈도 안 들고 지금까지 건강할 것을 큰 실수를 한 것이다. 사실 의사들은 수술을 많이 해야 병원 경영에 도움이 되므로 가급적이면 수술을 권유하는 경향이 있으니 수술해도 좋고 안 해도 좋다는 것은 사실상 수술하지 말라는 것이나 마찬가지라는 것을 오판한 것이다.

나는 이 소식을 듣고 배를 가르고 암 수술을 받으면 암세포가 금방 온몸에 퍼진다는 말이 그동안 내가 믿지 않았던 그 말이 사실이라는 것을 알고 충격을 받았다. 나중에 안 사실이지만 곤도 마코토 박사 등 의료전문가들에 의하면 가령 초기 암의 경우 대부분 유사암, 잠재암 등 진짜 암이 아닌데 수술을 하면 오히려 수술, 봉합한 자리에 진짜 암이 발생할 가능성이 크다고 한다. 위의 사례도 바로 이러한 것 중의 하나인 것이다.

건강검진무용론을 제기하며 병원에 자주 갈수록 과잉진료로 수명이 단축되기 쉽고 항암제도 소용이 없다고 주장하는 「의사에게 살해당하지 않는 47가지 방법」의 저자 곤도 마코토 박사의 말처럼 그리고 '암에 걸렸을 때 병원에서 수술이나 방사선, 항암치료를 받으면 3년 살지만 수술, 항암치료 등 병원치료가 무서워 달아나면 12년 반을 산다'고 한 미국 남가주대학의 존스 박사의 말처럼, 스티브 잡스는 병원 치료만 하였다면 3년 살았을 것을 대체의학으로 치료 또는 병행 치료하였기 때문에 8년이나 산 것이다.

※ 가장 효과가 크면서도 가장 비용이 덜드는 하나님의 건강법

나는 지난 40년 동안(1983~2023년) 눈부시게 발전했고 발전한다는 현대의학(증상의학)보다 효과가 훨씬 좋은 첨단의학인 하나님 건강법(자연의학, 대체의학, 근본의학, 자연건강법)에 매료되어 가장 효과가 크면서도 가장 비용이 덜 드는 방법, 70억 온 인류 남녀노소 누구나 집에서 쉽게 모든 질병을 고치고 예방할 수 있는 건강법을 찾아 실천하며 전해 왔다.

가장 효과가 크면서 가장 비용이 덜 드는 방법이 있을 수 있을까? 의아하게 생각하는 분들이 계실 것이다.

그러나 창조주께서 인간에게 주신 것 중 가장 중요하고 절대적으로 필요한 것들인 공기나 햇볕, 물 같은 것은 원래는 모두 거저 주지 않았는가?

질병치유법, 건강법도 마찬가지다. 창조주께서 인간을 창조하실 때 모든 질병을 인간 스스로 고칠 수 있는 힘, 곧 자연치유력을 주셨고 자연치유력을 강화하여 모든 병을 돈 안 들이고 스스로 치료, 예방하는 하나님건강법(자연건강법)도 인간에게 주신 것이다.

그러므로 창조주 하나님이 주신 자연건강법, 진짜 하나님의 건강법은 비용이 들지 않는 것이다.

'과부와 고아와 나그네의 하나님', '가난한 자의 하나님'의 건강법은 돈이 들지 않는 것이다. 부자들만 행할 수 있는 건강법은 결코 '하나님의 건강법'이라고 할 수 없다.

이 책에는 내가 지난 40년 동안 연구, 체험한 자연건강법 중에서 하나님이 인간에게 주신 복음 이외의 최고, 최대의 선물이라고 할 정도로 가장 효과가 크면서도 거의 무비용 또는 완전무비용, 경우에 따라서는 오히려 마이너스 비용으로 모든 병을 고치고 예방할 수 있는 방법들을 엄선하여 설명해 놓았다.

통계에 의하면 그렇게 발전하였다고 하는, 그리고 눈부시게 발전하고 있다는 현대의학(증상의학)으로 고칠 수 있는 병이 20~34%에 불과하다고 한다. 우리 주위를 보면 에이즈나 암 등 무서운 병이 아니라도 가령 단순한 위장병이나 관절염 같은 병도 10년, 20년, 이 병원 저 병원에 다니며 좋다는 약을 다 먹어도 못 고치는 경우가 얼마나 많은가? 그러니 위의 통계가 과장이 아니라는 것을 이해할 수 있을 것이다.

그러나 깨끗한 물만 많이(하루에 2~3리터) 마셔도 수많은 병을 쉽게 고칠 수 있기 때문에 세계보건기구(WHO)와 의료전문가들이 물을 많이 마시라고 권유하는데 이 책에서 소개하는 건강법 중의 중요한 하나가 바로 생수건강법(물을 매일 2~3리터 마심으로써 질병을 치료, 예방하는 방법)이다. 이외에도 여러 가지 좋은 건강법들을 소개하기 때문에 물을 매일 2~3리터 마시면서 이 책 중의 한두 가지나 몇 가지만 실천하여도 남녀노소 누구든지 지난 40년간의 우리 가족처럼 거의 무비용 또는 완전무비용 또는 마이너스 비용(1일 2식법이나 금식요법)으로 모든 질병을 고치고 예방할 수 있다. 나 자신의 질병은 물론 가족들이나 이웃의 질병까지도 돈 들이지 않고 쉽게 고치고 예방하게 할 수 있다.

이 책에 나오는 대부분의 건강법은 과학적인 방법이므로 하나님을 믿지 않는 무신론자나 불교, 이슬람교 등 타 종교인들도 쉽게 받아들일 수 있으며 누구든지 열심히 실천하면 큰 효과를 볼 수 있기 때문에 이를 지혜롭게 활용하면 질병 치유를 통해 하나님을 모르는 많은 이들을 하나님 앞으로 인도할 수 있을 것이다.

여기서 분명히 밝혀둘 것이 있다.

이 책에서 소개하는 건강법들은 대부분 유명한 의학박사나 의성 또는 명의로 이름난 분들의 책 안에 있는 건강법 중에서 나와 가족들이나 친지들을 통하여 효과가 입증(체험)되었거나 나의 40년간의 연구 경험으로 보아 효과가 틀림없다고 판단되는 것 중에 온 인류에게 꼭 필요하다고 생각되는 것만을 골라 소개한 것이다. 그러므로 이 책의 내용 중 어느 하나라도 가볍게 보지 말라는 것이다. 위에서 든 여러 사례처럼 이 책 속의 건강법 중 어느 한 가지만으로도 큰 효과를 본 사람들도 많았고 볼 사람들도 많을 것이다.

또 한 가지 밝힐 것은 이 책에서 소개하는 건강법 중에는 하나님과 직접적인 관계가 없는 이들이 창안한 건강법들도 있는데, 그 실질적인 내용을 보면 성경적이거나 창조주 하나님의 창조질서에 순응하는 건강법이거나 하나님이 인간을 창조하실 때 인간에게 준 자연치유력을 강화하여 스스로 병을 치료, 예방하는 방법들이다

인간을 비롯한 우주 만물을 창조하신 창조주 하나님이 그들을 통하여 인류에게 주신 건강법이라고 생각되기에 '하나님의 건강법'이라고 소개하는 것이라는 사실이다.

1. 서의학건강법

서(西: 니시) 의학건강법(또는 서식건강법)은 일본의 의성(醫聖)인 서승조(西勝造, 니시 가스조, 1884~1959년) 선생이 창시하여 1927년에 발표한 자연의학, 자연건강법이다.

서승조 저, 「서의학건강원리실천보전」, 「반드시 낫는 서식요법」, 의학박사 도변정 저, 「현대병에의 도전」, 「의약에 의존하지 않는 서식건강법」, 「서식건강법에 의한 투병의 실례」, 「서식건강법에 의한 난치병 치료의 실제」, 이근영 편저, 「놀라운 자연건강법」 등이다.

날 때부터 약골로 태어난 그는 어려서 의사들로부터 20세를 넘기지 못할 것이라는 선고를 받고 내 병은 내가 고쳐야겠다고 결심, 각고의 노력 끝에 자기의 모든 병을 완치하였다.

그는 10여개 국어로 된 세계 각국의 7만 3천여 권의 의서와 건강법서 영양학, 종교, 철학, 과학, 인문학 등 다양한 분야의 서적들을 독파하여 터득한 동서고금의 건강법 중 자신의 생체실험을 통하여 효과가 입증된 362가지의 방법들을 엄선하여 체계화하였는데 이것이 '서(니시)의학' 또는 '서(니시)식건강법'이다.

서식건강법은 동서양 의학, 철학, 종교, 한방, 요가, 명상, 식이요법, 생수요법, 수치요법(水治療法: 물치료법), 운동요법, 지압, 호흡법, 카이로프락틱 등 모든 심신의 질병의 치료와 예방에 탁월한 효과가 있는 방법들을 종합한 가장 과학적이고 체계적이며 포괄적인 의학이요, 건강법이다.

(1) 서의학건강법 6대 법칙

362가지에 달하는 서의학건강법 중에서 가장 중요한 6가지로서, 6대 법칙을 남녀노소 누구나 아침저녁으로 실천하면 수많은 병을 치료 예방할 수 있다.

6대 법칙 중 첫 두 가지는 건강한 취침습관으로, 나머지 4가지는 간단한 운동법으로 많은 병을 고치고 예방할 수 있는 방법이다.

1) 평상(平床) 취침

사람은 항상 서서 생활을 하기 때문에 체중의 7분의 1이나 되는 머리의 무게로 인하여 척추가 어긋나거나(부정〈不整〉, 부탈구〈副脫臼〉) 굽어지며 이런 경우 척추 안에 있는 척수신경으로부터 갈라져 나와 각 기관에 들어간 말초신경이 압박을 받아 그 기능이 약화되거나 정지되어 그 기관에 질병이 발생하게 된다.

* 평상의 효능

돌침대나 딱딱한 평상 위에서 취침하면 잠자는 동안 척추의 전후의 부정(不整)이나 왜곡(歪曲: 굽어짐)이 교정되어 폐, 피부, 간장, 신장 기능의 강화, 혈액순환 촉진, 노폐물 배설 기능 강화, 변비 해소, 피로 회복, 수면시간 단축, 두뇌 명석 등의 효과를 얻게 된다.

돌침대는 너무 비싸므로 두께가 1cm 정도 되는 합판을 온돌 위에 깔고 취침하면 싸기도 하거니와 겨울에는 너무 뜨겁지 않고 여름에는 너무 차갑거나 끈적끈적하지 않고 보송보송한 것이 촉감에 좋다.

침대를 사용하는 경우에는 침대 윗부분의 푹신한 부분을 제거하고 사용하면 된다.

푹신한 요나 침대 위에서 취침하다가 갑자기 평상 위에서 취침하게 되면 등이 배기거나 요통 등 통증이 심하게 나타나므로 요나 담요 등을 3장에서 2장으로, 2장에서 1장으로, 요에서 담요로, 담요에서 시트로 단계적으로 요를 얇게 사용하다가 최후에는 평상에서만 취침하도록 할 것이다.

일단 척추가 교정되고 평상사용이 습관화된 후에는 오히려 푹신한 요 위에서 취침하면 요통 등의 증상으로 잠을 잘 못 자게 된다. 누구나 이러한 상태가 되어야 한다.

거의 90도 각도로 허리가 구부러진 노인도 꾸준히 평상을 사용하여 교정된 사례가 있다.

2) 경침(硬枕, 반달베개) 사용

예로부터 고침 단명(短命)이란 말도 있고 18만 년을 살았다는 삼천갑자 동방삭이는 종이 한 장을 베고 취침하였다는 말이 있다.

뿐만 아니라 경추(목뼈)가 어긋나면 일찍 죽고 악인들 중에 목이 굽은 자가 많다고 하는데 정말로 보통의 베개를 뒷머리에 대고 취침하면 머리가 앞으로 숙여져 눈, 귀, 코, 입, 이 등 머리부위와 목, 편도선, 어깨, 기관지, 폐 등 가슴 이상 부위의 여러 질병에 시달리게 되지만(베개가 높을수록 해가 크다), 여기서 설명하는 경침(반달베개)을 베고

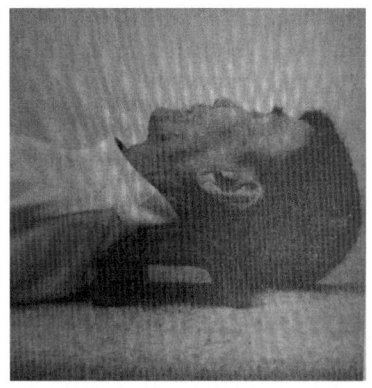

취침하면 이상과 같은 여러 질병을 예방, 치료할 수 있다.

얼마 전부터 반달베개의 원리를 응용한 베개를 제작, 특허를 내어 대대적으로 광고하며 판매하는 회사들이 있는 것을 보아도 반달베개의 효과가 아주 크다는 것을 간접적으로 입증하여 준다고 하겠다.

척추 중 목 밑의 7개 척추를 경추(頸椎)라고 하는데 이 경추 밑에 베고 취침하는 나무 베개를 경침 또는 반달베개라고 한다.

사람은 입식(立式) 생활을 하기 때문에 몸무게의 7분의 1이나 되는 머리의 중압으로 인하여 척추, 특히 경추에 부탈구(어긋남)가 발생하기 쉽다. 뿐만 아니라 취침할 때 반달형이 아닌 보통의 베개를 사용하면 머리가 앞으로 숙여져 경추골(頸椎骨)의 제1번과 4번에 부탈구(副脫臼)를 초래하기 쉬우므로 이를 교정하기 위하여 경추 4번을 중심으로 반달베개의 둥근 쪽을 경부(頸部; 목 밑에 대야 함. 머리 밑이 아님!)에 대고 취침하는 것이다.

경침은 통나무를 반으로 쪼개어 만들어 반달 모양이 되므로 반달베개라고도 한다. 경침은 오동나무나 버드나무로 사용자의 약지 높이로 제작한다. 오동나무나 버드나무로 만드는 것은 이 나무가 가볍고 촉감이 좋기 때문이다.

* 경침의 사이즈

경침을 구입할 때는 구입 후 평생 사용할 것이므로 사용자가 직접 베어보고 잘 맞는 것을 구입하는 것이 좋으나 그럴 형편이 못 되면 사용자의 약지 길이(새끼손가락 옆의 손가락이 손바닥에서부터 시작되는 금에서 손가락끝까지의 길이)와 같은 높이의 경침을 구입하도록 한다.

* 진찰기이자 치료기인 경침

경침은 손, 팔과 머리, 목, 어깨, 가슴 등 가슴 이상 부위의 여러 질환의 진찰기이자 치료기이다. 경침을 처음 벨 때 쾌면을 이루는 사람은 경추와 어깨 이상 부위가 건강한 사람이고 경침을 처음 벨 때 경추에 통증을 느끼거나 뒷머리가 저리거나 땡기는 등의 후두부마비증상이 있는 사람은 경추에 부탈구가 일어났거나 장내에 숙변이 있거나 몸속 어딘가에 고장이 있는 사람이다. 통증이 심한 사람일수록 이상(경추 부탈구)이 큰 사람이므로 더 열심히 경침을 사용하여야 질병이 치료된다. 통증이 너무 심하면 타월 같은 것을 경침 위에 얹고 취침하되 10분, 20분, 30분, 1시간, 2시간…, 사용시간을 단계적으로 늘려가 나중에는 밤새도록 사용하여야 한다

경추가 교정되면 모든 통증이 사라지고 오히려 경침 없이는 잠을 이루지 못하게 된다.

건강한 사람이 경침을 베면 머리 부분의 혈액순환이 촉진되어 머리가 맑아지며 명석해지고 경추의 부탈구와 가슴 이상 부위의 여러 질환이 예방되므로 건강한 사람도 반드시 경침을 사용해야 한다.

* 어린이의 경우

어린이는 그냥 평상에서 취침하면 경침 사용의 효과가 있다.

생후 아직 목이 자리 잡히기 전의 아기를 무리하게 곧추세우고 들어 올리거나 껴안는 행위는 아기의 경추에 부탈구를 초래하는 아주 위험한 행위이므로 절대 자제하여야 한다.

* 박세리 선수의 건강비결 – 반달베개

여러 해 전, 박세리 선수가 세계 어디를 가든지 꼭 갖고 다니며 사용하는 베개, 그의 놀라운 체력과 건강의 비결이 되는 베개가 있다며 베개 그림과 함께 게재된 신문기사를 읽은 적이 있다. 그림을 보니 바로 여기서 소개하는 반달베개와 거의 같은 베개였다.

박세리 선수의 베게는 손잡이가 달려있다는 것만 여기 베개와 다른데 경침의 건강 효과의 과학적 이치로 생각할 때 차라리 손잡이가 없는 것(지금 여기서 소개하는 것)이 효과가 조금 더 클 것으로 생각된다.

* 경침에 의한 치유사례

앞에서도 언급한 것처럼 나는 이 반달베개로 15일간 지속된 극심한 치통을 하룻밤(4시간 30분) 만에 완치하였다. 새벽에 기상한 직후 잠자는 동안 완치된 것을 발견하였으니 반달베개를 베고 취침한 직후나 취침 후 30분 또는 1시간 안에 완치되었을 가능성도 크다. 뿐만 아니라 몇 년된 심한 축농증도 열흘 만에 고쳤다.

- 10년 된 두통을 1주일 만에 고치다.

신대원 시절 나와 같은 반 어느 전도사 사모는 10년 전 결혼한 그날부터 그때까지 10년간 머리가 아프다는 말을 하지 않은 날이 단 하루도 없었다고 한다. 그래서 두통약을 집에 늘 쌓아놓고 복용하였는데 내 강의를 듣고 반달베개를 사용한지 1주일 만에 완치되었다. 뿐만 아니라 그 후로는 두통으로 약 얻으러 오는 교우들께 약 대신에 반달베개를 빌려주어 낫게 해드리는 등 각자 하나씩 마련하기까지 반달베개 하나로 여러 사람이 큰 효과를 보았다고 한다.

역시 신대원 시절 내 건강세미나에 참석하셨던 교수님 내외분이 계셨는데 그 사모님도 미국과 한국의 여러 병원에 다니며 고칠 수 없었던 두통이 반달베개를 베고서 이내 병이 날아가버렸다고 한다.

- 코골이가 그치다.

또 어떤 신대원 동기생은 반달베개를 베면서부터 심한 코골이 증상이 사라져 그의 코골이 소리로 잠을 잘 수 없었던 기숙사 룸메이트들로부터 "신 전도사님, 잠잘 수 있게 해주셔서 감사합니다."라고 감사 인사를 받은 적도 있다. 코골이를 우습게 봤다가는 심장마비, 돌연사, 뇌졸중, 당뇨 등 무서운 병에 걸리게 된다. 코골이는 여러 가지 사정으로 기도가 막혀 발생하는데 반달베개를 사용하면 기도가 열려 코골이가 그치는 것이다. 코골이 중 많은 경우는 반달베개로 치료가 된다. 코골이에 대하여는 따로 상술한다.

– 비염을 고치고 대학에 합격한 재수생

몇 년 전, 어느 권사님이 아들이 재수 중 비염으로 머리가 무거워 공부하는데 큰 지장이 있다고 호소하는 말을 듣고 반달베개를 권유하였더니 비염이 곧 완치되어 대학 입시에 무난히 합격할 수 있었다.

– 축농증, 비염, 두통, 뒷머리땡김, 견비통, 요통, 손발 통증을 고친 사람들

앞에서 설명한 평상(딱딱한 잠자리)에서 반달베개를 베고 자므로 손발이 저리고 아픈 증상이 며칠 만에 나은 집사와 전도사, 원인불명의 요통을 6일 만에 완치한 큰 종합병원의 수간호사 집사, 몇 년 동안 앓아온 축농증으로 막혔던 코가 하룻밤 사이에 뚫려 이내 나아버린 전도사와 몇 년 된 비염이 역시 하룻밤 사이에 치유된 전도사, 오래된 어깨결림, 뒷머리땡김, 두통이 며칠 사이에 현저히 나아 놀라워하시는 전도사들이 있었다.

나의 모교(장로회 신대원)의 나의 은사이며, 전 총장인 C박사는 오래 전부터 반달베개를 사용하였는데 반달베개 없이는 잠을 잘 수 없어 외국에 나갈 때도 꼭 갖고 간다고 한다.

역시 나의 존경하는 은사이며 신대원 시절부터 지금까지 나의 사역을 물심양면으로 적극 준 L교수도 신대원 시절부터 나의 권유로 반달베개를 베기 시작하였는데, 지금도 꼭 반달베개를 베고 잔다며 참 좋은 베개라고 하였다.

어느 장로 내외분은 처음 반달베개를 하나 구입한 날부터 반달베개를 베면 너무 기분 좋게 잠을 이룰 수 있어 각자 한 개씩 장만할 때까지 취침 때마다 반달베개 쟁탈전(?)을 벌였다고 한다.

위의 네 사람 모두 경추가 아주 건강한 사람들이다.

누구나 이와 같이 반달베개 없이는 잠을 잘 수 없는, 반달베개를 베어야 쾌면을 이루는 상태가 되어야 한다.

* 경침의 효능

신체 각부 특히 수족의 신경마비, 손, 팔 저린 것, 견응(어깨 결리고 아픔, 목덜미와 어깨 안마를 할 필요가 없어진다), 치통(치통에 특히 빠른 효과가 있다) 등 이의 병, 후각 마비(냄새를 못 맡음), 축농증, 비염 등 코의 병, 편도선, 목과 인후(목구멍)의 병, 중이염 등 귀의 제질환, 두통 및 머리땡김, 기관지의 염증, 동맥경화 등의 여러 질환과 두뇌가 명석해진다.

* 반달베개를 이용한 노완우 건강체조법(척추교정법)

몇 년 전에 노완우 건강체조법(척추교정법)을 창안, 지구촌교회 등 국내 대교회들과 미국, 유럽 등 세계 각국에 순방하며 건강세미나집회를 인도하며 건강법과 복음을 전한 노완우 목사의 건강법 중에서 경침(반달베개)을 이용한 건강법을 소개한다. 취침 시 반달베개를 사용하면서 함께 실천하면 큰 효과를 거둘 수 있을 것으로 생각된다.

3) 붕어운동(아침저녁 1~2분)

붕어운동은 평상 위에 반듯이 누워 깍지낀 두 손으로 목 밑을 받치고 두 팔굽은 평상에 닿도록 벌리고 두 발바닥이 한 평면을 이루도록 두 발을 나란히 붙이고 발끝을 무릎쪽으로 당긴 자세에서 허리를 좌우로 흔드는 운동이다.

(1) 흉추 7번 경침(반달베개) 대기

흉추가 틀어졌던 것을 제자리로 되돌리는 효과가 있다.(고혈압, 불면증, 위, 폐, 간질환 등) 비만(살)을 조절하기 위해서는 꼭 해야만 하는 운동이다.(흉추 7번은 여성들의 등 부분, 브래지어 끈을 매는 자리이다)

① 경침을 흉추 7번 바로 위에 오게 베고 눕는다.(오래하면 오히려 근육이 굳게 되니 5분 이상은 하지 말 것)

② 다리를 펴고 팔은 위로 올려 편안히 놓는다.

③ 이 상태로 5분 정도 누워 있는다.

④ 일어날 때는 곧바로 일어나지 말고 반드시 몸을 한 쪽으로 돌려 엎드린 후 고양이 자세로 일어난다.

(2) 엉치뼈 경침 대기 운동법

전립선이나 부인과에 문제(자궁, 난소, 요실금 등)가 있는 사람은 둥근 경침을 엉치뼈에 베고 눕는 것이 좋다. 이렇게 하면 엉치가 안으로 들어가 골반이 바로 잡힌다.(허리 아랫부분이다)

① 경침을 엉치뼈 바로 밑에 오게 하고 베고 눕는다.

② 다리는 펴고 팔은 위로 올려 편안히 놓는다.

③ 이 상태로 2분 정도 누워 있는다. 너무 오래 하면 오히려 근육이 굳게 되니 2분 이상은 하지 말 것이다.

④ 일어날 때는 곧바로 일어나지 말고 반드시 몸을 한 쪽으로 돌려 엎드린 후 고양이 자세로 일어날 것이다.

(3) 경침 도리도리법

잠자기 전에 반달베개(경침)를 목 아래에 대고 1분 동안만 도리도리할 것 - 중풍 예방, 치매 예방효과가 있다.

앞서 설명한 평상취침은 척추의 전후의 부탈구를, 붕어운동은 척추의 좌우의 부탈구를, 반달베개는 경추의 고장을 교정하는 효과가 있어 이 3가지만으로도 거의 모든 척추의 고장을 고칠 수 있다.(골반이 잘못 되었을 경우에는 이 3가지 외에 뒤에 설명하는 무릎붕어운동을 병행할 것)

붕어운동은 특히 장폐색(막힘), 장염전(꼬임), 위경련, 복통, 맹장염(충수염) 등 장 또는 위장질환에 아주 큰 효과가 있어서 배가 아프거나 체했을 때나 소화가 안 될 때 붕어운동을 하면 1~2분이나 3~4분 또는 5~6분이면 낫게 되고 맹장염(충수염)으로 극심한 복통이 일어났을 때도 이 운동을 계속하면 빠르면 10여 분 만에, 늦어도 30~40분 만에 통증이 사라지고 1~2시간 내에 염증이 치유된다. 수술이 필요 없다.

붕어운동을 평상에서 하면 척수를 자극하여 적혈구 생성을 촉진하며 붕어운동을 배를 내밀었다 당겼다 하면서 하면 교감신경과 미주신경을 동시에 자극하여 체액을 중화(中和)하는 효과가 있다.

붕어운동을 스스로 할 수 없는 경우에는 다음과 같은 방법으로 하여 주도록 한다.

- **발목붕어운동** : 환자나 어린이를 하늘을 향하여 누워 있게 한 후 다른 사람이 환자의 두 발목을 잡고 좌우로 흔들어준다. 이때에는 반달베개를 베지 않는다.

- **허리붕어운동** : 육중한 환자는 발목붕어운동을 해주기가 아주 힘이 듦으로 두 사람이 협력하여 허리붕어운동을 하여 주도록 한다. 누워 있는 환자의 허리 옆에 두 사람이 마주 보고 앉아서 환자의 허리를 마치 두 사람이 마주 보고 톱질하듯 밀어주기를 반복하며 허리를 흔들어준다.

갓난아기가 젖에 체해 울며 보챌 때는 고관절 부상 위험이 있는 발목붕어운동 대신에 누워 있는 갓난아기의 허리(장골부)를 두 손으로 잡고 몇 분간 가볍게 좌우로 흔들어주면 금방 나아 잠이 든다.

- 무릎붕어운동(슬립〈膝立〉붕어운동) : 반듯이 누워서 두 발꿈치가 엉덩이에 닿도록 무릎을 세우고 두 무릎을 서로 붙인 다음 무릎이 좌우의 바닥에 닿도록 좌우 왕복운동을 하는 것으로 30회 정도 행할 것. 장과 골반을 바르게 하고 요통, 맹장염, 부인병 등에 유효한 운동이다.

- 복와(伏臥)붕어운동 : 두 발을 바닥에 직각으로 세우고 두 손바닥을 포개어 이마에 대고 엎드린 자세에서 허리를 좌우로 흔들어주는 운동으로 엎드려 고생하는 위장병 환자나 신장병, 자궁후굴 등의 부인병 등에 효과가 있다. 남이 해줄 때는 환자의 뒤꿈치를 잡고 흔들어 준다.

* 붕어운동의 효능

척추의 좌우의 부정(부탈구) 교정, 신체의 좌우의 조화와 균형, 척수신경 압박 및 말초신경마비 해소, 적혈구 생성촉진, 전신의 신경기능 강화, 혈액순환 촉진 등의 효과가 있으며 장폐색(막힘), 장유착(한데 붙음), 장염전(腸捻轉: 장관이 꼬이거나 매듭이 생김), 변비(변통), 장내가스, 급만성맹장염(충수염), 복통, 위경련, 소화불량, 급체 등 여러 질환에 유효, 특히 장이나 위장질환 등 소화기관 고장의 치유와 예방에 효과가 크다.

* 치병례
- 급성맹장염을 고치다.

교회 장로님이셨던 나의 아버지가 전국장로수련회에 참석 중 같은 방에서 취침하던 장로 한 분이 한밤중에 갑자기 심한 복통을 호소하며 쩔쩔매고 있을 때 룸메이트 중 한 사람인 의사 장로가 그 모습을 보고 틀림없이 급성맹장염이라고 하였다. 그때 아버지가 허리붕어운동을 해줘서 다른 사람에게 마주 보고 앉아 환자의 허리를 밀어주도록 협조를 구하였으나 맹장이 터지면 큰일 난다며 모두가 협조를 거부, 아버지가 기도를 한 후 혼자서 환자의 두 발목을 잡고 땀을 뻘뻘 흘리며 쉬었다 반복하기를 약 40분 동안 하며 흔들어주었더니 완치되어 수련회를 잘 마칠 수 있었다고 한다.

- **붕어운동으로 건강에 자신을 갖게 되다.**

한때 나와 함께 시무했던 K목사님은 운동이라면 못 하는 것이 없는 만능스포츠맨으로서 40대 초반의 나이인데도 늘 힘이 없고 건강에 자신이 없어 보였다. 알고 보니 위장 등 소화기관이 좋지 않아 음식을 잘 먹지 못한다고 하여 이 붕어운동을 가르쳐 주었다. 그는 그 날부터 이 운동을 열심히 하였더니 소화가 잘되어 음식을 마음 놓고 먹게 되었다. 그래서 힘이 넘치고 정력도 좋아졌다고 하면서 붕어운동 기계(미모미모운동기 또는 유산소운동기)까지 구입, 온 가족이 마음껏 하였더니 가족 모두가 건강이 좋아지고 아주 큰 효과를 보았다고 하여 나만 빼놓고 교역자실의 교역자들이 다 그 기계를 하나씩 샀다. 기계를 꼭 사야 하는 것은 아니다. 나는 기계가 없다. 기계 없이도 그냥 열심히 하면 큰 효과를 볼 수 있다. K목사님은 "내가 귀한 목사님을 만나 붕어운동을 하고서부터 비로소 건강에 자신을 갖게 되었다"며 기뻐하시다가 지금은 수도권에서 교회도 새로 건축하고 목회를 잘하고 있다고 한다.

- **심한 복통을 허리붕어운동으로 고치다.**

내가 어느 깊은 산골의 교회에서 열린 목사, 장로 선교회(정유한양선교회) 모임에 참석하였을 때 나와 함께 교회 버스에 타고 가던 동료 목사 한 사람이 서울에서 출발할 무렵부터 복통이 시작되어 용변을 보고 소화약을 먹어도 낫지 않았다. 목적지에 도착할 때까지 약 2시간 동안 복통이 계속되었다. 그 산골 교회에 도착하자마자 교회당에 들어가 그 교회의 남자전도사의 협조를 얻어 우리 둘이 환자 좌우에 마주 보고 앉아 허리붕어운동을 하였더니 10여분 만에 심한 복통이 나았다. 그런데 그 전도사가 붕어운동을 잘 알고 있어서 어떻게 붕어운동을 아느냐고 물어보았더니, 얼마 전에 누가 구해다 준 건강법 테이프를 듣고 배웠다고 했다. 그는 정말 효과가 좋더라고 하여 알고 보니 그 테이프가 바로 내가 만들어 보급한 테이프여서 반갑게 다시 한 번 악수하며 인사를 나눈 적이 있다.

우리 가족은 체했을 때나 소화가 잘 안 되고 속이 거북할 때 붕어운동을 하는데 빠르면 1~2분 늦어도 5~6분이면 백발백중 그 자리에서 낫는 것을 많이 체험하였다.

- 몽골인 B성도 부부(남 30세, 여 28세)의 이야기

내가 11년 동안 목회하였던 잠실수련원 몽골교회에서 만나 부부가 되어 잘 사는 부부에 관한 이야기이다.

어느 평일 날, 교회 사택으로 그 커플이 날 찾아왔다. 평일에는 직장에서 일하느라고 바쁠 텐데 두 사람이 함께 나에게 와 나는 깜짝 놀라며 그들을 맞이하였다. 안색을 살펴보니 남편의 안색이 아주 좋지 않았다. 그는 키가 좀 작지만 체격이 좋고 운동도 못 하는 것이 없이 다 잘하고 믿음도 좋아 주일마다 빠짐없이 예배에 참석하여 힘차게 아멘도 잘하는 '아멘 성도'였다. 항상 밝은 얼굴, 건강미가 넘치는 얼굴이었는데 이날은 사색이 되어 온 것이다.

사정을 들어 보니 며칠째 배가 많이 아프고 배속이 아주 불편하여 도저히 참을 수가 없는 정도인데 갈수록 심해져 가고 있으니 서울에 있는 큰 병원에 태워다 달라는 것이었다.

나는 그를 위하여 하나님께 기도한 다음 "큰 병원에 가본들 돈만 많이 들고 오래 고생한다. 내 말대로 하면 돈도 한 푼 안 들고 쉽게 고칠 수 있으니 그대로 하라"고 하고 배가 아프다니 위장 등 소화기관에 고장이 나지 않았나 생각되어 모든 소화기관에 효과가 있는 붕어운동을 가르쳐주고 병이 나을 때까지 매일 여러 번 가급적 많이 하라고 하였다. 그리고 또 그 외에 어떤 속병이 생겼을지 알 수 없어 "모든 병에 하나님 주신 특효약인 물과 오줌을 마시라. 돌아가서 하나님께 기도하면서 내가 하라는 대로 열심히 하면 하루 이틀 아니면 며칠 만에 나을 것이다"라고 하였다.(오줌요법에 대하여는 뒤에서 설명함)

며칠 후인 다음 주일 그 커플은 밝은 얼굴로 교회에 나왔다. 그렇게 심히 아프던 것이 그새 깨끗이 나았다는 것이다. 그 커플은 그 후 여러 해 동안 아픈 일이 없이 교회에 더욱 열심히 출석하는 가운데 직장생활을 잘하다가 몽골에 가서 정식으로 결혼한 후 아들까지 낳고 잘 살고 있다.

- 몽골인 G성도(남 25세)도 비슷한 케이스이다.

G성도도 우리 몽골교회에 빠짐없이 출석하는 모범 성도인데 어느 날 그가 몹시 아프다는 전화 연락이 우리 몽골교회의 몽골인 전도사로부터 왔다. 일도 못하고 기숙사에 누워 내가 빨리 와서 큰 병원인 카톨릭 성모병원에 태워다 주길 바라며 기다리고 있다는 것이다. 급히 교회 근처에 있는 그의 공장 기숙사에 갔더니 어두컴컴한 기숙사 방에 혼자 누워 있었다. 그의 말을 들어 보니 그날 새벽 두 시쯤 배가 심히 아파 곤지암읍에서 제일 큰 병원에 갔더니 빨리 서울에 있는 큰 병원으로 가라고 했다는 것이다. 그 역시 운동도 잘하고 항상 명랑한 얼굴이었는데 이제는 아주 겁먹은 얼굴, 어두운 얼굴로 사색이 되어 있었다. 나는 그를 위하여 하나님께 기도하고 말하였다.

"서울에 있는 큰 병원에 가본들 검사비에다 약값, 치료비, 교통비, 입원하게 되면 입원비에다 일 못하여 입게 되는 손해 등 직접적, 간접적인 경비가 많이 들고 오래 고생하게 된다. 그러나 하나님께 열심히 기도하면서 내가 하라는 대로 하면 돈 한 푼 안 들이고 쉽게 고칠 수 있으니 내 말대로 하라"고 하였다.

그리고 배가 아프다니 복통과 위장 등 소화기질환에 특효가 있는 붕어운동을 가르쳐주고 하나님께서 주신 만병통치약인 물과 오줌도 많이 마시라고 하고 돌아왔다.

며칠 뒤인 주일날, 그는 전처럼 밝은 얼굴, 건강한 모습으로 교회에 나왔다. 그도 그 후 3~4년 건강하게 교회에 열심히 다니며 직장생활 잘하다가 몽골에 돌아가 잘 살고 있다.

- 몽골에서 다시 만나다.

위의 몽골인 커플과 G청년이 몽골로 돌아간 몇 년 후, 잠실교회 청년선교단과 미용봉사팀과 몽골교회선교팀이 몽골에 단기선교를 간 일이 있었다.

우리가 탄 비행기가 밤 12시경에 울란바토르공항에 도착하였는데 우리 잠실수련원 몽골교회 출신 몽골 성도들이 27명이나 마중 나와 반겨주어 우리를 놀라게 하였다. 이틀 후 있었던 재몽잠실수련원 몽골교회 출신 성도 야외예배 때는 38명의 몽골인들이 참석하여 회포를 풀며 즐거운 시간을 가졌다.

그들은 대부분이 풍족한 삶을 살고 있었는데 그중에서도 지금까지 잊지 못하는 것은 한국에 있을 때 나에게 와 병을 고치게 된, 앞에서 언급한 B성도 부부가 우리 일행을 초청하여 그의 아파트에서 저녁 식사를 잘 대접받고 자정이 넘도록 화기애애하게 대화하며 시간을 보냈던 일이다.

그들은 좋은 차를 타고 몽골에서 가장 좋은 아파트에서 살고 있었다. 고맙고 보람찬 일은 그 남편 B성도가 기회 있을 때마다 예수 그리스도를 전하여 일가친척 중에 그의 전도로 예수를 믿게 된 사람이 많다는 것이다. 주위 사람들이 그를 목사님이라고 부를 정도로 열심히 전도하며 주님을 섬기고 있다는 것이다.

– 허리디스크도 붕어운동으로

　허리디스크로 고생하시는 분들 중에 수술을 해야 하나 고민하는 분들이 많은데 심한 정도의 디스크라도 시간이 지나면 자연스럽게 호전되는 경우가 많다는 연구 결과가 나왔다. 신근만 한림대 강동성심병원 교수팀이 '거대 디스' 즉 돌출 정도가 심한 디스크 환자 28명의 경과를 봤더니 수술을 하지 않고도 24명이 8개월 만에 디스크 크기가 평균 59% 감소했고 완전히 사라지는 경우도 있었다고 한다. 우리 몸이 디스크를 이물질로 간주해 면역 세포들이 분해하기 때문에 디스크 대부분은 수술하지 않아도 자연 흡수된다는 것이다.(MBC, 2014.11.11)

　어느 60세쯤 된 안수집사님(남)은 젊었을 때 허리디스크를 수술하지 않고 수영을 하루 1시간씩 2개월 정도 하여 완치한 후 지금까지 약 30년 동안 교회를 위하여 봉사도 잘하고 여러 가지 운동도 젊은이 못지않게 잘 하며 활기찬 삶을 살아가고 있다. 붕어운동은 집에서 간단히 할 수 있지만 수영 이상의 효과를 갖고 있어서 허리디스크를 비롯한 척추 고장을 붕어운동을 집중적으로 하여 완치한 사례가 많다.(서의학연구소장 와타나베 쇼 박사의 저서 「투병의 실례」 등 참조) 붕어운동은 원래가 척추교정운동이기 때문이다.

　특히 잘 체하고 소화가 잘 안 되며 오랫동안 위장약을 복용하였어도 낫지 않는 고질적인 위장병, 장질환 환자 등 소화기관이 약한 이들과 척추가 잘못된 이들은 이 붕어운동을 아침저녁에는 물론, 하루 종일 반복하여 행하면 조속한 쾌유의 기쁨을 맛보게 될 것이다.

4) 모관운동(모세관현상발현운동, 손발흔들기운동)

　모관운동 또는 모세관운동은 평상 위에 반달베개를 베고 누워서 두 팔과 두 다리를 하늘을 향하여 곧바르게 펴고 어깨너비로 벌린 다음 두 발바닥은 수평으로, 두 손바닥은 서로 마주 보게 하고 두 손가락은

편 채 손과 발을 가볍게 흔들어 주는 운동이다. 다시 말하면 누워서 두 발 들고, 두 팔은 앞으로 나란히 한 상태에서 두 손과 발을 미진동 하여 주는 운동이다.

서의학은 혈액순환의 원동력은 심장에 있다는 종래의 심장원동력설을 부정하고 모세혈관에 있다는 모세관원동력설을 주장한다.

그러므로 약 51억본에 달하는 인체의 모세혈관 중 4분의 3에 해당하는 38억본의 모세관이 있는 4지를 높이 들고 흔들어주면 중력과 미진동에 의하여 4지의 정맥판이 정상이 되고 정맥관 안의 혈액이 빠르게 심장으로 흘러들어가 폐를 거치면서 산소와 영양분을 흡수한 후 온몸의 각 기관에 유입, 산소와 영양분을 전달하는 것이다.

뿐만 아니라 모세관운동은 혈관 내의 울혈이나 정체된 혈액 상태를 제거하여 전신의 혈액순환을 촉진하고 임파액의 교류와 신구교체를 왕성하게 하며 혈액순환의 측로인 글로무스(glomus)의 재생, 활동을 촉진하여 혈액순환의 완전을 기함으로 고혈압, 동맥경화, 심장병, 신장병 등 순환기 계통의 질환을 치유하고 노화를 억제한다.

* 상처를 흉터 없이 아물게 하는 모관운동

또 모세관운동은 피부 기능을 강화하고 피부의 상처를 빨리 아물게 하여 피부를 통한 세균이나 기생충의 침입을 방지한다.

특히 피부의 상처를 아주 신속히, 그것도 흉터가 남지 않게 깨끗이 치유하는 놀라운 효과가 있다. 가령 손이나 발 등 4지에 부상을 입었을 때 상처 부위를 피가 튀지 않도록 붕대나 거즈로 살짝 싸맨 다음 상처가 난 손이나 발을 가급적 머리보다 높이 들고 흔들어주기를 반복하면 흐르던 피가 금방 멈추고(지혈제를 뿌릴 필요가 없다!) 소독이나 수술하지 않고도 빨리, 상처 자국 없이 깨끗이 아물게 된다. 이때 상처 부위에 더러운 것이 묻었을 때는 깨끗한 물로 씻으면 되고 소독할 필요가 없다. 유리조각이나 가시가 살에 박혔을 때에도 모관운동을 하면 자연스럽게 빠져나온다.

* 발을 건강하게 하는 모관운동

발은 인체의 축소판이요, 건강의 기초라고 할 수 있어서 발의 건강은 전신의 건강과 직결되어 있다. 그러나 발은 인체의 가장 하부에 있기 때문에 정상적인 사람이라면 누구나 인체 중 발을 제일 혹사하기 마련이다.

이러한 발의 고장을 고치고 발을 건강하게 하는 가장 효과적인 방법이 모관운동이다. 아침저녁에 모관운동을 몇 분씩 하면 늘 피로한 줄을 모르고 싱싱하고 건강한 삶을 살 수 있다.

보통의 경우에는 위에 언급한 붕어운동을 먼저 한 다음 모관운동을 하는 것이 원칙이나 심장병, 고혈압 등 순환기계통에 질환이 있는 이는 모관운동을 먼저 한 후에 붕어운동을 할 것이다.

사람이 태어날 때에는 약 51억본이 되는 모세관이 100% 열려 있으나 태어나는 그날부터 매일 수백 또는 수천 본씩 막혀가는데 온몸의 모세관이 약 3분의 2 이상 막히게 되면 그때부터 혈액순환이 잘 안 되어 고혈압, 동맥경화, 심장병 등 순환기계통의 질병에 시달리게 되며 최악의 경우 중풍이나 심장마비사 등의 원인이 될 수 있는 것이다. 이 모세관운동은 3분의 2 이상 막힌 모세관을 그 이하로 뚫어주어 혈액순환을 촉진, 고혈압, 동맥경화, 심장병 등 순환기계통의 질환을 치료하고 중풍이나 심장마비 등을 예방할 수 있게 해 준다.

* 매단모관운동

무릎 고장 등으로 모관운동을 할 수 없는 경우에는 고무줄이나 자전거 타이어 튜브, 스프링 등으로 발을 매달고 발을 흔들어주는 매단

모관운동을 하도록한다. 이때 엉덩이가 바닥에서 뜨지 않도록 매달고 해야 한다.

* 마(馬)자 모관운동

마(馬)자 모관운동은 모관운동을 한 후 그 자세에서 손목과 발목을 축으로 하고 손가락과 발가락으로 허공에 馬자를 3회 쓰는 운동으로 발목과 손목의 관절을 유연하게 하고 그 기능을 강화하며 혈관운동과 심장운동과 신장운동 등 3가지 운동의 효과가 있다. 마(馬)자 모관운동 후 다시 모관운동을 해주면 더욱 좋다.

* 모관운동의 효능

혈액순환 촉진, 고혈압, 동맥경화, 심장병, 신장병 등 순환기계통의 질환, 노쇠방지, 손발의 피부기능 강화로 기생충, 세균의 침입방지, 생손앓이, 손가락 부상, 손가락 절단 시, 손발 마비, 탈저(괴저, 버거씨병), 발의 기능 강화, 사지가 부은 경우, 동상, 손발 트는 것, 피로회복, 불면증 등에 효능이 있다.

* 모관운동의 치험예
 - 심장질환

앞에서 심장 수술을 받아야 한다는 심장질환을 수술 안 하고 고친 목사께 내가 권유하여 드린 것 4가지 중 가장 중요한 것이 바로 모관운동이었다. 선천적으로 심장이 아주 약했던 아버지와 나도 이 모관운동을 하고부터는 건강한 심장의 소유자들이 되었다.

 - 버거씨병

손발이 썩는 버거씨병자(탈저 또는 괴저 또는 폐쇄성 혈전 혈관염 : 현대의학으로는 치료, 예방법이 없어 심하면 손발을 절단할 수밖에 없는 난치병)들이 늘어가고 있는 가운데 특히 여성환자들이 대폭 증가하고 있다고 하는데 모관운동은 혈액순환을 촉진하는 효과가 있어서 혈액순환이 안 되어 손발이 썩어가는 버거씨병 환자들이 이 모세관운동을 비롯한 자연건강법을 열심히 하여 썩어가던 부위들이 그날부터 살아나 완치된 사례가 적지 않다.(와타나베 쇼(도변정) 박사 저 「투병의 실」, 「현대병에의 도전」 등 참조)

- 피로회복

모관운동은 피로회복에도 효과가 크다. 서울에 있는 어느 큰 교회 담임목사님은 밤낮없이 기도하고, 말씀 읽고, 심방하는데 전연 피로한 줄을 몰라 20여 년 이상 더 젊은 부교역자들이 그의 체력을 따라가기가 힘들어 그 비결을 물었더니 바로 이 모관운동을 자주 한다는 것이었다.

- 부상치유

'빨리 흉터가 없이 아문다!' 모관운동은 상처의 회복에도 매우 큰 효과가 있다.

- 뼈가 보일 정도의 상처가 흉터 없이 아물다.

내가 먼저 시무하던 수련원에서 있었던 일이다. 여름방학 수련회 시즌이 되어 많은 학생들과 여전도회 봉사대원들이 들어와 좀 소란스러웠던 어느 날 오후였다. 여전도회 봉사대원 중 식당에서 일하던 한 대원권사님이 식당 칼에 손가락의 뼈가 보일 정도로 큰 상처를 입게 되었다. 그래서 나에게 시내에 있는 병원에 태워다 달라고 하였으나 병원에 태워가는 대신 이 방법을 가르쳐 주었더니 병원에 가지 않고 일을 할 수 없어 서울에 있는 집으로 그냥 귀가하였다.

구역장으로 봉사하던 그 권사가 몇 개월 후 수련원에 구역원들과 함께 와서 구역원들과 상담을 하던 중 내가 심장병으로 고통 중에 있는 구역원에게 심장병에 좋은 이 모관운동을 설명하면서 손가락부상이 흉터 없이 빨리 낫는 효과도 있다고 하였다. 그러자 그 구역장 권사가 정말 그렇다고 하면서 두 손을 앞으로 내밀며 말하기를 이 오른손 손가락은 몇 개월 전에 다친 손이고 이 왼손 손가락은 여고생 시절(약 30년 전쯤) 다친 상처인데 그리고 지난번에 입은 상처가 30년 전에 입은 상처보다 더 깊고 큰 상처였는데도, 30년 전의 상처의 흉터는 이렇게 아직까지도 선명하게 남아 있는데 비하여 몇 개월 전 상처는 이렇게 감쪽같이 나았다고 하는 것이었다. 내가 자세히 확인하여 보니까 정말 흉터가 전혀 없이 깨끗하게 아물어 있었다.

동료교역자 한 분도 음료수 캔을 개봉하다가 손가락에 큰 상처를 입었으나 열심히 손을 흔들어주었더니 아무 상처 자국 없이 속히 아물었다. 나와 아내와 나의 아버지도 이런 체험을 한 적이 수없이 많다.

- 손가락 절단 시

손가락이 절단되었을 때도 절단된 부위를 깨끗한 물로 잘 씻은 다음 원래 위치대로 연결한 후 부목을 대고 이 운동을 1주일가량 열심히 하면 신경은 신경끼리, 힘줄은 힘줄끼리, 혈관은 혈관끼리 서로 만나 원래대로 접합된다. 이 경우 염증 예방을 위하여 뒤에 설명하는 5가지 이상의 야채 섭취와 2대 생수치료법 등을 병행할 것이다.

옛날에 야당 당수였던 박순천 여사가 젊었을 때 일본에서 유학 시절 어떤 사람의 절단된 손가락을 붙여주었다고 하는데 의사도 아닌 그녀이니 이 방법을 이용하지 않았나 생각된다.

- 반신 마비와 손발 마비, 부정맥을 고치다.

어느 40대 후반의 남자 성도가 온몸 중 반쪽의 손과 발 마비증상이 나타나 나의 아버지가 이 운동을 권하였더니 손발마비증상이 이내 사라져 20여 년이 지나기까지도 건강하게 신앙생활을 잘 하며 교회를 섬겼다.

먼저 내가 시무하던 수련원 인근 마을회관에서 마을 주민들을 상대로 전도하고자 건강세미나를 몇 차례 한 적이 있었다. 주민 중 70대

어르신 한 분이 손발에 쥐가 나는 등 마비증상이 자주 나타나 고통이 크다고 하여 이 운동을 열심히 하라고 권유하였다. 얼마 후 만났을 때 목사님 말씀대로 모관운동을 열심히 하였더니 자주 고통을 안겨주던 손발마비증상이 없어졌다고 하며 고마워했다.

나도 어렸을 때부터 아버지를 닮아선지 심장이 약하고 부정맥과 손발에 쥐가 자주 나는 등 사지 마비 증상이 심하였다. 그러나 자연건강법을 알고 모관운동을 하고부터는 심장도 건강해지고 부정맥, 사지 마비증상 등이 없어졌다. 누구든지 손발 마비증상이 나타나면 마비 부분을 주물러주면서 모관운동을 하면 마비증상이 풀리며 평상시에 모관운동을 열심히 하면 손발 마비증상이 발생하지 않는다.

그래서 모관운동을 포함한 6대 법칙은 남녀노소 누구나 매일 실시하여야 한다.

손발 마비증상이 자주 나타나는 것은 중풍과 심장 마비 전조증상의 하나라고 할 수 있다. 고혈압, 동맥경화, 심장병, 신장병 등 순환기계통의 질환자나 손발 마비증상이 있는 분은 모관운동을 집중적으로 행할 것이다. 그러면 그 모든 질환을 속히 뿌리 뽑고 중풍이나 심장마비사 등의 염려를 하지 않아도 될 것이다.

* 심장 부정맥 치험 간증(주부, 49세)

저는 현재 40대 말의 주부입니다. 몇 년 전 40대 중반부터 심장이 불규칙하게 뛰는 부정맥 증상이 있어 신동성 목사님으로부터 모관운동을 배웠습니다. 매일 이 운동을 2분 정도 하는 것이 처음에는 너무 힘들었습니다. 그러나 좋아진다는 말에 쉬지 않고 꾸준히 했습니다. 그러면서 스트레스를 가능한 한 줄이고 잠도 푹 자고, 모관운동과 겸하여 걷기 운동도 꾸준히 하면서 조금씩 호전되는 것을 느꼈습니다.

그렇게 3년 정도 꾸준히 운동을 한 결과, 요즘은 부정맥 증상이 많이 호전되었습니다. 모관운동을 가르쳐주신 신 목사님께 감사하며 요즘은 주변 사람에게도 이 모관운동을 알려주고 있습니다.

5) 합장합척운동(개구리운동, 아침저녁 2~3분)

2013년 'OECD 국가 자궁절제술 1위 대한민국, 원인은 자궁근종 (2013.2.13.)'과 '젊은 여성 공격하는 자궁경부암… 35세 미만 환자·사망자 급증 추세(2013.05.15.)'라는 제목으로 헬스조선에 보도된 바에 의하면 20~30대의 젊은 여성들이 자궁근종과 자궁경부암에 걸리는 경우가 증가하고 있으며 자궁경부암으로 사망하는 젊은 환자가 급증하고 있다고 한다.

특히 OECD 국가 중 자궁절제술 1위가 대한민국으로서 원인은 자궁근종인데 자궁을 절제하게 되면 여성성을 상실하였다는 상실감에 우울증에 빠지기도 하고 여러 가지 신체적인 변화로 고통을 당하게 된다고 한다.

뿐만 아니라 자연유산이 최근 급증하고 있다고 하는데(국민건강보험공단 발표 2015.6.28) 자궁질환의 원인은 하복부의 혈액순환이 안 되어 뭉쳐진 어혈 때문이므로 자궁질환을 예방하기 위하여는 어혈이 생기지 않도록 혈액순환이 잘되는 운동을 하고 하복부를 따뜻하게 하고 찬 음식과 찬기운을 피하도록 하며 운동 중에 수영은 자궁에 차고 습한 기운을 주어 자궁질환을 유발하므로 멀리하는 것이 좋다고 한다.

* 남녀 생식기질환에 특효가 있는 개구리운동(합장합척운동)

걷기나 조깅같은 유산소운동도 좋지만 여기서 소개하는 합장합척운동은 자궁근종, 자궁암, 자궁염 등 모든 자궁질환과 남성의 생식기질환에 직접적인 치유, 예방 효과가 뛰어난 방법이다.

특히 자궁근종은 별다른 증상이 없는 경우도 있고 자궁내막증이나 자궁선 근증과 함께 발병할 위험이 높으며 수술 후 재발하는 경우가 많은데 이 합장합척운동을 하면 자궁근종 등 모든 여성 질환이 예방도 되고 치유도 되며 재발방지도 되므로 모든 여성이 필수적으로 해야 하는 운동이다.

몇 가지 치유사례를 들어보고자 한다.

* 자궁근종을 하루 만에

나의 아내가 23년 전인 2000년, 심한 하혈이 오래 계속되어 큰 종합병원에 가서 진찰을 받았더니 자궁근종인데 1주일간 약을 복용해 보고 하혈이 그치지 않으면 수술을 하여야 한다고 하였다.

"진작부터 내가 권유한 합장합척운동(개구리운동)을 열심히 하였더라면 이런 일이 없었을 텐데 내 말을 듣지 않았기 때문에 이 병이 생긴 것이니 오늘부터라도 열심히 합장합척운동을 하면 나을 테니까 열심히 하라"는 나의 질책과 권유를 받은 아내가 약을 먹지 않고 이 운동을 열심히 하였더니 바로 그날 두 시간 후부터 하혈이 그치고 23년이 지난 지금(2023년 2월)까지 하혈하는 일이 없다. 병원에서 1주일간 약을 복용해도 히혈이 계속되면 수술을 해야 하고 하혈이 그치면 병원에 다시 올 필요가 없다고 하였으니 이 운동을 시작한 두 시간 만에 그날로 자궁근종을 고친 셈이다.

* 사라졌던 생리현상이 다시 살아나다.

신대원 시절 내 건강강의에 참석하셨던 어느 50대 남자전도사님은 "제 처가 생리가 끊어진 지 여러 해 되었으나 이 운동을 시작하고부터 생리가 되살아났습니다. 갑자기 몇 년 젊어진 것입니다. 정말 대단합니다!"라고 상기된 얼굴로 내게 말하던 모습이 지금도 내 기억에 생생하다.

합장합척운동에는 정말로 남녀의 생식기를 건강하게 할 뿐만 아니라 젊어지게 하는 회춘 효과도 있다.

* 습관성유산을 고치고 아들을 순산하다.

신대원 시절 나와 동급생이던 어느 젊은 전도사님은 결혼한 지 10년째 그 사모님이 습관성유산으로 아기를 낳지 못한다고 하여 이 운동을 가르쳐주었더니 1년 후에 아들을 순산하였다.

* 역자(逆子 : 거꾸로 들어선 아기)를 바로 세우다.

내가 수련원 원목으로 봉사하던 때의 일이다.

어느 날, 내가 잘 아는 만삭의 여집사님이 구역장님과 구역원들과 함께 수련원예배에 참석하였다. 예배 후 나는 그 여집사님을 따로 불러 기도하여 드린 후 합장합척운동을 가르쳐 드리면서 이 운동을 하면 건강한 아기를 순산하며 산통이 감소되며 거꾸로 들어선 아기가 바로 선다고 하였더니 그녀가 깜짝 놀라면서 말하는 것이었다. "제 배 속의 아기가 거꾸로 들어서 있어서 병원에서 제왕절개 수술을 하여 출산하도록 해야 한다고 하는데 수술은 하기 싫고 안 할 수도 없어서 고민 중 오늘 아침 구역장님이 수련원에 가자고 강권하여 무거운 몸으로 마지못해 따라 왔더니 목사님한테 좋은 소식을 듣게 하시려고 하나님이 저를 수련원에 보내셨군요!"하였다.

오늘부터 열심히 기도하면서 이 운동을 하면 1주일이면 아기가 바로 서게 된다는 나의 말을 듣고 기뻐하며 돌아간 그녀로부터 7~8일 쯤 후 전화가 왔다. 오늘 병원에 가 진찰을 받아봤더니 아기가 바로 섰다는 것이다.

이런 경우 병원에서는 거의 모두 수술을 권유하는데 이 합장합척운동(개구리운동) 방법으로 거꾸로 들어선 아기를 바로 세워주는 의사(주로 한의사)들도 더러 있다.

* **심한 자궁염을 1주 만에 완치하다.**

내가 신대원 1학년 때 어느 3학년 전도사(현재는 어느 지방 도시의 큰 교회 담임목사) 사모님은 서울의 큰 종합병원에서 심한 자궁염으로 자궁적출(들어내는) 수술을 받아야 한다는 진단을 받았으나 이 운동을 하였더니 1주일만에 완치되었다.

* **비뇨기의 심한 염증을 고치다.**

나도 이 합장합척운동으로 큰 효과를 본적이 있다.

2011년 여름에 20년 전에 앓았던 치질이 재발하여 아주 혼났는데, 두 번 다시 치질은 안 걸릴 것이라는 자만심과 방심으로 주의사항을 소홀히 하여 재발한 것이다. 그런데 20년 전처럼 항문 밖으로 큰 혹이 튀어나와 의자에 앉지도 못하고 며칠을 누워서만 지내는 등 약 2주간 당한 고통도 크려니와 20년 전에 치질을 치료하였던 방법인 두 손바닥으로 항문 옆 히프를 문질러주는 것을 급한 마음에 1회 10분 이상 하지 말라는 금지사항을 무시하고 2시간 이상 또는 1시간 이상씩 하였더니 비뇨기 또는 생식기에 큰 고장이 난 것이다.

오줌이 20~30분 간격으로 자주 나오고 요의(오줌 누고 싶은 마음)를 느낌과 동시에 그 자리에서 오줌이 막 쏟아져 나와 하의를 흠뻑 적시고 오줌이 많이 나오지 않으면서도 오줌을 눌 때마다 요도와 음경이 불에 타는 듯이 아파 견딜 수가 없을 정도였다. 오줌을 컵에 받아보면 아주 탁하고 고름 같은 부유물이 많이 눈에 띄었다. 요도나 비뇨기에 심한 염증이 생긴 것 같았다. 하루 종일 오줌이 찔끔찔끔 계속 나오고 그때마다 불에 단 꼬챙이로 요도와 음경을 쑤셔대는 것 같은 통증을 안겨주니 치질로 인한 고통은 유가 아니었다. 나는 오줌을 아무 고통 없이 편안히 누는 것도 정말 큰 행복이요, 큰 감사의 조건이라는 것을 그때 처음 깨달았다. '비뇨기, 생식기가 크게 고장 났으니 잘못하면 고자가 되는 것은 아닐까?' 하는 두려움에 병원에 가볼까 여러 번 심각하게 생각하기도 하였다.

그러나 28년째(2011년 현재) 모든 영육의 질병을 하나님의 건강법으로 나 스스로 고쳐 온 대기록(?)을 이제 와서 깨뜨리고 싶지 않았다. '이번에도 하나님의 건강법 또는 하나님의 친수로 꼭 고쳐주실 줄 믿습니다.' 기도하면서 남녀의 모든 생식기질환 치료법인 합장합척운동을 1회 10분 이상씩 하루에 여러 번 하면서(이 운동은 오래, 그리고 여러 번 할수록 좋다) 거의 모든 질병에 효과가 있는 냉온욕을 30분 이상 매일 하였더니 비뇨기 또는 생식기의 모든 질환이 10여 일 만에 완치되었고 재발한 치질도 이번에 새로 알게 된 쉬운 몇 가지 방법으로 동시에 완치되었다.(치질 치료법에 관하여는 뒤에 상술함)

회고컨대 나는 40년 전 하나님의 건강법을 알게 된 이후 이 건강법 덕분에 지금(2023년 2월)까지 아주 큰 병을 앓은 적이 없었다. 그래서 이때의 고통이 가장 컸던 것 같다.

* 방법

남녀 생식기질환에 유효한 이 운동은 형편에 따라 앉아서 하거나 평상에 누워서 하되 특히 만삭의 임부(妊婦)가 행할 때는 평상 위에서 반달베개를 베고 누운 자세로 한다.

- 준비운동

두 손을 벌리고 손가락 끝을 서로 맞댄 다음 손바닥을 서로 밀어붙였다가 떼는 운동을 몇 번 한 후, 두 손바닥을 모으고(합장하고) 가슴 쪽(엄지손가락 쪽)으로 회전하는 운동을 몇 번, 새끼손가락 쪽으로 회

전하는 운동을 몇 번 한다. 그 다음에 두 팔을 큰 축으로 하여 합장한 두 손을 오른쪽으로 몇 번, 왼쪽으로 몇 번 회전(원운동)한 후에 본운동으로 들어간다.

- 본운동

두 손바닥을 서로 모으고(합장) 두 발바닥도 서로 모으고(합척) 손은 위아래로(머리 위와 가슴으로), 발도 위아래로 오므렸다 폈다 하는 운동이다. 마치 개구리가 운동하는 것 같이 보여 개구리운동이라고도 한다. 이때 발바닥이 서로 떨어지는 부분이 있으면 안 되므로 발바닥 길이의 1.5배 정도만 굴신하도록 한다. 속도는 1분간 60~100회 정도의 속도가 적당하다.

아침저녁으로 2~3분 이상 굴신운동(본운동)을 한 다음 1~2분간 합장합척한 자세로 쉬다가 끝낸다. 합장합척운동은 신체의 좌우 사지의 근육과 신경을 균등하게 하고 강화하며 혈액순환을 촉진하고 특히 생식기를 비롯한 하체를 건강하게 한다.

여성의 경우 건강한 아기를 순산하고 안산(무통분만)하게 하며, 역자(역아 : 거꾸로 들어선 아기)를 바로 세워준다.

제왕절개로 태어난 아이는 소아 당뇨와 같은 자가면역질환, 만성질환, 알레르기 등의 질병에 대한 우려가 있다(2014.07.12 http://www.kormedi.com)고 한다.

그래서 병원에서도 태아를 정상 위치로 되돌리는 '둔위교정술'을 통해 자연분만을 유도하는 사례가 최근 늘고 있다(2015.02.10http://www.kormedi.com)고 한다.

역아회전술로도 불리는 둔위교정술은 의사가 산모의 하복부를 손으로 밀어 올리면서 머리의 방향을 아래로 조절해 태아의 자세를 정위(두위)로 바꾸도록 유도하는 방법으로서 초음파로 태아의 위치를 보고 심장박동 등을 확인하면서 진행한다.

그런데 문제는 둔위교정하는데 산모에 따라 30초에서 3시간까지 걸리는데 의사가 인체에 암 등의 질병을 유발한다는 초음파로 계속 태아를 보며 진행하므로 산모에게는 물론 면역력이 약한 태아에게 매우 나쁜 영향을 미칠 것이라는 사실이다.

우리나라 임신부의 33%가 제왕절개로 분만한다고 하는데 가급적이면 이 합장합척운동으로 자연분만을 하도록 하여야 할 것이다

합장합척운동은 또 자궁후굴, 자궁근종, 생리불순, 불임, 습관성유산, 난산, 질염, 난소농양 등 모든 부인병에 치유, 예방 효과가 있다.

남녀의 모든 생식기질환의 예방과 치료에 효과가 있으며 특히 월경 개시 때부터 이 운동을 하는 여성은 결코 부인병에 걸리는 일이 없다.

임부는 이 운동을 출산 직전까지만 하도록 하고 출산 후 3~5주 후부터 다시 매일 아침저녁으로 행할 것이다.

* 합장합척운동의 효능

자궁발육부진, 자궁후굴, 월경이상, 무월경, 불임증, 냉감증, 난소낭종, 자궁근종, 자궁암, 자궁내막염, 질염 등 모든 부인병, 자궁외임신, 습관성유산, 난산, 태아의 위치이상, 제왕절개 수술로 꺼내야 할 역자(거꾸로 들어선 아기) 바로 세우기 등 순산, 안산법, 성병 등 남녀 생식기 제질환의 치유와 예방, 정력 강화 등의 효능이 있다.

6) 등배(배복) 운동(등배흔들기운동, 아침저녁 11분)

* 준비운동(1분)

10가지 운동인데 이 준비운동만 해도 머리가 맑아지고 피로회복, 손팔 마비증상 해소, 어깨 이상 제질환의 치유 등의 효과가 있다. 장거리 운전을 할 때나 책상에 앉아 공부하거나 사무를 볼 때 그 외 집

안일 등 이런저런 일로 피로할 때 이 운동을 하면 피로회복과 기분전환에 좋다.
 두 다리를 어깨너비로 벌리고 서서,
 ① 두 어깨를 높이 들어 올렸다 힘껏 내린다.
 ② 머리를 오른쪽으로 힘껏 돌렸다 앞을 본다.
 ③ 머리를 왼쪽으로 힘껏 돌렸다 앞을 본다.
 ④ 머리를 앞으로 힘껏 숙였다 든다.
 ⑤ 머리를 뒤로 힘껏 젖혔다 든다.
 ⑥ 머리를 최대한 오른쪽 뒤로 돌리며 뒷쪽을 바라보았다가(이때 눈알도 최대한 뒤를 바라본다) 다시 머리를 앞으로 돌리고 앞을 바라본다.
 ⑦ 6번과 반대로 한다.
 이상은 각각 10회씩 행하고 아래 ⑧~⑪까지는 팔 들고 행하되 각각 1회씩 행한다.
 ⑧ 두 팔을 손바닥이 앞으로 향하도록 좌우로 곧바로 펴고 고개를 좌우로 돌리며 오른쪽 가운뎃손가락 끝을 한 번, 왼쪽 가운뎃손가락 끝을 한 번 바라본다.
 ⑨ 두 팔을 손바닥이 서로 바라보이도록 하늘을 향하여 높이 들고 고개를 돌려 오른쪽 뒤를 한 번, 왼쪽 뒤를 한 번 바라본다. 이때 눈알도 최대한 뒤쪽을 향하도록 한다.
 ⑩ 9의 두 팔을 높이 든 자세에서 엄지손가락을 다른 네 손가락으로 꼭 감싸 쥐고 상박근(팔꿈치와 어깨 사이의 근육)이 평행이 되기까지 서서히 팔을 내린다.
 ⑪ 10의 자세에서 뒤로 기지개를 켠다.

* 본운동(아침저녁 각 10분)
 등은 좌우로 흔들며 배는 전후로 내밀었다 당겼다 하는 운동인데 등을 좌우로 흔들 때에는 마치 곧바른 막대기가 좌우로 흔들리듯 하고 등이 좌우로 갈 때에는 배를 앞으로 내밀고 가운데 올 때는 배를 몸쪽으로 당긴다.

이때 호흡은 상관하지 말고 척추의 좌우 왕복하기를 1분간 50~55회 정도의 속도로 할 것이다.

이 운동은 나체로 하는 것이 원칙이며 임산부는 6~7개월까지만 행한다.

척추 전후의 부탈구(부정)는 평상 취침으로 바로 잡고 좌우의 부정은 붕어운동으로, 전후좌우의 부정은 이 등배운동으로 교정한다

등배운동은 척추를 바로 잡고 교감신경과 미주신경의 길항 상태와 체액의 산, 알칼리 평형(중성)을 이루어 머리와 배속의 제질환을 치료, 예방해주며 건강장수하게 해주는 운동이다.

등배운동은 특히 머리모관운동이라고 할 수 있으므로 머리의 모든 고장에, 그리고 배운동을 통하여 뱃속의 제질환에 유효하다.

만일 배의 전후 운동을 하지 않고 등의 좌우운동만을 한다면 체액이 산 과잉이 되어 당뇨병, 고혈압, 동맥경화, 뇌일혈 등 아시도시스 (acidosis) 질병과 감기에 걸리기 쉬운 체질이 되며 등의 좌우운동을 하지 않고 배의 전후운동만을 한다면 체액이 알칼리 과잉이 되어 암, 천식, 유문협착증, 위궤양, 내장하수증, 하복부비만 등에 걸리기 쉽다.

나는 등배운동의 준비운동을 피로할 때나 기분 전환할 때 등 하루에 여러 차례 하며 본운동은 매일 새벽 기도할 때와 수시로 기도와 동시에 20분 이상 한다.(원래는 아침저녁에 각각 10분 이상 하는 것이 원칙이나 각자의 사정에 맞춰 하도록 할 것)

* **등배운동의 효능**

장기능 강화로 영양흡수율 제고, 복부 혈액순환 촉진, 변비, 숙변배

제, 척추의 전후좌우 교정, 눈, 귀, 코(축농증)의 병, 뇌일혈 등 머리혈관 고장의 치유 및 예방, 두뇌명석법, 정력강화, 자율신경 기능을 강화한다.

* **며칠 만에 변비가 해소되다.**

전에 나와 함께 교회봉사를 하였던 어느 30대 후반 목사님은 여러 해 변비로 고생하였으나 이 운동을 며칠 하였더니 변비가 해소되었다. 어느 심한 축농증 환자는 축농증으로 여러 해 동안 코가 늘 막혀 있었으나 이 운동을 약 40분 하자 마자 코가 시원하게 뚫린 경우도 있다.

'척추교정과 머리와 배의 질병에는 등배운동'이라고 기억할 것이다. 이상 6대 법칙은 남녀노소 누구나 아침저녁 행하여야 한다. 그러면 이 6대 법칙만으로도 에이즈, 암 등 거의 모든 질병을 치유, 예방할 수 있다.

(2) 풍욕과 냉온욕

풍욕과 냉온욕은 피부의 모세관의 확대와 수축을 통한 피부기능의 강화, 글로뮤(동정맥문합)의 활성화, 산, 알칼리의 평형 유지, 냉(산성), 온(알칼리) 교호욕을 통한 체액의 중성화, 신경의 자극 등을 통하여 병약한 사람을 건강하게 만들어 주는 건강법이다.

1) 풍욕(風浴 ; 대기(大氣)요법, 나(裸)요법)

풍욕은 피부 호흡기능을 촉진하고 피부를 통하여 요소를 비롯한 노폐물을 발산하고 산소를 공급한다. 그래서 몸속에 발생한 일산화탄소를 산화하여 탄산가스로 바꾸기 때문에 몸속에 일산화탄소가 증가하여 발병하는 각종 암과 만병의 근원이라는 감기를 치료, 예방하는 건강법이다.

풍욕은 각종 암과 감기는 물론 천식, 기침, 류마티스, 심장병, 간장병, 위궤양, 가스중독, 피부질환 등의 제질환에 효과가 크다.〈암 환자〉는 1일 7~11회 매시간 행할 것이다.

* 방법

정해진 시간대로 방문을 열고 공기에 몸을 노출하는 것과 문을 닫고 침구로 몸을 덮는 것을 반복한다. 방문을 여닫는 것이 곤란한 경우에는 문을 계속 열어놓고 한다.

몸을 노출할 때에는 팬티도 벗고 알몸으로 하는 것이 좋음. 침구로 몸을 덮을 때에는 어깨로부터 발끝까지 충분히 덮을 수 있는 크기의 가급적 따뜻한 침구를 사용하되 땀이 안 날 정도의 것을 사용한다. 예컨대 여름에는 누비이불, 겨울에는 두꺼운 담요를 사용한다.

건강한 사람은 의자에 앉아서 해도 되며 환자는 누워서 한다.

〈풍욕시간표〉

횟수	1	2	3	4	5	6	7	8	9	10	11
문 열고 나체로	20초	30초	40초	50초	60초	70초	80초	90초	100초	110초	120초
문 닫고 침구로 덮음	1분	1분	1분	1분	1분 반	1분 반	1분 반	2분	2분	2분	옷 입고 2~3분 간 평상에서 누워 쉼

환자가 처음 풍욕을 행할 때에는 다음과 같이 한다.

첫째 날, 20초에서 시작하여 70초까지 한다.

둘째 날, 20초에서 시작하여 80까지 한다.

셋째 날, 20초에서 시작하여 90초까지 한다.

넷째 날, 20초에서 시작하여 100초까지 한다.
다섯째 날, 20초에서 시작하여 110초까지 한다.
여섯째 날, 이후 20초에서 시작하여 120초까지 한다.

* 주의사항
 - 침구로 덮는 시간은 적당히 길어져도 되나 나체로 되는 시간은 엄수할 것이다.
 - 환자는 평상에 누워서 하되 처음부터 40초까지는 똑바로 누운 자세로, 50초부터 70초까지는 오른쪽으로 누운 자세로, 80초부터 100초까지는 왼쪽으로 누운 자세로 하고, 110초부터 120초까지는 다시 똑바로 누운 자세로 한다.
 - 나체로 있을 때에는 신체의 굳어진 부분을 마찰하거나 붕어운동, 모관운동, 등배운동 등을 하는 것이 좋으나 침구로 덮는 동안에는 안정의 자세를 취한다.
 - **시간** : 해뜨기 전이나 해진 후에 행하되 환자는 낮 12시쯤 시작하여 매일 30분 내지 1시간씩 당겨 새벽 5~6시까지 이르게 한다.
 - **식사와의 관계** : 식사 전후에 30~40분의 간격을 둔다. 즉, 식사 전이면 식사 시작 전 1시간부터 시작하고 식사 후라면 식후 30~40분 후부터 시작한다.
 - **목욕과의 관계** : 목욕 전에는 아무 때나 시작해도 되지만 목욕 후에는 한 시간 이상의 간격을 둔다.
 - **횟수** : 1일 3회가 원칙이지만 1회나 2회도 좋다.
 - **기간** : 시작해서부터 30일간은 쉼 없이 계속하고 그 후 2~3일 쉰 다음 다시 이와 같이 하기를 3회(약 3개월) 한다. 간질환자는 3개월 계속하는 것을 4회(약 1년) 반복한다.
 - **계절과의 관계** : 여름이나 겨울이나 효과가 거의 같다.

2) 냉온욕(冷溫浴)

시가총액만 10조 원이 넘는 기업으로 IT업계의 거대 공룡이라고 불리우는 다음카카오의 김범수 의장의 성공 습관이 매일 아침 40분간 샤워하는 것이라고 한다. 그의 샤워가 온수만의 샤워인지 냉온수샤워(냉온욕)인지 확실히 알 수 없지만 나의 경험으로는 목욕 중에 아래 설명하는 냉온욕이 가장 좋은 목욕이라고 생각한다.

냉온욕은 찬물(14~15°C)과 더운물(40~43°C)로 1분간씩 교대로 샤워 또는 입욕하는 것(찬물로 시작하여 찬물로 끝내는 냉온교호욕)을 말한다. 보통의 온욕은 발한에 의하여 수분, 염분, 비타민 C를 잃게 하고 체액을 알칼리성으로 기울게 하여 여러 가지 질병의 원인이 된다. 그러나 냉온욕은 체액을 중성으로 이끌고 피부를 건강하게 하여 당뇨병, 동맥경화, 심장병과 같은 산성질환과 암, 천식, 위궤양과 같은 알칼리성질환 등 거의 모든 질병의 치료, 예방에 효과가 있다.

냉온욕은 특히 피부질환과 피부미용, 기관지 천식에 큰 효과가 있는데 와타나베 쇼 박사는 기관지 천식을 치료할 수 있는 방법은 냉온욕 밖에 없다고 주장한다.

예방의학자 황성주 박사도 그의 저서 '성서건강학'에서 뜨거운 탕욕이나 사우나에 장시간 노출되는 경우 몸에 무리한 자극을 주어 체력소모와 부작용을 유발할 염려가 있으나 온냉교대법(냉온욕)은 모세혈관의 팽창과 수축을 극대화하여 전신에 영양분과 산소를 공급, 혈관을 더욱 젊고 싱싱하게 해주며 땀을 충분히 흘리게 해줌으로써 노폐물을 배출하는 운동 효과가 있으며 스트레스 해소에도 특효가 있다며 냉온욕을 적극 권장한다.(성서건강학, p.184)

나의 부친이 8세 때부터 64세 때까지 56년간 앓아온 기관지 천식을 28일 만에, 나의 아들이 태어나서부터 8세 때까지 앓아온 기관지 천식을 약 2개월 만에 고친 사례와 그 외에 10년 된 알레르기성 감기를

30분만에, 5년 된 병원 불치의 지방간을 한 달 만에 냉온욕으로 완치한 사례를 앞서 언급하였거니와 이 외에 몇 가지 사례를 들어본다.

＊ 한평생 앓아온 감기를 고치신 유명한 목사님 이야기

내가 장신대 신대원에 재학 중 한국 굴지의 대교회 담임목사님의 강의를 들은 적이 있는데, 강의 중 목사님이 자랑하기를 어려서부터 8년 전까지 감기로 병원문 드나들기를 안방 드나들듯이 하였으나 8년 전 냉온욕을 시작한 후로는 지금까지 한 번도 감기에 걸린 적이 없으며 겨울이 되어도 내복을 입지 않고 지내고 있다고 하시면서 수강생들에게도 냉온욕을 권유하셨다. 그 후로도 그 목사님은 기회 있을 때마다 주위 사람들에게 냉온욕을 권유하신다.

＊ 피로해소와 피부미용에 큰 효과

내가 분당의 어느 개척교회에서 1년간 봉사한 적이 있는데 그 교회에서 내 건강강의를 들으신 어느 권사님은 그날부터 냉온욕을 하여 큰 피로해소 효과를 체험하셨다. 그전에는 쉽게 피로를 느껴 주일 하루 종일 교회에서 봉사한 후 월요일과 화요일에는 집에서 누워 있기만 하였으나 냉온욕을 하고부터는 피로한 줄 몰라 월요일부터 1주일 내내 힘껏 말씀 읽으며 기도와 전도, 봉사를 힘써 하게 되었다고 한다.

뿐만 아니라 역시 내가 봉사하였던 교회에서 냉온욕을 한지 1개월 만에 축 처진 유방이 팽팽해져 한결 올라갔다고 냉온욕의 놀라운 피부미용 내지 회춘 효과를 자랑하시는 80대 할머니 권사님도 계셨다.

＊ 약의 부작용으로 인한 옴을 고치다.

내가 자연건강법을 알고 실천하기 시작한 초기의 일이다. 실족하여 넘어져 가슴에 담이 들어 파스를 붙였더니 상반신 앞부분 전체에 옴

이 발생하여 파스 부착을 중단하고 냉온욕을 1일 30분씩 며칠 하자 4~5일 만에 사라졌다.(담은 토란연고로 치료되었음, 토란연고에 대하여는 후에 상술함)

이와 같이 냉온욕은 모든 질병에 좋지만 특히 피부질환과 피부미용, 피로회복에 탁월한 효과가 있다.

* 냉온욕의 효능

두통, 신경통, 관절염, 류머티즘, 당뇨병, 동맥경화, 혈압병(고, 저혈압), 빈혈증, 간장병, 심장병, 신장병, 위궤양, 미열, 감기, 천식, 기침, 에디슨씨병, 말라리아, 피부병, 일반순환기질환, 피로회복, 피부미용, 회춘 등의 효능이 있다.

* 냉온욕의 방법 및 주의사항

병약자가 처음 냉온욕을 할 때는 온욕으로 시작하되(온-냉-온-냉-온-냉) 우선 손목, 발목으로부터 시작하여, 무릎 이하, 넓적다리 이하, 복부 이하로 단계적으로 확대하다가 1주일쯤 후부터 목까지의 온몸 냉온욕을 하도록 한다.

동맥경화증이 있는 사람은 다음과 같이 냉온 차가 작은 물로 시작한다.

온수온도(섭씨)	냉수온도(섭씨)	실행 기간
40도	40도	3~5일
40도	40도	2~3일
40도	40도	2~3일
40도	40도	익숙해지면 온수 온도를 41~43도로 한다.

건강한 사람이 건강 유지 또는 질병 예방을 위하여 냉온욕을 처음

시작할 때에도 앞의 병약자가 냉온욕을 처음 시작할 때와 같이 손목, 발목으로부터 시작하여 단계적으로 온몸에 이르도록 한다.

 욕조가 없을 때에는 샤워기나 수도 호스 또는 바가지로 발-발목-무릎-넓적다리-배-어깨-목의 순서로 아래로부터 위로 올라오며 물을 뿌려준다. 머리까지 뿌려주면 비듬이 없어진다.

 질병 예방 또는 건강 유지 목적으로는 7분(냉 4분, 온 3분) 이상해야 효과가 있으며 병을 고치려는 목적(치병 목적)으로는 31분(냉 16분, 온 15분)에서 61분(냉 31분, 온 30분)까지 행할 것이다.

 매독성이나 위축성간경변의 환자는 먼저 풍욕을 3개월 정도 한 후 냉온욕을 할 것 미열이나 피부 반점이 있을 경우에는 냉욕부터 하지 말고 온욕부터 시작한다.

 사정상 냉온욕을 할 수 없거나 하기 싫은 사람은 발목온냉욕(족욕)과 좌욕, 수욕을 한다.

 냉온욕은 냉수욕으로 시작하여 냉수욕으로 끝내야 하며 끝날 때까지 1~2분 간격으로 계속 냉수를 온몸에 덮어 써야(끼얹어야) 하기 때문에 특히 겨울철에 하자면 쉬운 일이 아니다.

 이에 비하여 발목온냉욕(족욕)이나 좌욕, 수욕 등은 훨씬 수월하면서도 나름대로 적지 않은 효과가 있다.

 그러나 반신욕은 절대 하지 말 것이다.

* 반신욕을 하면 병에 걸린다.

 반신욕은 두한족열(머리는 차갑게 발은 따뜻하게)의 건강원리에 근거하여 명치(가슴) 이하의 하반신만 37~38도 가량의 따뜻한 물에 20분 이상 담그는 목욕법이다.

 사람은 하반신의 온도가 상반신의 온도보다 낮기 때문에 혈액이 잘 순환되지 않는다. 그러므로 하반신만 따뜻한 물에 잠기게 하면 온몸의 체온이 같게 됨으로써 혈액과 기의 순환이 원활하게 되어 고혈압, 간장병, 신장병, 당뇨병, 감기 등 제질환의 치유, 예방과 피로회복 등의 효과가 있다고 한다.

그러나 「반신욕 하면 병에 걸린다(바람, 2004.9.23)」의 저자 류건 씨는 '두한족열'은 발을 따뜻하게 하라는 것이지 하반신을 따뜻하게 하라는 것이 아니라면서 90년대부터 반신욕을 열심히 했던 이건희 삼성회장의 경우를 예로 들어 반신욕을 하면 절대 안 된다고 주장한다.

그는 강조한다.

'이건희 회장은 2000년 3월에 폐암 수술을 받았으며 아버지 이병철 회장도 폐암으로, 형인 새한미디어 이창희 회장은 림프암으로 서거했다는 사실로 미루어보아 이건희 회장의 집안은 암 체질이 확실한데 그렇다면 반신욕은 하지 말았어야 했다. 이런 체질의 사람들이 반신욕을 계속하면 암을 성나게 하고 암의 성장을 재촉하게 되므로 이 회장 집안처럼 부모, 형제, 자매 중에 암 환자가 있다면 반신욕을 해서는 절대 안 되고 풍욕(앞에서 설명했음)을 해야 한다.'

반신욕이나 사우나, 열탕욕, 온수욕, 찜질방 등의 온수(온열)목욕법은 혈관을 확장하여 혈액순환을 촉진하는 효과가 있으나 오래 하면 정맥혈관이 확장되어 정맥판의 기능을 상실, 혈액이 역류하는 등의 혈액순환장애를 가져올 수 있기 때문에 냉온욕을 하는 것이 모든 사람에게 안전하고 좋다.

보통의 온욕은 발한에 의하여 수분, 염분, 비타민 C를 잃게 하고 체액을 알칼리성으로 기울게 하여 여러 가지 질병의 원인이 되나 냉온욕은 체액을 중성으로 이끌고 피부를 건강하게 하여 당뇨병, 동맥경화, 심장병과 같은 산성질환과 암, 천식, 위궤양과 같은 알칼리성질환 등 모든 질병의 치료, 예방에 효과가 있기 때문이다.

특히 암 환자는 풍욕과 냉온욕을 병행하면서 힐링 코드, 2대 생수요

법, 감자요법 등을 행하면 최대의 치유 효과를 얻을 수 있다. (암 집중 치료법 항목 참조)

* 족욕

족욕에도 여러 가지 방법이 있으나 냉온욕의 원리를 발목에 응용한 발목온냉욕(발목교호욕, 족탕법)이 가장 효과가 크다고 생각한다.

발목온냉욕 항목에서 설명하였으나 다른 목욕법과의 비교를 위하여 여기서는 조금 더 상세하게 설명한다.

- 효능, 효과

혈액순환 촉진, 노폐물 배출, 면역력 강화, 요독증, 복막염, 방광염, 자궁내막염, 장염, 하지정맥류, 다리부종, 무좀, 동상, 초기감기의 예방과 치유, 피로회복 등에 효과가 있다.

- 방법

대야 둘에 각각 온수(섭씨 40~43)와 냉수(섭씨 14~15도)를 준비한 후 복사뼈 까지의 두 발을 1분씩 교대로 담그되 온→냉→온→냉 →온→냉의 순서로 온냉 각각 3회씩 6분간 담근다. 꼭 온수에서 시작하여 냉수로 끝내되 온수에서 냉수로, 냉수에서 온수로 옮길 때 발의 물을 대충 닦고서 옮긴다.

무좀이나 동상의 경우에는 30~90분간 행할 것이다.

- 족욕기

최근에 물을 빨리 덥혀주고 온도를 자동으로 조절해주는 편리한 족욕기가 나와 많은 이들이 사용하고 있는데 이것을 사용하면 대야 냉수용 하나만 준비하면 된다.

* 좌욕

좌욕은 항문과 생식기 등 엉덩이만을 대야나 좌욕기에 넣고 하는 목욕으로 치질, 변비, 요통, 생리통, 방광염, 생식기 제질환, 산후조리, 배변 후 항문 청결 등에 유효한 물 치료법이다.

좌욕을 할 때 대야에 쭈그리고 앉아서 하면 혈액이 항문에 몰려 치질 악화 등의 우려가 있으므로 좋은 자세라고 할 수 없다. 의자 위에 대야를 놓고 앉아서 하는 것이 좋은데 이때도 온수욕만 할 것이 아니라 대야와 의자를 각각 온, 냉용 2개씩 준비하여 엉덩이냉온욕을 할 것이다.

출산 후에는 세균이 침입할 우려가 있으므로 깨끗한 대야와 수건을 준비하고 냉수는 가급적 끓였다가 식힌 것을 사용한다.

6~10분씩 1일 3회 행할 것이다.

이때 발목온냉욕을 함께 하면 족욕(발목온냉욕)과 좌욕을 동시에 할 수 있어서 시간을 절약할 수 있다.

* 수욕

체온을 높이고 손저림, 손냉증, 어깨결림, 불면증, 'VDT 증후군(손끝이 파랗게 변하다가 하얗게 변하면서 통증을 유발하는 증세)', '레이노 증후군'(손가락, 발가락, 코, 귀 등에 혈액순환장애를 일으키는 증세, 상반신의 질환의 치유 등 핸드폰, 컴퓨터를 많이 사용하는 이들과 가정주부처럼 손과 팔을 많이 쓰는 이들의 여러 질환을 다스리는 수치법이다.

대야나 세면대에 43도 정도의 물을 붓고 손을 약 10분가량 담근다.

손을 담근 후 팔꿈치와 배춧잎이나 우거지 같은 것을 물에 담갔다가 '물에 불은 이 배춧잎이나 우거지로 팔꿈치의 각질을 제거할 수도 있다.

(3) 조식(아침 식사) 폐지

2013년 1월 10일에 방영된 SBS 스페셜 '끼니반란'을 통하여 우리나라에 '1일 1식'의 돌풍을 몰고 온 주역인 의사 나구모 요시노리 박사는 58세인데도 특별한 운동을 하지 않고도 오직 1일 1식을 통해서만 30대의 젊음을 유지하고 있어 시청자들을 놀라게 했다. 그는 자신의 책「1일 1식」에서 배가 고플 때 장수 유전자라고 불리는 시르투인이 활성화되면서 손상된 세포를 치유하고 노화를 저지하며 암, 당뇨병, 고혈압, 치매 등 각종 질병을 예방한다는 이론을 기초로 1일 2식부터 시작해서 서서히 1일 1식 식생활로 바꿔가도록 권유한다.

조선 시대 최장수 왕 영조의 건강 비결도 1일 2식이었다고 하는데 관심 있는 분은 1일 1식은 나중에 하도록 하고 우선 니시(西) 의학에서 100여 년 전부터 강력하게 권하고 있는 조식 폐지, 1일 2식부터 실천하시기 바란다.

조식 폐지는 정오(낮 12시)까지는 생수만 마시고 아무것도 먹거나 마시지 않는 것을 말하는데 위장부담경감, 체내독소배출, 영양과잉조절, 장기간에 걸친 금식(단식) 등의 효능이 있어 많은 성인병, 난치병을 치료, 예방하는 효과가 있다. 만성위장병 등 웬만한 만성질환은 조식 폐지만으로도 치유될 수 있다.

왜 아침 식사를 폐지하여야 하는가?
성서적 이유, 과학적(생리적) 이유, 경제적 이유 등 3가지 이유가 있다.

1) 성서적 이유

요한계시록에 관한 70여권 등 750여 권의 저서로 주목받고 있으며 성경에 정통하신 이광복 목사(서울목양교회, 흰돌선교센터)는 1일 2식, 조식 폐지가 성서적이라고 주장한다.

이광복 목사는 "성경은 일관적이고 명확하게 1일 2끼 식사를 분명히 밝히고 있다"면서 성경의 예를 들어 설명한다.

"예수께서 이르시되 와서 조반을 먹으라 하시니 제자들이 주님이신 줄 아는 고로…(요 21:12~14)" 여기서 조반은 헬라어로 '아리스톤'이다. 즉, 점심 식사를 뜻한다. 마태복음 22장 4절에서는 아리스톤을 오찬으로 정확히 번역했다. 헬라어로 저녁 식사를 의미하는 '데이프논'과 아리스톤(점심 식사)은 신약성경에 수차례 사용됐지만 아크라티스마(아침 식사)는 나오지 않는다. 1일 2식의 증거는 구약성경에서 흔히 찾아볼 수 있는데 특히 엘리야의 경우를 보면 확실하게 알 수 있다. "까마귀들이 아침에도 떡과 고기를, 저녁에도 떡과 고기를 가져 왔고 그가 시냇물을 마셨으니(왕상 17:1)" 유대 랍비들에 따르면 제4시(오전 10시)는 보통 사람들의 식사시간, 제5시(오전 11시)는 들에서 일하는 일꾼들의 식사시간, 제6시(낮12시)는 학자들의 식사시간이었다. "이튿날 그들이 길을 가다가… 베드로가 기도하려고 지붕에 올라가니 그 시각은 제6시더라 그가 시장하여 먹고자 하매"(행 10:9~10) 여기서 베드로는 학자들의 식사시간에 배가 고팠던 것이다.

이광복 목사는 또 1일 2식을 할 때 전도서 10장을 들어 아침을 먹지 말아야 한다고 주장한다.

"왕은 어리고 대신들은 아침부터 잔치하는 나라여 네게 화가 있도다.(전 10:16~17)" 여기서 '아침부터 잔치하는'에 해당하는 히브리어 원어 표현은 '펩보케르 요켈루'이다. 이는 아침, 동틀 무렵, 새벽을 뜻하는 '뽀케르'에 때와 장소를 뜻하는 전치사 '뻬'가 결합한 형태이다. '요켈루'는 '먹다'는 의미의 동사아칼'의 능동미완료형이다. 히브리어에서 미완료 형동사는 행동의 지속, 반복을 의미한다. 따라서 이 구절을 정확하게 번역한다면 '아침에 동트자마자 습관적으로 먹어대는 나라여, 네게 화가 있도다'라고 하여야 한다는 것이다.

그러므로 인류는 성경에 나타나 있는 하나님 뜻대로 조식(아침 식사)를 폐지하고 점심과 저녁 식사만 하는 1일 2식의 식생활을 하여야 할 것이다. 그러면 아래에서도 설명하는 바와 같이 자신의 건강을 증진할 뿐만 아니라 하루 중 가장 바쁜 시간인 아침 시간 중 적지 않은 시간을 절약하며 가계경제에 도움을 주고 갈수록 심각해져 가는 세계적인 식량난을 해결하는데 기여하는 등 1석 4조의 효과를 얻을 수 있을 것이다.

2) 과학적(생리적) 이유

西(니시) 선생은 프랑스의 〈수울리에〉의 오줌실험에 힌트를 얻어 실험을 실시, 다음과 같은 결과를 얻었다.

피실험자의 조건	1일의 오줌 속에 나오는 독소량
아침 · 저녁 2식자	66%
1일 3식자	75%
점심 · 저녁 2식자	100%
1일 1식자(오후 3~4시)	127%

위의 실험에서 오줌 속에 나오는 독소량이 적을수록 독소가 몸 안에 많이 남게 된다는 것을 뜻하므로 1일 1식(오후 3~4시) 이 가장 이상적이지만 1일 2식을 할 경우 조식 폐지, 2식(점심, 저녁 식사)을 하는 것이 좋다는 것을 할 수 있다.

함석헌 선생(1901~1989년)은 1일 1식을 실천하였는데 영육의 건강은 물론 시력이 좋아 70세가 넘어서도 신문(당시의 신문은 지금의 신문보다 글자가 훨씬 더 작았다. 문자 그대로 깨알 같았다.)을 안경도 없이 읽는 등 노익장을 과시하며 장수하다 별세하였다.

조식을 폐지한 오전 중에는 질병을 고치는 에너지가 나타나는 때이므로 조식 폐지만으로도 변비, 식욕부진, 소화불량, 만성위장병 등 여러 가지 질환이 낫게 된다. 조식 폐지는 장기의 단식(금식)요법이라고 할 수 있다.

암, 당뇨, 동맥경화, 고혈압 등 현대병의 대부분이 영양 과잉이 원인인데 조식 폐지는 영양 과잉이 되지 않게 하여 각종 현대병을 치유, 예방하게 하여 각종 현대병을 치유, 예방하게 한다. 조식 폐지를 하면 점심이나 저녁 식사를 많이 하게 되지 않을까 걱정될 수도 있다. 물론 한동안은 그럴 수 있으나 적응 기간이 끝나면 조식 폐지 전의 양으로 되돌아가게 되어 영양 과잉을 예방할 수 있다.

또 조식 폐지는 1일 3식에 넘치는 간식으로 혹사당하고 있는 현대인의 위장의 부담을 가볍게 하여 만성위장병 등 특히 여러 위장질환에 효과가 크다. 웬만한 위장질환은 조식 폐지만으로도 손쉽게 고칠 수 있다.

조식을 폐지하면 정신도 맑아진다. 아침 식사를 하면 어른이나 어린이나 아침부터 조는 경우가 있지만 조식 폐지에 대한 적응 기간이 끝나고 습관화 되면 기상할 때부터 항상 상쾌한 정신으로 하루를 보낼 수 있게 되며 머리도 명석해진다.

3) 경제적 이유

모든 식구가 또는 모든 백성 또는 모든 인류가 조식을 폐지한다면 말할 것도 없이 엄청난 시간과 식량과 식비를 절약할 수 있을 것이며 그래서 세계적으로 갈수록 고조되고 있는 식량 위기도 극복할 수 있을 것이다.

왕년의 대한민국 제일 영어강사 안현필(1913~1999년) 선생의 이야기이다.

베스트셀러 「3위1체 영어」, 「영어실력기초」 등의 저서와 명강의로 유명한 안현필 선생은 한국 최초의 입시학원 EMI학원을 설립, 경영하다 뜻이 있어 안현필건강연구소를 설립했다. 그후 그는 「조식 폐지와 현미식」, 「공해시대건강법」, 「3위1체장수법」 등 건강에 관한 책도 저술하고, 월간 '건강다이제스트'의 주필로 국민건강운동에 매진하며 건강하게 살다가 1999년에 교통사고 후유증으로 별세하였다.

그는 「조식 폐지와 현미식」에서 대한민국의 모든 국민이 아침 식사 폐지와 암, 당뇨, 고혈압 등 모든 질병의 치유와 예방에 탁월한 효과가 있는 현미식을 실천한다면 식량자급제고와 식량안보를 이룰 수 있을 뿐 아니라 국민건강과 국가 경제를 증진, 강화하는 1석 3조의 효과가 있다며 특히 조식 폐지의 중요성을 강조하였다.

많은 영양학자와 의사들은 조식 폐지를 반대하지만 우리 가족은 지난 40년 동안 조식 폐지를 실천하여 건강증진은 물론 시간적, 경제적 여유를 얻게 되는 등 정말 좋은 효과를 얻고 있다. 뿐만 아니라 내가 지금까지 만난 사람들 중에 많은 사람들이 이런저런 사정으로 조식 폐지 또는 거의 이와 비슷한 삶을 오래 살았지만 건강에 아무 지장이 없음을 증언하고 있다.

온 가족이 조식 폐지를 하면 하루 중 가장 분주한 시간대의 시간이 많이 절약될 뿐 아니라 쌀값, 부식값 등 생활비도 적지 않게 절약된다. 일정 기간 금식하여 암, 당뇨, 고혈압 등의 불치병, 난치병을 단기간에 근치하는 금식(단식)요법과 함께 조식 폐지는 자연건강법 중 마이너스 비용으로 온갖 병을 치료, 예방하는 방법이다.

* **중노동하는 사람도 조식 폐지가 가능하다.**

농민과 같이 중노동을 하는 이에게도 조식 폐지가 효과가 크다는 실험결과가 있다.

와타나베 쇼 박사가 농촌에서 병원을 운영한 적이 있었는데, 그때 농민들을 아침을 꼭 챙겨 먹는 그룹과 평소에 아침을 안 먹는 그룹으로 나누어 높은 산에 등산을 하도록 하였더니 아침을 안 먹는 그룹은 한 명도 탈락하지 않고 모두 산정까지 빠른 시간 안에 올랐으나 아침을 먹는 그룹의 사람들 중에는 중도 탈락한 이들이 많았고 산정에 오른 사람들도 조식 폐지 그룹에 비하여 늦게 올랐다고 한다. 농민들은 아침을 먹지 않고 새벽부터 농사일을 해도 피로한 줄 몰랐을 뿐 아니라 오히려 그동안 지병으로 갖고 있던 만성의 위장병, 류머티즘, 신경통, 고혈압, 간장병 등의 여러 만성질환을 고쳤다고 한다.

* 조식 폐지 시 주의사항

한창 성장하는 소년이든 고령의 노인이든 젖먹이를 갖는 산모이든 지장이 없다.

젖먹이도 10시 반까지는 젖을 주지 않는 것이 좋고 어린이의 간식도 10시 반까지는 주지 않는 습관을 들이는 것이 좋다.

아이들에게 아침을 먹이지 않는 것이 나쁘다고 주장하는 이들이 많지만 실제로 아침 식사를 폐지한 가정의 아이들은 다 건강하고 발육도 좋다.

처음 조식 폐지를 시작하면 한동안 아침마다 속이 쓰리거나 공복감, 무력감을 느끼지만 1~2개월 또는 3~4개월의 적응 기간이 지나면 오히려 아침을 먹으면 여러 가지로 불편을 느끼게 된다. 조식 폐지가 습관화되면 아침을 안 먹는데도 아침부터 온몸에 힘이 나고 정신이 맑아짐을 느끼게 된다.

조식을 폐지할 때는 현미 잡곡밥(3~5곡밥) 식사와 병행하는 것이 좋다.

* 조식 폐지의 효능

모든 만성질환과 위약, 위산과다, 위궤양, 위하수, 위아토니, 위장염, 만성변비, 만성설사 등 만성위장병, 신경통, 류머티즘, 두통, 어깨의 뻐근함, 고혈압, 간장병, 당뇨병, 심장병, 전신권태, 원기부족 등에 효능이 있다.

(4) 생수 음용

그리스의 철학자 핀다로스가 '물은 최고의 의사이다'라고 말한 이래 많은 사람들이 물의 질병 치유 및 예방 효과에 대하여 연구했다. 탈렌커박사는 "생수는 만병통치의 영약이다"라고 하였다.

미국의 허치슨암연구센터의 연구결과에 의하면 하루에 물을 4컵 이상 마시는 사람이 2컵 이하 마시는 사람보다 대장암에 걸릴 확률이 50% 이상, 방광염에 걸릴 확률은 80% 이상 낮다고 한다.

영국에 물에 관한 재미있는 속담이 있다. '물을 많이 마시면 병치레도 안 하고 빚도 안 지며 마누라를 과부로 만들지 않는다.'

물을 많이 마시면 늘 건강하여 병으로 일찍 죽는 일이 없으며 그래서 마누라를 과부로 만들지 않으며 치료비, 약값 등 비생산적인 경비로 돈을 쓰지 않게 되고 피곤한 줄 모르고 밤낮없이 힘껏 일하며 자기계발에 힘써 직장 또는 사업에서 성공하여 경제적으로도 어려움이 없게 된다(빚을 안 지게 된다)는 의미일 것이다.

그렇다. 생수는 생명력이 넘치는 물이기 때문에 생수를 많이 마시면 병마(질병)가 접근하지 못할 뿐 아니라 온몸에 생명력이 넘치고 활력이 넘쳐 늘 피곤할 줄 모르고 힘차게 살 수 있다.

* 사상 최초의 에베레스트 산 정복 비결

1953년 5월 29일에 영국의 헌트(J.FHunt) 대장이 이끄는 등반대의 E힐러리와 텐징(세르파)이 사상 최초로 에베레스트 산을 정복하기까지 영국 7회, 스위스 2회, 소련 1회 등 여러 국가의 등반대들이 10회에 걸쳐 에베레스트산 정복을 시도하였으나 모두 실패하였다.

전문가들이 헌트 등반대의 성공 요인을 분석한 결과에 의하면 실패한 등반대와 성공한 헌트 등반대의 모든 조건이 유사하였으나 한 가지만 달랐다고 한다. 실패한 등반대원들은 모두 물을 하루에 2컵 이하만 마셔야 했으나(생수 음용 제한) 성공한 헌트 등반대원들은 12컵 이상 마셨다는 것이다.(생수 음용 권장) 사실 2컵 이하만 물을 마신 등반대원들은 온몸에 힘이 빠져 에베레스트 산 정복에 실패할 수밖에 없었으나 물을 12컵 이상 마신 헌트 등반대원들은 온몸에 힘이 넘치고 활력이 넘쳐 에베레스트 산 정복에 성공할 수 있었던 것이다.

예전에는 감독들이 운동능력 저하를 염려하여 운동 중 선수들이 물을 마시는 것을 금하였으나 언젠가부터는 선수들이 운동 중 원하는 이상의 물을 마시게 하는 것도 이상과 같은 이유 때문인 것이다.

생리학자나 보건학자, 체육학자들의 실험결과, 사람이 운동을 하면 체온이 올라가고 땀을 흘리게 되어 탈수증상이 나타나게 되는데 이때 1%의 수분이 부족해도 운동능력이 현저히 저하되며 선수가 운동 중 원하는 이상의 많은 물을 마실수록 더욱 장시간 운동을 지속할 수 있다는 것이 밝혀졌다.

전문가들의 견해에 의하면 탈수증상은 수분의 손실 정도에 따라 다른데 체내 수분 손실량이 1~2%면 갈증과 불쾌감, 식욕 감소 등의 증상이 나타나며, 3~4%면 운동수행능력이 20~30% 정도 떨어지고 구토감과 무력감이 나타나며 5~6%면 체온조절능력을 상실하고 맥박수와 호흡수가 늘어나며, 정신집중력이 떨어지고 8%에 이르면 현기증과 혼돈, 심한 무력감이 느껴지며, 10~11%대에 이르면 열사병으로 생명을 잃을 수도 있다고 한다. 탈수를 예방하기 위해서는 운동하기 24~48시간 전에는 소변 색깔이 물과 같이 될 정도로 물을 충분히 마시고 운동 2시간 전에는 500~600ml를, 운동 15분 전에는 500ml를, 운동 도중에는 매 10~15분마다 120~150ml를 마시고 운동 후에는 운동으로 인한 체중 감소의 대부분이 탈수에 의한 것이기 때문에 운동 후 몸무게가 빠진 만큼의 물을 마시면 된다.

그리고 한 시간 이상 운동을 계속할 때는 쉬는 시간에 땀과 함께 잃어버린 염분을 섭취하기 위하여 물 1리터에 소금 1~2그램 정도를 넣어서 땀이 나는 정도에 따라 마시는 것이 운동의 효과를 높이며 체력 소모를 줄이는데 가장 좋다고 한다.

물에는 이상과 같이 질병 치유, 예방 효과와 운동능력 강화 효과가 있을 뿐 아니라 회춘, 미용 효과도 있다. 물은 젊음과 아름다움을 유지하게 해준다는 것이다. 프랑스의 유명 여배우 사라 베르나르 여사는 항상 젊고 아름다워 보이는 비결을 묻자 '사람은 꽃과 같아서 물을 많이 마시지 않으면 안 된다'고 대답하였다고 한다.

"사람의 몸은 약 3분의 2가 물로 되어 있다. 그리고 사람 몸에 있는 약 400조의 세포가 영양분을 섭취하고 노폐물을 배출하는 신진대사를 하는데 이때 물이 꼭 필요하다. 물이 부족하면 신진대사가 원활하게 이루어지지 않아 노폐물이 몸속에 쌓이게 되고 이 노폐물이 만병의 원인이 되며 피부를 거칠어지게 한다. 그러므로 물(생수)은 만병통치의 영약이며 최고의 미용제인 것이다."

생수는 6대 영양소 중의 하나로 끓이지 않은 맑은 물이다. 끓였다 식힌 물이나 차, 증류수, 소금물 등으로 생수를 대용할 수 없다.

인체의 화학적 성분은 65%가 산소이며 산소는 생명수와 같은 역할을 하는데 물을 끓이면 산소와 칼슘 등 무기질이 파괴되어 죽은 물(死

水, 無機水)이 되기 때문이다. 분재할 때나 어항에 물고기를 기를 때 끓였다 식힌 물을 주면 화초와 물고기가 며칠 못 살고 죽지만 생수를 주면 오래 사는 것도 이 같은 이유 때문인 것이다.

이와 같이 생수는 산소와 칼슘 등 인체에 필요한 무기질이 가득하고 생명력이 충만한 물이기 때문에 생수를 마시면 힘이 나며 수많은 병이 예방되고 치료된다.

그리고 혈액이 탁할 때 온갖 병이 생기는데 생수를 많이 마시면 혈액이 맑아져 온갖 병이 낫게 된다.

* 성경과 생수

성경에 보면 하나님이 생수의 근원이라는 구절(렘 2:13)이 나오는데 사람이 생수를 많이 마시면 천지 만물을 창조하시고 다스려 가시는 하나님의 생명력이 넘치게 되고 그래서 만병통치의 효과가 있는 것이다. 생수의 근원되시며 만병의 대의사가 되시는 하나님이 생수를 마시는 자의 건강을 책임져 주시는 것이다.

성경 다니엘서 1장에 보면 다음과 같은 이야기가 기록되어 있다.

'바벨론 왕 느부갓네살이 환관장에게 포로로 잡혀 온 이스라엘 자손 중에서 용모가 아름답고 지혜로운 소년들을 선발하여 갈대아 사람들의 언어와 학문을 가르치고 왕의 음식과 포도주로 3년을 양육한 후 왕의 앞에 서게 하라고 하였다. 그러나 다니엘은 환관장 수하의 감독에게 청하기를 자신과 세 친구 소년들에게 열흘 동안 왕의 음식과 포도주 대신 채식과 물을 주어 시험하여 보라고 하였다. 감독이 그렇게 한 후 비교해 본 결과 그들의 얼굴이 더욱 아름답고 살이 윤택하여 왕의 음식을 먹는 다른 소년들 보다 더 좋아 보인지라. 그들에게 왕의 음식과 포도주 대신 채식과 물을 주었다. 하나님이 그들에게 학문을 주시고 모든 서적을 깨닫게 하시고 지혜를 주셨다. 3년 후 왕이 그들과 말하여 보니 무리 중에 그들과 같은 자가 없으므로 그들을 왕 앞에 서게 하고 왕이 그들에게 모든 일을 묻는 중에 그 지혜와 총명이 온 나라 박수와 술객보다 열 배나 나은 줄을 알았다.'

이 성경 이야기에서 전지전능하신 하나님의 특별하신 은혜가 함께 하여 10일이라는 단기간 내에 다니엘 등 4명의 소년에게 놀라운 결과가 나타났지만 사실 물과 채식에는 과학적으로 볼 때에도 위에서 설명한 것처럼 큰 건강미용 효과와 머리가 좋아지는 효과가 있는 것이다.(이에 대하여는 후대 생채식 항목에서 다시 상술한다.)

1) 생수 마시는 방법

모든 좋은 것이 그렇지만 생수도 좋다고 하여 지나치게 마시면 안 된다. 신장이 나빠지게 되기 때문이다. 신진대사의 결과 대소변, 땀 등을 통해 하루에 2.5리터 가량의 수분이 몸 밖으로 배출되고 음식을 통해 0.5리터 가량의 수분을 섭취하므로 부족분인 약 2리터(1되) 가량의 물(생수)을 마셔야 신진대사가 원활하게 이루어져 건강을 유지할 수 있다.

생수 많이 마시기를 처음 시작할 때에는 아침에 세수할 때 1~2컵, 점심과 저녁 식사 때 각각 1~2컵씩 마시고 그 외의 시간에는 1분에 1그램 기준으로 30분에 30그램씩 마시기를 한 달 반을 한 다음, 그 후부터는 매일 2리터씩 마시되 한 컵씩 또는 한 대접씩 벌컥 마시지 말고 조금씩 나누어 자주 마실 것, 한 번에 물을 많이 마시면 신장과 심장에 부담을 준다. 물에도 체하는 수가 있으며 물도 씹어 마시라는 말이 있음을 명심할 것이다.

식사 전에 마시는 한 모금의 물은 위벽을 자극하여 위액의 분비를 촉진하고 식욕을 항진하므로 식욕항진제라고 할 수 있다.

취침 직전에 물을 많이 마시면 취침 도중 일어나 소변을 보아야 하므로 숙면을 방해하고 아침 어지럼증의 원인이 된다. 그러므로 취침 전 적어도 2시간 전부터 취침 때까지는 물을 마시지 않거나 조금 마시는 것이 좋다. 수면 중에는 위장 등 소화기관도 휴식을 취하여야 하므로 취침 전에는 물 뿐만 아니라 아무 음식도 먹지 않는 것이 좋다.

생수를 마실 때 오염되지 않은 약수를 마시는 것이 좋으나 약수를 구하기 힘들 때에는 수돗물을 마셔도 좋다. 서울시 아리수(수돗물)가 세계보건기구(WHO) 먹는 물 가이드라인에서 2019년부터 2023까지 4년 연속으로 총 303개 항목 중 전 항목에 걸쳐 합격점을 받았다고 한다. 서울 이외의 수돗물의 수질도 대부분이 서울의 수돗물(아리수)과 비슷하거나 더 나을 것으로 추측되는데 수돗물을 마실 때 그냥 마셔서는 안 되고 하룻밤 뚜껑 없는 용기에 담아두었다가 다음날 윗부분 중간 이상의 물을 조용히 떠서 마셔야 깨끗한 물을 마실 수가 있다. 발암물질이 있다는 소독약은 휘발성이 강해 밤사이에 다 날아가 버리고 수돗물 관에서 용해된 중금속은 무거워 물밑에 가라앉기 때문이다.

아무리 이름난 명의라도 모든 질병의 20% 밖에 고치지 못하며 현대의학으로 고칠 수 있는 병은 모든 병의 20~34%에 불과하다고 한다. 그러니까 반대로 66~80%의 질병은 현대의학으로도 치료할 수 없다는 것이다. 그러나 위에서 설명한 바와 같이 물(생수)은 만병을 치료하는 영약이니 생수의 근원되시는 하나님이 주시는 생수가 얼마나 귀한 하나님의 선물인지 이제 이해가 될 것이다.

2) 다 죽어가다가 수돗물로 소생한 할머니

나의 아버지가 어느 날 친척 할머니가 임종 직전에 있다고 하여 서울 흑석동 할머니의 집으로 찾아갔더니 아들, 딸, 손자, 손녀 등 일가 친척들이 모여 임종을 지켜보고 있었다. 그런데 곧 돌아가실 것이라던 그 할머니가 얼른 돌아가시지 않는 것이었다. 아버지는 마냥 기다리고 있을 수가 없어서 다음 날 양평으로 내려오셨는데 그 할머니에게 수돗물이라도 좋으니 생수를 많이 마시시라고 권하고 오셨다.

그 후에 아버지가 서울에 갈 일이 있어 서울에 가셨다가 그 할머니 집에 들리게 되었다. 초인종을 눌렀더니 누군가 뛰어나와 문을 열어주었는데 보니까 바로 그 할머니였다.

그때 아버지는 자리에 누워 꼼짝 못한 그 할머니의 생령이 아닌가 하여 깜짝 놀랐다고 한다. 사연을 들어본즉 지난번에 아버지가 양평으로 떠난 후 약수를 받아다 주는 이가 없어 아버지의 권유대로 수돗물을 기를 쓰고 열심히 마셨더니 온몸에 힘이 나더니 병이 나았다는 것이다. 그 할머니는 그 후 건강하게 사셨는데 그로부터 10여 년 후인 2000년에 아버지가 하늘나라에 가셔서 그 할머니가 지금까지도 살아계신 지는 알 수가 없다.

3) 식중독을 고치다.

내가 신대원에 다닐 때였다. 어느 여름날 학교 식당에서 점심 식사를 하고 집에 오려고 양평행 시외버스를 기다리고 있는데 온몸이 근질근질하고 가렵기 시작하였다. 버스 맨 뒤 좌석에 앉아 속옷을 헤치고 배와 가슴을 보니 여기저기 빨갛게 충혈이 되고 보기 흉하게 부풀어 올라 있었다. 그리고 말할 수 없이 가려웠다. 점심 식사할 때 반찬 중 하나가 좋지 않아 보였던 것이 기억났다. 식중독인 것이다. 나는 부지런히 집에 와서 생수를 계속 마셔 체내의 독을 씻어냈다. 그랬더니 중독 증상이 서서히 가라앉아 3~4시간 만에 완치되었다.

4) 6각수로 당뇨병을 고친 목사님

50대의 어느 목사님은 오래된 당뇨병으로 여러 가지 합병증이 발생, 큰 고통 중에 있다가 6각수로 당뇨병을 고칠 수 있다는 말을 듣고 6각수를 마셨더니 몇 개월 만에 완치되어 건강한 몸으로 목회를 하는 가운데 6각수 건강법을 열심히 전하고 있고 했다.

* 6각수란 어떤 물일까?

6각수는 6개의 물분자가 모여 고리로 연결된 6각형의 고리 구조를 이루는 물인데, 인체는 6각수를 좋아하여 건강한 사람의 체내에는 6각수가 많으나 병약한 사람의 체내에는 무질서한 분자구조의 물이 많다고 한다.

그러므로 6각수를 많이 마시면 당뇨병, 암, 뇌졸중, 간장병, 신장병 등의 불치병과 난치병을 치유, 예방할 수 있는 것이다.

6각수를 만드는 방법은 5각수인 보통의 물에 게르마늄 이온을 첨가하는 방법과 강력한 자기장을 걸어 6각 자화수를 만드는 방법, 물을 섭씨 10도 이하로 냉각시키는 방법 등이 있다.

이 세 방법 중 5각수나 6각 사슬구조인 보통의 물을 냉각시켜 6각 고리수(6 각수)로 만드는 방법이 가장 손쉬운 방법이다. 그러나 너무 찬물을 많이 마시면 식도나 위장 등의 세포가 냉동되어, 제대로 기능하지 못하여 발생하는 적체(積滯 : 숙식〈宿食〉이 소화되지 않고 정체〈停滯〉되어 생기는 질환)의 원인이 된다. 그래서 암 등 여러 가지 질병을 유발할 수 있으므로 물을 냉각하되 가급적이면 너무 차지 않게 10도 정도로 냉각하여 마시면 적체를 피하면서 6각수를 마실 수 있다.

오늘부터 수돗물이라도 좋으니 10도 정도의 생수(6각수)를 열심히 드시기 바란다. 나도 2011년 2월부터는 수돗물을 하룻밤이나 한나절 뚜껑 없는 작은 항아리 두 개에 담아두었다가 번갈아가면서 윗부분의 물을 조용히 떠서 마시고 있는데 몸에 좋다는 약수와 비교해볼 때 조금도 손색이 없다.

* **생수 음용 시 주의사항**(「실천보전」, 서승조 저, p.107)
  - 물을 마신 후 온탕에 들어가면 뇌의 혈관이 갑자기 팽창, 파열되어 뇌출혈을 일으킬 수 있으므로 주의해야 한다. 그러나 온욕 후 물을 마시는 것은 독을 쫓아내 주어 아주 좋다.
  - 물을 너무 많이 마시고 싶어하는 사람은 많이 마셔도 상관은 없으나 이런 사람은 췌장 고장으로 인슐린이 부족한 사람이기 때문에 6대 법칙, 냉온욕 등으로 췌장기능을 강화하여야 한다.
  - 머리가 어지럽거나 무거울 때는 수많은 모세혈관이 부어 있거나 끊어진 상태이므로 물을 마시지 말고 등배운동을 하여 머리가 가벼워진 후 마실 것이다.
  - 잠자기 전에 물을 많이 마시고 잠자다가 화장실에 자주 가는 사람은 신장이나 간장에 고장이 있는 사람이다. 6대 법칙, 풍욕, 냉온욕, 현미잡곡밥, 생야채식, 2대 생수치료법 등으로 고장을 고치도록 해야 한다.
  - 술을 마셨을 때에는 마신 술의 양의 3배(정종) 내지 9배(소주, 위스키 등 독주)의 생수를 마시면 주독에 걸리지 않으며 음주 전에 물을 많이 마셔 두면 악취가 되지 않는다.

* **생수의 효능과 효과**
  - **효능** : 혈액순환 촉진, 체온의 조절, 생리적 포도당의 합성, 세포의 신진대사와 임파액의 활동, 모세관 작용의 촉진, 내장의 세척, 중독의 해소, 변비의 예방, 하제 및 이뇨의 기능, 구아니딘(guanidine : 독물)의 발생방지, 설사, 구토의 치료, 칼슘의 공급, 체취(몸냄새)의 해소, 검은 피부 및 피부광택의 개선, 주독의 예방, 궤양의 방지, 간질의 치료, 발한의 처리 등 물의 효능은 거의 무한하다.
  - **효과** : 만성위장병(조식 폐지 병행), 위궤양, 십이지장궤양, 장궤양,

설사, 구토, 심장병, 혈관병, 신장병, 결석, 요독증, 당뇨병, 고혈압, 신경통, 류머티즘, 간질(숙변 배출과 병행할 것), 부종, 기침, 가래(담), 야뇨증, 일사병, 뇌염, 회춘, 주독, 니코틴중독, 식중독, 체취 해소, 식은 땀(염분, 비타민 C 공급 병행) 등 만병의 예방, 치유 효과 및 기미, 검은 피부, 피부광택 개선 등 피부미용 효과.

* **물따로 밥따로 식사법에 관하여**

「물따로 밥따로 음양식사법」의 저자이며 음양감식조절법보급회장인 이상문 선생은 '물따로 밥따로 식사법'을 창시, 이 식사법을 위주로 하는 '음양감식조절법'으로 불치의 말기 암 환자들을 비롯한 수많은 환자들을 치료하였다고 한다.

어떤 분은 위에서 설명한 서의학건강법 대로 조식 폐지, 생수 음용 등을 열심히 실천하였으나 만성설사, 피로감, 졸음 등의 문제를 해결하지 못하다가 물따로 밥따로 식사법으로 10여 일 만에 이 모든 문제를 해결하였다고 증언한다. 이 식사법은 만병에 유효하나 특히 위장, 소장, 대장 등 소화기계통의 질환에 탁월한 효과가 있다고 한다.

이 세상에 불완전한 인간이 창시한 건강법으로 완벽한 건강법은 없다. 서의학건강법으로 효과를 못 보신 분들은 이 식사법을 비롯한 음양감식조절법으로 건강문제를 해결해 보시기 바란다.

* **음양감식조절법의 요령**

– 식사 중이나 식사 2시간 전후엔 물이나 국, 찌개 등을 금하고 그 외의 시간에 물을 마시되 빈속에는 물을 마시지 말 것이다.(물은 미지근한 물을 마실 것)

– 수박같이 수분이 많은 과일은 물 마시는 시간에, 그 외의 과일은 식사 중이나 후식으로 먹을 것이다.

- 간식을 삼가고 밤 10시 후에는 일체의 음식을 금할 것이다.

(5) 생야채식요법

* 성경과 채식

성경에 나오는 다니엘 등 네 소년이 채식과 물만으로 놀라운 건강미용 효과와 지혜롭고 총명해지는 효과를 본 이야기를 위의 생수 항목에서 언급하였는데 여기서 채식의 효능에 대하여 과학적으로 알아보자.

* 활성산소와 채식

호흡 등을 통하여 우리 몸에 유입된 산소 중에 75%는 인체에 무해한 물질로 변하지만 25%는 불완전연소 등을 통하여 활성산소로 변하는데 이 활성산소는 체내에서 병균을 죽임으로 인체 방어 및 면역시스템을 구축하는데 중요한 역할을 한다.

문제는 활성산소의 일부가 살아 있는 균을 수천 분의 1초 만에 죽이는 강력한 살상력으로 세포를 공격하여 세포막을 찌그러뜨릴 뿐 아니라 생명의 비밀상자라고 불리는 DNA까지 손상시킨다는 것이다.

우리는 여기에서 채식이 갖는 유익을 확인하게 된다. 체내에서 생산된 활성산소가 가장 먼저 공격하는 영양소는 지방이다. 단백질과 DNA도 예외가 아닌데 지방을 필요 이상 섭취하면 활성산소의 공격을 그만큼 더 많이 받을 수밖에 없고 그것은 건강을 해치는 요인이 되는 것이다.

더 나아가 세포막이 지방으로 구성되어 있기 때문에 활성산소가 지방을 공격하면 세포막 역시 찌그러지고 깨지는 등 엄청난 손상을 입게 되며 세포핵 속의 DNA 역시 깨져 유전자 변이를 초래하고 각종 암을 유발하며 노화를 촉진한다.

  그렇게 생각하면 채식을 한 다니엘과 친구들이 왕의 기름진 진미를 먹은 자들보다 건강했던 것은 매우 과학적인 결과이다. 왕도 그랬겠지만 왕의 음식을 먹은 소년들 역시 건강하지 못했을 것인데 페르시아는 물론 조선의 왕들도 평균 수명이 40세 정도였다. 문종 39세, 예종 20세, 인종 31세, 명종 34세, 현종 34세, 경종 37세, 현종 23세 등 대체적으로 수명이 짧았다.

  그것은 여러 가지 요인이 있었겠지만 음식의 문제가 매우 크다고 볼 수 있다.

* 위기의 프로축구팀을 살린 채식

  위기를 맞은 어느 프로축구팀이 있었다. 유서 깊은 명문구단이었지만 점차 성적이 나빠져 궁여지책으로 감독을 경질하였다. 확실하게 성적을 올리겠다고 언론에 공언하고 들어온 새 감독은 부임하자마자 먼저 선수들의 식단을 바꾸었다.

  언론들은 당연히 능력 있는 선수를 영입하거나 새로운 전술을 들고 나올 줄 알았는데 이런 감독의 행동은 매우 의외였다. 선수들 역시 이런 감독의 지시가 맘에 들지 않았다. 선수들이 평소에 즐기던 육류와 튀긴 생선, 기름진 베이컨 등은 물론 맥주와 커피에 넣는 설탕까지 금지되었다. 대신에 찐 생선과 채소 위주의 음식이 제공되었다. 그밖에는 경기에 출전하는 선수도 같았고 전술도 같았다.

  팀이 변화된 것이라고는 식단뿐이었지만 그 결과는 모두를 놀라게 했다. 감독의 부임 첫해엔 팀이 리그에서 3위를 했고 다음 시즌엔 우승을 차지했다. 감독의 방침에 불만을 품던 선수들은 자신들의 몸에 분명한 긍정적인 변화가 일어나고 있다며 놀라워했다.

이 감독은 세계 최고의 리그인 잉글랜드 프리미어 리그의 4대 클럽인 아스널을 맡고 있는 아르센 벵거(Arsene Wenger)이다. 이때 식단의 중요성에 대해서 알게 된 많은 팀들이 그 후부터는 식단을 철저히 점검하고 있다.

* 채식으로 몸짱되고 불치병을 고친 보디빌더들 (헬스조선, 2012.12.31)
누구나 보디빌더나 몸짱의 멋진 근육을 만들기 위해서는 동물성 단백질을 섭취해야 한다고 생각하지만 육식을 하지 않고 채식으로 몸을 만들고 불치병, 희귀병을 고친 보디빌더들이 있다.

그들 중 '고기가 힘을 주고 동물성 단백질이 근육을 만든다'는 편견을 깨고 싶어 보디빌딩대회에 출전, 2011년 충청남도민 생활체육 보디빌딩대회에서 1위를, 2012년 전국뷰티보디챔피언십에서는 2위를 차지한 도혜강 트레이너는 다음과 같이 증언한다.

"몸이 혼자 멍들고 부어오르는 희귀병이 있었는데 병명도 모르고 치료방법도 없었으나 채식을 시작한 지 6개월 만에 희귀병이 사라지고 부분 아토피도 사라졌어요. 방심하면 살찌는 체질인데, 체지방 수치도 적정 상태에서 잘 유지되고 채식을 한 이후로 '동안'이라는 말을 많이 들어요. 그리고 달리는 걸 싫어했는데 채식으로 바꾼 뒤로 달리는 것이 즐거워졌고 쉽게 지치지 않아 주변에서 저의 체력을 보며 놀라워할 정도예요."

* 세계 제1의 테니스 선수 조코비치의 이야기(동아일보 2023. 2.6)
며칠 전 호주오픈 테니스에서 우승한 노바크 조코비치(36·세르비아)의 부모는 피자가게를 했다. 어릴 적 조코비치는 밀가루 반죽을 하는 아버지, 어머니를 보면서 자랐다. 피자를 밥처럼 먹기도 했다.

그랬던 그가 테니스 제왕으로 롱런하는 비결로 밀가루가 들어간 음식은 섭취하지 않는 글루텐 프리 다이어트를 꼽는다. 글루텐은 보리나 밀 등 곡류에 들어 있는 단백질 성분이 물을 만나 결합하면서 생성되는데 끈기가 강하고 가스를 보유하는 성질이 있어 반죽을 부풀게 하고 쫄깃한 식감을 낸다.

하지만 개인에 따라 밀가루 음식을 소화하지 못해 복통, 만성 피로, 설사, 변비, 두통 등을 일으키는 '글루텐불내증'을 보일 수 있다. 권혁수 서울아산병원 알레르기 내과 교수는 "글루텐 불내증이 있으면 큰 단백질 조각들이 흡수되지 않고 장에 오래 머물면서 장(腸)벽을 자극하게 된다. 이상한 세균들이 증식하면서 다양한 장 증상이 발생한다"고 말했다. 서양에서는 전체 인구의 10~20%가 이런 증세를 보인다. 한국은 성인 1,000명 가운데 1명꼴로 알려져 있다.

조코비치는 소화불량과 체력 저하, 호흡곤란 등에 시달리다가 2010년 정밀검사로 글루텐 알레르기가 있다는 사실을 알게 됐다. 글루텐과 운동이 결합할 때 심각한 상태가 될 수도 있다. 권 교수는 "글루텐은 운동 직후 혈류가 증가하면 순간적으로 장에 흡수된다. 이때 면역 시스템이 글루텐을 적으로 인식하고 공격하면서 두드러기나 쇼크가 발생할 수 있다"고 설명했다. 조코비치는 지난해 코로나19 백신 접종 거부로 논란이 되기도 했는데 특이체질 영향으로 전해졌다.

즐겨 먹던 피자, 파스타 대신 조코비치는 글루텐이 없는 빵을 섭취했다. 채소, 과일, 콩, 견과류 등 채식 위주로 메뉴를 구성했다. 아침에 일어나면 마누카 꿀을 넣은 미지근한 물을 마셨다. 또한 유제품과 정제된 설탕도 멀리했다.

식이요법을 위해 취사가 가능한 호텔에 머물려 한다. 식사 전에는 먹을 수 있는 데 대한 고마움을 상기하는 의식으로 짧은 기도를 한다. 먹는 동안 TV를 보지 않고 전화, 컴퓨터도 사용하지 않는다.

조코비치는 내전에 시달리던 고국 세르비아에서 수많은 날 공습의 공포를 견디며 끼니 걱정도 했다. "전기 공급은 하루 몇 시간에 불과했다. 어머니는 그사이 최대한 신속하게 음식을 준비했고 다시 불이 나가기 전에 최소한 수프와 샌드위치라도 꼭 먹을 수 있게 해줬다." 그의 자서전 '이기는 식단'에 나오는 내용이다.

① 남자 테니스 세계 랭킹 1위 노바크 조코비치는 밀가루를 멀리 하고 채식 위주의 식단으로 30대 중반의 나이에도 최강의 기량을 유지하고 있다.

② 이번에 우승한 뒤 관중석에 있던 어머니 품에 안겨 통곡한 조코비치는 메이저 최다 타이인 22회 우승과 함께 세계 랭킹 1위에도 복귀했다. 그가 1위 자리에 머문 기간은 세계 최장인 375주다.

③ 30대 후반에도 당분간 정상을 지킬 것으로 보인다. 내 몸에 맞게 제대로 먹으면 건강도, 일도 잘 지킬 수 있다.

* 생야채와 과일로 사형선고 받으신 부친을 살린 아들

내가 잘 아는 어느 식당 주인은 어려서부터 요리에 뛰어난 재능이 있어 한식, 일식, 중식 등 3개국의 요리를 아주 잘하는데 그는 생채식 요법으로 그의 아버지의 불치병을 고쳐 드린 아마추어 생채식요법가이기도 하였다.

그의 아버지(82세)가 76세 때 뇌경색과 심한 통풍으로 쓰러져 병원에서 '얼마 못 살겠다. 가망이 없다'는 불치판정을 받았다고 한다. 말도 제대로 못 하고 신체가 마비되어 누운 채 대소변을 받아내야 하는 형편이었는데, 고혈압, 통풍, 소화제 등의 여러 가지의 약을 복용하다 보니 약의 부작용으로 위장에 심각한 고장이 생겨 아무것도 먹을 수 없는 처지가 되고 말았다. 이젠 굶어 죽게 된 것이다.

그러나 그의 부친은 고혈압약만은 절대 끊어서는 안 된다는 의사의 말에 고혈압약만 빼고 때마다 한 주먹씩 먹던 약을 모두 끊어버리고 아들이 정성껏 요리하여 드리는 생야채와 과일 등을 먹고 약 1년 만에 건강을 되찾았다. 그 후 그의 아버지는 82세가 되기까지 아주 건강한 모습으로 정상적인 생활을 했다. 어려서부터 공부는 안 하고 요리만 한다고 매를 때리고 내쫓기까지 했던 아버지는 바로 그가 일찍부터 배운 요리 솜씨와 음식에 대한 지식으로 죽음의 문턱에서 구해드린 것이다.

그런데 이 요리사 식당주인뿐 아니라 이와 같이 음식으로 불치병, 난치병을 고치는 일은 사실 누구나 할 수 있다.

바로 의사들이 그 앞에서 선서하는 의성 히포크라테스가 일찍이 음식을 당신의 의사나 약으로 삼아라. 음식으로 고치지 못하는 병은 어느 의사도 고치지 못한다"고 갈파한 바가 있다.

나의 아버지도 56년 된 기관지 천식을 28일 만에 퇴치하실 때 매일 냉온욕을 하면서 식사때마다 생야채 5가지를 잘게 썰어서 한두 대접씩 드셨다.

생각해보면 위의 식당주인도 대단한 일을 하였지만 거기서 조금만 더 전진하여 그 아버지가 아래 소개하는 백상진 박사의 16과탕 등의 요법대로 하였거나 아니면 이 책의 다른 곳에서 소개하는 2대 생수요법이나 모관운동, 냉온욕 등을 함께 하였더라면 혈압약 마저도 일찍 끊을 수 있었을 것이다.

* 채식과 현미식, 된장국 등 자연식으로 말기암을 고친 미국 병원장

미국의 필라델피아 메소디스트(Philadelphia Methodist) 병원장인 안소니 사틸라로(Anthorny Sattilaro) 박사가 현대의학으로 열심히 치료하였으나 18개월 시한부 인생의 사형선고를 받은 '전립선암 4기'를 콩, 현미식, 채식, 해조류(미역, 김, 다시마 따위), 된장국 등 자연식이요법으로 16개월 만에, 그리고 20여 년간 괴롭혔던 장질환과 두통을 몇 주 만에 완치하고 예전보다 더 건강한 몸으로 감리교 병원장으로 일하면서 유럽 여러 나라에 초청이 되어 '자연식과 암'에 관한 강연으로 눈코 뜰 새 없이 바쁜 하루하루를 보내고 있다는 이야기가 미국의 잡지 LIFE지(1982년 8월호)와 우리나라의 조선일보와 한국일보에 보도된 바 있다.

그 후 그는 우리나라에도 여러 번 다녀갔다.

* 며칠 만에 여드름이 없어진 남중생

생채식은 위와 같이 온갖 불치병과 난치병에 큰 효과가 있지만 피부 미용에도 효과가 커 나의 강의를 들은 어떤 주부는 집에 돌아가 남중생인 아들에게 몇 가지 생야채로 즙을 만들어 매일 마시게 하였더니 여드름이 며칠 만에 깨끗이 없어졌다고 한다.

* 과일은 껍질째, 잎채소는 진한 녹색 부분을 먹을 것

(헬스조선, 2014.3.7)

제7의 영양소인 피토케미컬은 식물 속의 화학물질인데 인체로 들어가면 항산화 작용을 하고 세포 손상을 억제한다. 피토케미컬은 사과, 포도 등 과일의 껍질과 귤의 과육에 붙은 흰 부분, 잎채소의 겉잎의 진한 녹색 부분에 풍부하므로 이를 섭취하면 혈중 콜레스테롤과 심장병 위험을 낮춰 주고 변비와 동맥경화, 치매 등 현대병, 난치병을 예방해준다.

* 양배추와 마늘, 양파, 고추와 과일

위에서 언급한 바와 같이 야채는 생으로 먹는 것이 좋은데 야채를 생으로 먹을 때 가능한 한 여러 종류의 야채를 상추나 배추 또는 양상추나 양배추 등에 싸 먹으면 맛도 좋으려니와 각종 야채에 들어 있는 영양분을 골고루 섭취할 수 있다. 이때 가급적 잎과 뿌리채소의 비율을 1:1로 하도록 할 것이다.

하지만 생야채를 끼니때마다 여러 종류로 준비하여 먹는다는 것이 그리 쉬운 일이 아니다. 그러므로 단일 야채로서 각종 영양분이 가장 많이 들어 있고 맛도 좋으며 오래 보관하기도 쉬워 '야채의 여왕'이라 불리는 양배추와 항암식품으로 널리 알려져 있는 마늘과 암, 당뇨, 뇌졸중까지 예방해주는 보물덩어리라는 양파, 그리고 비타민 C가 사과보다 10배나 많고 피부미용과 다이어트, 현대병 예방 등에 효과가 좋은 고추를 늘 냉장고에 넣어두고 기본적으로 이 4가지는 끼니때마다 섭취하면 밥맛도 좋고 큰 건강 효과를 누릴 수 있다.

단, 마늘을 너무 많이 먹으면 위점막이 자극되어 염증이 생기거나 알리신이 적혈구를 파괴, 빈혈을 초래하고 황화아릴의 강한 살균력으로 장 속에 있는 유익한 세균이 죽게 되므로 매끼 한두 쪽 정도만 먹도록 할 것이다.

그리고 토마토, 당근, 사과, 포도, 수박, 참외, 오이, 고구마, 상추 등 과일과 야채를 가급적 제철에 나오는 것을 그냥 또는 쌈에 싸 먹든지 주스를 만들어 마시면 맛도 좋으려니와 신토불이의 좋은 보약이 된다.

이상과 같이 하면 손쉽게 생야채식으로 각종 현대병을 예방할 수 있다.

그러나 좀 더 깊이 있는 생야채, 과일식요법으로 암, 당뇨, 고혈압 등의 난치병을 치유하고자 하는 분은 뒤에 소개하는 감자요법이나 고구마요법, 포도, 사과 등 과일주스요법을 행하거나 백상진 박사의 16과탕을 만들어 복용하면 비교적 쉽게 놀라운 치유 효과를 얻을 수 있다.(니시의학의 생야채식요법을 보완한 고다 박사의 생야채식요법은 생야채만을 몇 개월 먹어야 하는 등 초인적인 인내력의 소유자가 아니고는 행할 수 없는 너무나 힘든 요법이므로 "대신 훨씬 수월하면서도 효과는 거의 비슷한 위의 방법을 소개하는 것이다.)

* 건조과일과 냉동과일(채소)은?

건포도 같은 건조과일이 생과일보다 더 농축되어 영양성분이 더 풍부하다고 한다. 당분이 많으므로 지나치지 않도록 적당량만 섭취하고 식품첨가물이나 감미료 등을 넣지 않고 순수하게 말리기만 한 것이라면 건조과일을 간식으로 즐겨 드시는 것도 좋다.

냉동과일(야채)도 생과일(야채)과 영양분을 비교해보면 손색이 없으며 일부 냉동농산물은 냉장농산물보다 오히려 낫다고 한다.

영양학적으로도 훌륭하고 여러 가지로 편리한 건조과일과 냉동농산물을 지혜롭게 활용하시라.

* 생야채식의 효과

회춘, 체질개선, 전립선암, 직장암 등 각종 암, 신장병, 심장병, 간장병, 고혈압, 동맥경화, 중풍, 지방과다증, 요독증, 다한증, 복수, 화농균에 의한 염증, 피부병, 결핵 및 결핵성질환, 관절류머티스, 근육류머티즘, 통풍 및 신경통, 위장병, 장의 질환(만성변비와 설사), 만성위장카타르, 복막염, 저류, 천식, 호흡기질환, 피부병, 당뇨병, 위궤양, 저혈압, 뇌일혈, 신경질환, 눈병, 편두통, 이의 병(치조농루), 간질병, 자간, 그 외 모든 질병에 효과가 있다.

(6) 비타민 C(감잎차)

비타민 C의 다양한 효능은 여러 연구를 통하여 입증되었다. 1960년대에 A센트롤즈 박사가 비타민 C를 발견하여 노벨상을 받은 바 있으며 '비타민박사'로 유명한 서울의대 이왕재 교수는 지난 2008년 비타민 C가 암을 예방하고 암세포 증식을 억제한다는 연구결과를 발표했다.

"미국 캘리포니아 대학 연구팀에 따르면 비타민 C는 복부의 지방을 태우고, 심혈관 건강을 증진시키며, 당뇨병 증상을 감소시킬 뿐만 아니라, 스태미나와 면역력을 향상시키고, 스트레스 반응을 낮추며, 염증을 해소한다고 한다."

비타민 C가 몸속에 쌓인 납과 수은 등 중금속을 배출시킬 뿐만 아니라 장에서 흡수되는 것을 막아준다는 연구결과도 있다. 비타민 C는 콜라겐 생산을 촉진해 햇빛으로 인한 피부노화도 방지해 준다. 미국 터프츠대 노화 영양연구센터의 연구에 따르면 남자 노인이 비타민 C를 충분히 섭취하면 뼈 손실을 줄여주는 것으로 밝혀졌다.

혈압을 낮추는데 비타민 C가 효과적이라는 이탈리아 피사대의 연구결과도 있다. 이외에도 비타민 C는 통풍을 예방하고, 응급환자의 마음을 진정시키고 치료에 도움이 되는 것으로 나타났다.

임신 중 비타민 C가 부족하면 태아의 뇌에 치명적인 악영향을 준다는 연구결과도 있다.

신속하게 흡수되고 배설되는 비타민 C의 대사 과정은 인체를 보호하는 강력한 해독 시스템이므로 매일 비타민 C의 보고인 감자나 고추, 과일 등 자연식품을 통해 비타민 C를 섭취하는 게 질병을 이기는 큰 힘이 된다.

이유 없이 피곤하고 피부가 가렵거나 발진이 생기고 혀에 돗바늘이 생기고 입 안팎이 헐고 설태(백태)가 발생하고 변비나 설사가 잦으면 비타민 C가 부족한지 한 번 점검해볼 필요가 있다.

비타민 C는 특히 만병의 근원이라는 감기에 특효가 있다.

* 20여 년 된 감기를 감잎차로 고치다.

내가 장신대 신대원 2학년 봄학기 때였다. 학교 앞에서 낯선 여학생을 만났는데 그녀가 먼저 고맙다고 인사를 하며 다가와 나에게 말하기를 자기가 어려서부터 지금까지 20여 년간(그녀는 30대 초반의 신학생이었다) 늘 감기를 앓아 한여름에도 짧은 소매 옷을 입지 못하고 긴 소매 옷을 입어야 하는 등 큰 고통을 당하며 살아왔으나 지난해 가을, 나의 건강세미나를 듣고 감잎차를 복용하였더니 지난 겨울, 난생 처음 감기를 모르고 지냈다는 것이었다.

감기는 만병의 근원이라고 하므로 감기 체질로 살던 사람이 감기를 모르는 체질로 바뀌었다는 것은 앞으로 어떤 병에도 걸리지 않는 건강체질로 바뀌었다는 것을 의미하는 것이다.

* 입술이 트고 혀에 돗바늘이 났을 땐 감잎차로

나의 아버지가 생전에 피로하여 입술이 트고 혀에 돗바늘이 돋아 고통스러울 때마다 감잎차를 진하게 만들어 마시면 금방 낫는다고 늘 말씀했고 나도 같은 효과를 여러 번 체험한 바 있다.

비타민 C는 여드름, 기미 등 피부트러블과 피부병에도 탁월한 효과가 있다.

한 마디로 만병통치의 효과를 갖고 있는 것이 비타민 C이다.

* 비타민 C의 효능 및 효과

비타민 C가 부족하면 미열, 열병, 궤양, 각종 전염병, 여드름, 기미, 주근깨, 땀띠, 습진 등 각종 피부병, 감기, 독감, 폐결핵, 혈관과 모세관의 병변(객혈, 토혈, 하혈, 취약성, 출혈성, 피하출혈, 점막출혈, 흑반〈黑斑〉, 및 청반〈靑斑〉 발생, 출혈성 자반병〈紫斑病〉, 정맥류), 치아변성(괴사, 충치), 괴혈병, 치통, 치조농루(齒槽膿漏), 치은염, 혓바늘 등 입과 입술의 병, 성장장애 및 체중감소, 갑상선의 이상 분비(갑상선종), 혈액변성(빈혈, 골수파괴), 호흡촉박, 심계(心悸)항진, 고혈압, 저혈압, 관절염, 신경통, 통풍, 류머티즘, 사지냉증, 부종, 유산(流産), 생식력 감퇴, 백내장, 녹내장, 위암, 간암 등 각종 암, 스트레스 및 피로, 조로 및 사망촉진 등 만병이 발생한다. 그러므로 비타민 C를 충분히 섭취하 면 거의 만병을 치료, 예방할 수 있다.

비타민 C는 약으로 섭취하는 것(주사 시 10분의 1흡수, 약효 2~3시간 한정)보다 감잎차를 마시거나 5종 이상의 생야채(잎:뿌리 = 1:1 비율)를 짓이기거나 녹즙을 만들어 섭취하는 것이 체내섭취율이 높고 효과가 오래 지속된다.

감잎차는 냉수에는 90분간, 온수(70°C)에는 가급적 금속 아닌 주전자를 사용하여 10~15분간 우려 복용한다.

감잎은 두, 세 번째 진하게 우러나오므로 한 번으로 버리지 않도록 할 것이다.

*** 감잎차 제작법**

감나무잎에 비타민 C가 가장 풍부한 때인 6월부터 10월 사이의 낮 11시부터 1시 사이에 딴 감나무잎(단감이나 떫은 감이나 다 좋음)을 맑은 날이면 2일, 흐리거나 비 오는 날이면 3일간 그늘에서 말린 다음 가로로 1푼 폭으로 식도로 썰어 놓는다. 가위로 자르면 자른 자리가 오므라지므로 좋지 않다.

한편 큰 솥에 물을 끓이고 그 안에 시루를 넣어 김으로 덮인 다음 시루를 내어놓은 후 썰어 놓은 감잎을 3cm 두께로 시루에 펴놓고 다시 시루를 솥에 넣고서 1분 반 동안 찐다. 그 후에 뚜껑을 열고 부채로 30초 동안 부쳐 감잎에 맺힌 물방울을 증발시킴으로 비타민 C가 물방울에 녹아 유실되는 것을 막는다.

30초 동안 부채로 물방울을 증발시킨 후 뚜껑을 닫고 1분 반 동안 다시 한 번 찐 후에 시루를 내놓고 감잎을 꺼내어 신문지나 적당한 용기에 펴놓고서 그늘에서 충분히 말린다. 건조가 끝난 감잎은 적당한 통에 넣고 밀폐하여 보관한다.

(한국자연간강회에서 실비판매: 010-4827-0562 손기달 고문)

(7) 겨자요법(서의학건강원리실천보전, p.148)

* 겨자반죽찜질

앞에서도 언급하였던 것처럼 나는 이 자연건강법을 알고 나서부터 지금 2023년까지 40년 동안 모든 병을 자연건강법으로 스스로 고쳤다. 자연건강법을 열심히 실천하면 모든 병을 예방할 수 있지만 분주하게 생활하다 보면 자연건강법 실천을 게을리 할 때가 있고 그럴 때 자연치유력이 약화되어 이런저런 병에 걸리게 되는 경우가 있었다. 물론 감기에도 여러 번 걸렸었다. 그런데 감기에 걸렸을 때 약을 쓰지 않으면 폐렴으로 악화되어 갑자기 죽을 우려가 있는데 내가 감기에 걸렸을 때 의약에 의존하지 않고서도 폐렴 걱정 없이 감기를 치료할 수 있었던 것은 바로 이 겨자찜질 덕분이었다. 감기에 걸렸을 때 겨자찜질을 목과 폐 부위에 해두면 절대로 폐렴으로 악화되지 않을 뿐 아니라 폐렴도 겨자찜질을 하면 낫기 때문이다.

* 방법

환부에 거즈 2장을 덮는다. 그 위에 타월이나 버리는 러닝셔츠 같은 헝겊을 얹어 놓는다. 55°C의 따끈한 물에 물과 같은 양의 가루겨자를 넣어 개어 만든 겨자반죽을 헝겊 위에 숟갈로 3mm 정도 두께로 도포한다. 그 위에 기름종이를 덮는다. 때때로 헝겊의 끝을 살짝 들고 보아 피부가 빨갛게 되면 끝낸다. 대개 5분 이내에 빨개지는데 20분이 지나도록 빨개지지 않으면 40분가량 중단했다가 다시 20분 한도로 겨자찜질을 한다. 40분 중단 시 마그밀용액을 환부에 바른다. 환부가 빨개질 때까지 이렇게 하기를 반복한다.

나는 그동안 나 자신과 아내, 아들, 어머니 등을 대상으로 수없이 겨자찜질을 하였었는데 모두 5분 내에 빨개졌다. 중증일수록 쉬 빨개지지 않는데 따끔따끔하고 화끈화끈할지라도 참고 빨개질 때까지 해야 한다. 어린이는 피부가 여리므로 밀가루를 1:1 비율로 섞어 하되 어릴수록 밀가루를 더 많이 섞는다.

* 주의사항
  - 여성은 유두(젖꼭지)를 두꺼운 종이로 가리고 할 것이다.
  - 횟수는 1일 1회를 원칙으로 하되 2회 하는 수도 있다.
  - 한 번 쓴 겨자반죽은 불로 덮여 4, 5회 더 써도 된다.
  - 겨자반죽찜질 후 피부가 거칠어지면 마그밀용액을 바르면 좋다.
  - 냄새가 나간 겨자는 효과가 없으나 냄새가 조금 나는 겨자는 어린이에게 밀가루를 섞지 않고 쓸 수 있다.
  - 겨자가 없을 때에는 후추나 고추, 생강 등을 써도 된다.
  - 겨자반죽찜질은 환부의 발적을 통하여 병균의 먹이가 되는 몸 안의 울혈을 몸 밖으로 흩어지게 하여 병균을 아사(餓死) 시키는 방법으로 가슴이나 등, 목 부위에 한다. 등에 오한이 날 때나 척추카리에스, 척추타박 등의 경우에는 등의 척추부위에 좁고 길게 찜질을 한다.

* 겨자욕
  냉온욕할 때 물에 겨자를 조금 타서 하면 기분이 들뜨는 초조감, 히스테리, 월경통의 완화, 피로회복 등에 좋다.

어린아이가 인사불성에 빠졌을 때 43도의 온수에 겨자를 온수 한 되에 겨자 큰 숟갈 하나 비율로 넣어 만든 겨자탕에 어린이의 온몸을 담가서 발적(發赤)시키면 소생한다.

* 겨자요법의 효능

기침(늑막염, 폐결핵, 후두결핵, 천식, 기관지염, 감기), 폐렴, 협심증, 그 밖의 심장병, 인후통, 신경통, 요통, 어깨의 뻐근함, 중이염, 편도선염, 맹장염, 히스테리, 피로회복 등에 효능이 있다.

(8) 토란연고

토란연고는 가정상비약으로 항상 냉장고에 넣어두어야 하는 자연 건강품목이다. 모든 염증과 모든 통증에 탁월한 효과가 있으며 기미, 주근깨, 혹 제거, 얼굴 희게 하기 등 미용 효과가 있을 뿐 아니라 3만 원으로 어린이의 키도 크게 하고 평생 결핵에 걸리지 않게 하는 등의 다양한 효과가 있기 때문이다.

요즘(2013년 기준) 병원에서 성장촉진주사를 맞는데 월 100만원 정도씩 6~12개월을 맞아야 효과가 나타난다고 하므로 600만원~1,200만원 정도가 소요되는 것과 비교하여 볼 때 거의 무비용에 가까운 3만 원으로 키도 크고 평생 결핵을 예방할 수 있으므로(성장촉진주사에는 결핵예방 효과가 물론 없다)이 한 가지로만 토란연고를 사용하여도 엄청난 경비를 절약할 수 있다.

나의 아들은 키가 작아 유치원 때부터 중2 때까지 항상 반에서 1~2등으로 작았으나 중2 때 취침 전에 격일로 7회 토란연고를 무릎에 붙여주었더니 키가 부쩍부쩍 자라 대학 1학년 때(1999년)는 178cm까지 성장하였다. 당시 또래들의 평균 키(173cm 정도)보다 훨씬 컸다.

양·한방과 침술, 뜸, 자연건강법 등 모든 의학과 자연건강법에 정통하신 어느 목사님의 아들(중 2)도 목사님 자신의 비방과 함께 토란연고를 무릎에 붙여주었더니 약 10개월 사이에 3~4cm나 키가 자랐다고 한다. 나의 신대원 후배 되는 어느 여목사님은 토란연고를 친지에게 사용하게 하였더니 정말 얼굴이 희어졌다고 한다.

1) 혹과 티눈이 떨어져 나가다.

또 어느 남자집사님은 얼굴에 있던 조그만 혹이, 어떤 청년은 팔뚝에 난 콩알만 한 혹이 나 토란연고를 붙였더니 얼마 후 떨어져 나갔다.

나의 어머니 발가락에 난 티눈에 토란연고를 붙여드렸더니 10여 일 만에 떨어져 버렸다.

2) 누워서 꼼짝 못 하던 어머니가 완쾌되다.

나의 어머니가 65세 때쯤 눈길에 낙상하여 식물인간처럼 누워서 꼼짝하지 못하게 된 때가 있었다. 주위에서는 이렇게 위중한 상태이니 병원에 입원시켜야 한다고 성화였지만 물론 입원시키지 않고 집에서 치료하였다. 모든 염증과 통증과 충격받은 관절, 뼈 등에 효과가 큰 토란연고를 허리 부분에 매일 부착하여 드렸더니 나날이 상태가 좋아졌다. 한 달쯤 후의 어느 날, 일어나 걸으시는 어머니를 보고 모든 식구들이 얼마나 놀라며 감격스러워 했던지 모른다.

지금 생각해 보면 그때 병원에 입원시켰다 하더라도 집에서 치료한 것보다 더 빨리 치유되지도 않았을 것이라고 생각되며 무엇보다도 식구 중 한 사람이 병원에 입원하게 되면 치료비도 많이 들 뿐만 아니라 온 식구들이 간병을 하는 등 비상이 걸리고 큰 고통을 겪게 되는데 하나님께서 주신 귀한 하나님건강법 덕분에 병원치료비에 비하면 거의 무비용으로, 그리고 식구들이 별 고통 없이 어머니를 완치할 수 있었던 것이다.

3) 관절염 등 모든 염증과 통증에 효과

무엇보다도 토란연고는 모든 염증과 통증에 효과가 크다.

내가 장신대 신대원 1학년 때 나와 잘 알고 지내던 2학년 전도사의 모친되는 권사님이 10년 동안 잘 걷지 못할 정도의 무릎관절염을 토란연고로 1주일 만에 고치시고 야외예배에 참석하여 너무 기뻐 춤까지 추었다고 했다. 또 나와 같은 학년 전도사 모친과 장신대 구내식당에서 근무하던 어느 여집사도 오래된 무릎관절염을 토란연고로 1~2주 만에 고치셨다.

나의 아내도 오른쪽 허벅지와 골반 사이 부위의 통증이 심하여 쩔뚝쩔뚝 하며 잘 걷지도 못하게 된 경우가 있었는데, 취침 직전인 12시쯤 토란연고를 붙여주고 4시 반쯤 기상하여 새벽기도회에 나가려 부지런히 준비하던 중 자신도 모르는 사이에 이리 뛰고 저리 뛰는 아내를 발견하고 둘이 함께 크게 놀랐었다. 그날이 마침 어린이 주일인지라 주일학교 교사로 봉사하던 아내가 그날 오후 학교에 가서 어린이, 교사들과 함께 달리기 시합에 나가 운동장 주위를 힘껏 달리기까지 하였다.

4) 큰 고통을 수반한 담이 해소되다.

나도 물론 토란연고의 큰 효과를 체험한 적이 있다.

20여 년 전 실족하여 넘어지면서 앞가슴 부분이 돌에 부딪혀 담이 든 적이 있었다. 통증이 심해 파스를 사다 붙였더니 앞가슴과 목 부위에 좁쌀 같은 것이 수없이 돋아났다. 모든 통증과 염증에 토란연고가 특효가 있다는 것을 알면서도 버리는 러닝셔츠 같은 것을 구해다가 가슴과 목 부위까지 덮이는 크기로 자른 다음 그 위에 숟갈로 토란연고를 바른 후 그것을 환부에 붙이고 가장자리를 반창고로 붙여 떨어지지 않도록 하는 등의 일이 번거롭고 귀찮아 간단히 파스를 사다 붙였더니 그렇게 상반신에 옴 증상이 나타난 것이다. 그래서 피부병에는 냉온욕이 좋으므로 냉온욕을 매일 30분 이상 하였더니 옴 증상은 며칠만에 없어졌고 담은 토란연고를 붙였더니 2~3주 만에 완치되었다.

지금도 잊을 수 없는 것은 토란연고를 가슴 앞부분과 목 부위에 붙여야 하므로 나 자신이 붙일 수 없어 아들이나 아내가 붙여주어야 했는데 어쩌다 갈아붙여야 할 시간에 그들이 없어 갈아붙이지 못하면 통증이 얼마나 심하였는지 모른다. 마치 창끝이나 바늘로 콕콕 찌르는 것 같았다. 그러한 고통이 시간이 갈수록 심해져 숨도 제대로 쉬지 못하고 있을 때 아내나 아들이 구세주처럼 나타나 토란연고를 헝겊에 부지런히 도포하여 내 가슴에 붙여주면 바로 그 순간부터 환부가 시원해지면서 통증이 가라앉는 것이었다. 담이 그렇게 아픈 것임을 나는 그때 처음 알았고 토란연고가 그렇게 효과가 크다는 것을 나는 그때 다시 한 번 깨달았다.

그 후로는 우리 가족 중 누가 토란연고로 치료할 수 있는 병에 걸리면 번거롭고 귀찮더라도 파스 같은 간편한 약을 쓰지 않고 꼭 토란연고를 사용한다.

* 토란연고를 만드는 방법

껍질째 숯불로 털이 약간 탈 정도로 구워서 껍질을 벗긴 후 강판에 짓이긴 토란과 밀가루, 볶은 자연소금, 껍질 벗겨 짓이긴 생강을 각각 5:5:1:1 비율로 잘 섞어 반죽한다.

(한국자연건강회에서 실비 판매: 010-4827-0562 손기달 고문)

* 토란연고를 사용하는 방법

　버리는 러닝셔츠 같은 헝겊이나 종이 위에 토란연고를 숟가락으로 3mm 정도 두께로 발라 환부에 고약을 붙이듯이 붙인 후에 헝겊 가장자리에 반창고를 붙여 떨어지지 않도록 한다. 토란연고가 마르면 효과가 없으므로 갈아붙인다. 환부에 열이 나면 3, 4시간마다 갈아붙이고 열이 없으면 12시간 만에 갈아붙이는 것을 원칙으로 하되 보통 취침 전에 붙이고 아침에 떼어 낸다. 낮에 활동하는데 지장이 없다면 물론 낮에 붙여도 좋다. 토란연고를 환부에 붙인 다음 헝겊 위에 비닐로 싸 주면 이불이나 속옷이 젖지 아니하고 또 오랫동안 토란연고의 습기가 유지되어 좋다.

　토란연고를 붙인 다음 그 부분의 모관운동(눕거나 앉아서 손이나 발을 높이 들고 흔들어 주는 운동)을 해주면 효과가 훨씬 더 크다.

* 주의사항

　- 피부가 헐어서 가려울 때는 토란을 덜 구웠거나 피부가 약하기 때문이다. 그러므로 토란을 더 잘 굽든지 그 부분에 마그밀용액을 바르고 토란연고를 붙인 후에 붕대로 감아준다.

　- 토란연고찜질을 하면 환부가 붉게 부어오르는 수가 있는데 이는 효과가 나타나기 시작한 것을 의미하므로 걱정 말고 계속 행할 것이다.

　- 암 부위에 토란연고를 붙여주면 흰 거품 같은 것이 나오다가 암 덩어리(종양)가 붕괴된다.

　- 종기의 경우에는 구멍이 생기게 되는데 이때 피가 나올 때까지 짜 심을 빼고 나서 계속 토란연고를 붙인다.

　- 인후염의 경우 인후가 나쁜 쪽의 무릎이 나쁜 것이므로 이 부분을 찾아 토란연고를 붙이면 좋아진다. 무릎관절의 조금 위를 양쪽에

서 누를 때 아픈 쪽이 나쁜 부분이므로 손수건 크기의 헝겊에 토란연고를 발라 무릎관절 앞부분으로부터 넓적다리 쪽으로 감싸듯이 붙여 주면 낫게 된다.

* 토란연고의 효과

편도선염, 중이염, 맹장염, 근염, 관절염, 관절 삔 데, 류머티즘, 신경통, 동통, 치통, 어깨 뼈근함, 천식(가슴에 붙임), 종기, 육종, 암(피부암, 유방암), 혹, 티눈, 가시, 기미, 주근깨, 얼굴 희게 하기, 키 키우기 및 결핵 예방(남 14~15세 여 : 초경 무렵 격일로 취침 시 3~7회 무릎 부분에 붙임), 인후염(나쁜 쪽의 무릎관절 조금 위 전면에 붙임)에 효과가 있다.

붉은 사마귀나 백납병(피부의 흰 얼룩)의 경우에는 다음과 같이 한다.
① 엽록소(제작법은 후술) + 올리브유(감람유)
② 마그밀용액(약국에서 판매) + 올리브유
③ 토란연고이 3가지를 차례로 1주간씩 도포하기를 3회 반복한다.

(9) 엽록소와 엽록소올리브유

엽록소란 3종류 이상의 푸른 야채에서 잎의 맥을 떼어 낸 후 남은 부분을 절구 등에 넣어서 짓이긴 후 거기에 3배의 생수를 탄 것을 말하는데 이것은 내용(內用: 마시는 것)이다.

엽록소올리브유란 생수로 묽게 하지 않은 원액에 1:8~12의 비율로 올리브유나 올리브유가 없으면 깨기름 등을 타서 잘 휘저어 섞은 것을 말하는데 이것은 외용(外用 : 바르는 것)이다.

* 비율
① 남녀 성기질환에는 엽록소와 올리브유의 비율을 1:8로 한다.

② 항문질환에는 1:9로 한다.
③ 얼굴, 목, 허리 부위 이외의 피부병에는 1:10로 한다.
④ 목이나 허리의 피부병에는 1:11로 한다.
⑤ 얼굴의 피부병에는 1:12로 한다.

* **주의사항**
 – 여름에는 부패하기 쉬우므로 하루 치 정도만 만드는 것이 좋으며 여름 이외의 계절에는 1주일 치를 만든다.
 – 콧속에는 탈지면이나 솜 막대로 바르며 자궁내막염 등 여성의 질에 사용할 때는 곤약을 이용한다.
 – 내용의 경우 가령 인후염이나 편도선염 등에는 60g의 엽록소를 3배 묽게 생수를 섞어 입안을 가신 후 그대로 삼킨 다음 얼마 동안 음식물이나 물을 마시지 말 것, 벌꿀을 2~3방울 떨어뜨리면 삼키기가 쉽다.

* **엽록소와 엽록소올리브유의 효과**
 살균 및 각종 염증의 해소, 예컨대 남녀 성기의 염증성질환, 인후염, 편도선염, 비염, 습진 등 모든 피부병, 치질, 쉰 목소리, 기생충에 의한 복통, 딸꾹질, 여드름, 주근깨, 피부에 생긴 푸른색 또는 갈색 반점, 피부색을 희게 하는 것(취침 시 얇게 바르고 마른 후 취침), 점, 사마귀, 검은 사마귀, 인체의 문드러진 부분, 항문주위염 등에 유효하다.

(10) 복부된장찜질

* **효능 및 효과**
 숙변 배제, 복수, 뇌일혈, 중풍, 복막염, 늑막염, 폐결핵, 장결핵,

신장결핵, 결핵성복막염, 심장병, 신장병, 복부팽만, 장마비, 대장 카타르, 복부냉증, 사지냉증, 호흡곤란, 소변곤란(폐뇨), 만성변비, 만성위장병, 뇌일혈이나 중풍으로 인사불성시, 발열제증에 효능이 있다.

* 방법

  된장 한 공기를 뜨거운 물로 개어서 타월에 5~6mm 정도 바른 후 그 위에 거즈 2장을 얹어서 거즈 쪽이 배에 닿도록 대거나 뜨거운 물로 갠 된장을 넣은 천연섬유자루를 배 위에 놓고서 비닐로 덮은 후 전기핫백을 얹고서 계속 가열하며 4시간 이상 찜질한다.

  이때 배꼽을 지름 3cm 크기의 두꺼운 원형 종이나 반창고로 가리고 하되 배꼽을 중심에 두고 찜질을 하도록 한다. 찜질이 끝나면 관장을 하고 배가 아플 때에는 붕어운동을 한다. 이때 많은 배변이 있게 되는데 배변 후에는 미음을 먹어 관장을 채우도록 한다. 가정에서 만들어 여러 해 숙성시킨 된장이 좋으며 된장으로 할 때 피부가 허는 사람은 메밀범벅으로 하는데 메밀범벅은 한 홉(약 150g)의 메밀가루에 5g의 식염을 넣고 물을 조금 넣어 잘 갠 후에 뜨거운 물을 넣어 범벅을 만든다.

  복부된장찜질은 한 번으로 끝내는 수도 있지만 1주일이나 열흘 또는 그 이상 하는 수도 있다. 그런 때에는 할 적마다 술잔 하나 정도의 새 된장을 넣고 한다. 된장에서 나쁜 냄새가 나면 버리고 새 된장으로 할 것이다.

  늑막염 같은 경우는 가슴 겨자반죽찜질과 병행하면 늑막의 물이 빠진다. 뇌일혈이나 중풍으로 인사불성 시에도 복부된장찜질을 하면 기사회생한다.

(11) 금식(단식) 요법

1) 3일 금식으로 고질적인 위장병을 고치다.

내가 자연건강법을 만나기 전, 오래전(1979년)의 일이다.

직장에서 나와 동갑일 뿐 아니라 신입사원 교육 후부터 같은 부서에서 근무하게 되어 나와 각별하게 친해진 동료가 있었다. 그는 키도 크고 건강하게 보였으나 소화기관에 문제가 있었다. 음식을 제대로 소화 시키지 못하여 멀리하는 음식이 많았고 소화가 잘 되는 극히 제한된 음식만 가려 먹었다.

모래라도 능히 소화시킬 수 있는 한창 나이(당시 30세)에 음식을 마음껏 먹지 못 하니 항상 힘이 없어 보였다.

그러던 그가 어느 때부터인가 음식을 가리지 않고 마음껏 먹고 힘이 넘치는 것이었다. 웬일인가 물어보았더니 새해 연초 3일 연휴 때(양력 1월 3일부터 1월 3일까지, 당시는 양력 설 때 3일 연휴였음) 3일간 금식하였다는 것이다. 어느 한의사의 권유로 금식한 것인데 그렇게 하였더니 군대 가서 얻어 나온 오래된 위장병이 완치되었다는 것이다. 나는 그 말을 듣고 얼마나 웃었는지 모른다. 병이 나면 병원에 가거나 약을 먹을 일이지 그리고 영양가 있는 음식을 잘 먹어 고칠 일이지 굶어서 병을 고치다니, 그것도 3일씩이나, 그는 약 10년간 병원 치료도 하고 좋다는 약도 먹고 백방으로 노력하였으나 돈만 버리고 헛수고만 하였다면서 금식하면 만병이 치유된다고 하였다. 그러나 그때는 그가 아무리 그럴듯하게 설명해 줘도 나는 이해할 수가 없었다.

그로부터 몇 년 후, 나는 하나님의 귀한 선물인 자연건강법을 알게 되었고 자연건강법 중 만병을 최단기간 내에 고칠 수 있는 방법이 바로 금식(단식)요법이라는 것을 깨닫게 되었다. 얼마 후에는 나도 목의 질병과 극도의 신경쇠약 증상을 금식하며 기도하여 일순간에 고치는 놀라운 경험을 하게 되었다. (이에 대하여는 후에 상술함) 물론 이때는 후에 상술하는 바와 같이 성령께서 강하게 임하셨기 때문에 기적 같은 은혜를 체험하였지만 그 후로는 몸에 심각한 이상이 오면 증상에 따라 하루나 이틀 아니면 며칠 금식하며 기도했고 그러면 그때마다 하나님께서 속히 고쳐주셨다.

2) 몇 년 된 통풍을 6일 만에 고치다.

몇 년 동안 통풍으로 큰 고통을 당하던 이가 나의 아버지의 권유를 받고 3일간의 금식과 모관운동, 생야채즙 등으로 6일 만에 완치된 경우도 있었다.

금식(단식)요법은 모든 질병의 원인이 되는 숙변을 배제하고 체내의 노폐물을 해소하여 단기간 내에 만병을 치료하고 예방하는 방법이다.

금식을 하면 외부로부터의 영양공급이 끊어지므로 몸이 비상체제로 들어가게 된다. 그래서 몸에 저장되었던 영양분이나 과잉영양분이 몸의 활동에너지원으로 활용되어 소진될 뿐만 아니라 몸 안 구석구석에 끼어 있던 노폐물이 해소되어 몸 안의 대청소가 이루어지는 것이다. 특히 위장은 음식물이 들어오지 않으므로 수축되어 위확장이나 위하수 등의 위장병이 급속히 낫게 되며 장관도 수축되어 장벽에 붙어 있던 숙변이 떨어져 나가게 된다.

이와 같이 숙변이 없어지면 숙변 정체로 인한 장 마비로 길게 늘어났던 결장도 축소되어 정상화되고 장의 염전, 유착, 궤양 등도 모두 치유된다.

간장도 대개 비대 또는 경화되어 있으나 금식하면 과잉영양과 노폐물이 빠져나가 축소 또는 연화되어 정상으로 돌아온다.

혈액도 영양공급 중단으로 묽어져 유동성이 증가, 몸 구석구석까지 혈액 순환이 원활하게 되고 혈액량도 필요한 최소한도까지 감소하여 고혈압이 낮아지고 당뇨병도 낫게 된다.
 뿐만 아니라 글로스가 막히면 온갖 질병이 발생하는데 금식하면 막혔던 글로스가 뚫려 만병이 치유된다.
 브라우틀레 박사의 말대로 금식은 자연요법 중 가장 탁월한 방법 중의 하나요, 파라셀리우스의 말대로 금식을 하는 사람은 몸 안의 의사를 마음대로 부리는 사람이다.
 금식(단식)요법은 이와 같이 만병근치, 심신개조의 비법이지만 잘못하면 증상악화 또는 생명위험 내지 사망의 결과를 초래할 수 있다. 그래서 금식요법을 양날을 가진 칼이라고 하는 것이다
 금식할 때는 가장 권위를 인정받고 있는 금식법인 '서의학 단식법(서승조 저)'에 의거하거나 전문가의 지도를 받는 것이 안전하다.
 금식은 급속히 체질을 개선하고 심신을 개조하는 방법으로서 40대 이후에는 1년에 1주일 정도의 금식을 1~2회 하는 것이 좋다.
 개나 고양이는 병에 걸리거나 몸에 상처가 났을 때에는 아무리 맛있는 것을 주어도 절대로 먹지 않는다. 그러면 빨리 낫는다.
 사람도 병에 걸렸을 때나 부상당하였을 때는 금식하라는 창조주의 명령으로 알고 금식하면 빨리 낫게 된다. 영양을 보충하여야 한다면서 기름진 음식을 먹으면 오히려 병이 오래가고 상처도 더디 아문다.
 특히 기독교인이 금식하며 기도하면 질병 치료와 문제 해결에 조금 과장하면 백발백중의 효과가 있다.
 성경에 보면 하나님께서도 "내가 기뻐하는 금식은 흉악의 결박을 풀어 주며 멍에의 줄을 끌러 주며 압제당하는 자를 자유롭게 하며 모든 멍에를 꺾는 것이 아니겠느냐?(이사야서 58장 6절)"라고 말씀하셨다.

 * 금식(단식)의 방법(반드시 낫는 서식요법, p.99)
  - 금식의 준비 : 금식 중에는 회충 등 기생충이 뱃속을 몸부림치며

배 속의 장기들을 뚫고 다닐 우려가 있으므로 금식 전에 반드시 기생충을 구제하여야 한다.

　- **점감식(漸減食)** : 장관의 급격한 수축을 피하기 위하여 예정된 금식일수와 같은 일수 동안 식사량을 차츰 줄여가다가 본금식에 들어간다.

* 본금식

　정규의 금식은 약 1년에 걸쳐 남자는 2일, 4일, 6일, 8일, 8일을, 여자는 3일, 5일, 7일, 7일, 7일을 금식하되 각 금식일 사이에 40~60일의 간격을 둔다. 만일 그 이상의 간격이 필요할 때는 2일간 금식을 하면 이 간격을 2배까지 연장할 수 있다. 그러나 이 조치는 1회만 할 수 있다.

* 금식 시 주의사항

　- 금식 중에는 생수를 조금씩 자주 마실 것이다.(1일 2리터 이상)
　- 마그밀용액을 1일 2홉 정도 마시면 숙변이 쉽게 배출된다. 가급적 얇은 옷을 입고 온욕만 하지 말고 냉온욕을 할 것이다. 반드시 풍욕을 하여 몸 안에서 배출된 독소가 다시 몸에 흡수되지 않도록 한다.
　- 금식 중 장의 수축을 막기 위하여 1일 1회 500cc의 따뜻한 물로 관장을 할 것이다.
　- 매일 30~40분 이상의 산보 등 가벼운 운동을 한다.
　- 이를 닦거나 면도를 하지 말 것이다.
　- 금식은 건강할 때 하여 만병을 예방하는 것이 이상적이나 질병에 걸린 후 하게 되면 여러 가지 명현현상이 나타나는 수가 있다. 명현현상은 물도 마실 수 없고, 구토, 두통, 신경통, 류머티즘 등의 증상을 말하는데 이는 질병이 치유되는 과정에서 나타나는 증상이므로 참고

견디도록 하여야 한다.
 - 구토가 심하면 금식을 일단 중지하고 미음을 마시는 것이 안전하다.
 - 금식할 때 가장 주의해야 할 것은 금식이 끝난 후 회복식(점증식)을 잘해야 한다는 것이다. 회복식을 제대로 못 하면 목숨을 잃거나 후유증으로 평생 고생하게 된다.
 금식 후 회복식을 할 때 미음, 묽은 죽, 된 죽, 밥 등의 순서로 하되 금식 기간보다 더 오랫동안 할 것이다.
 금식을 잘못하면 가령 장의 급격한 수축으로 인한 장폐색, 장중첩 등의 위험성이 있다. 그래서 서승조 선생은 완전 금식 대신에 우무한 천 먹는 한천식요법을 권장한다. 우무는 영양가가 전연 없고 장을 채워 장의 수축을 막으므로 금식으로 인한 위험을 예방할 수 있다.

* 금식의 효과
 숙변 배제, 체질 개선, 회춘, 금식해서는 안 되는 경우 이외의 모든 질환이다.

* 금식해서는 안 되는 경우
 전혀 보이지 않는 안질, 오랫동안 앓고 있는 감금을 필요로 하는 광폭성의 중증의 정신병, 너무 나이 많은 노인이나 여윈 형의 노인, 상당히 진행된 여윈 형의 중증의 당뇨병, 만성신염의 말기 간암, 악화된 암, 진행성 폐결핵, 무력성체질, 위 십이지장 궤양, 고도의 위아토니나 위하수, 전혀 들리지 않는 귓병, 의지박약자, 어린아이, 몹시 쇠약한 사람(표준 체중보다 2할 이상 체중이 적은 사람), 간경변증의 말기, 중증의 매독, 부신피질 호르몬제의 장기사용자 등이다.

* 다이어트, 암, 당뇨, 치매 예방, 수명 연장 등에 큰 효과가 있는
  간헐적 단식에 대하여

SBS 스페셜은 2013년 1월 10일 방송된 끼니반란 1편에서 1일 1식 식사법으로 30대 동안 외모를 자랑하는 58세 의사, 나구모 요시노리(南雲吉則) 박사의 '1일 1식 건강미용법'에 관하여 방영, 폭발적 관심을 불러일으킨데 이어 1월 17일 방송된 '끼니반란' 2편에서는 '배부른 단식, IF의 비밀'이라는 제목으로 '간헐적 단식'을 소개하여 또 한 번 화제를 모았다.

미국의 한 의대교수의 연구결과를 보면, 공복유전자가 암 예방에 효과적이라고 하는데 간헐적 단식이란 일주일에 한두 번 이상은 16~24시간 정도 단식을 통해 배고픈 상태를 유지하는 것을 말한다.

이날 방송에는 간헐적 단식을 생활화하는 조경국(40세) 씨가 출연해 자신의 건강관리 비결을 공개했는데 특히 조씨는 튀김 음식과 치즈케이크 등 비만에 영향을 끼치는 음식을 섭취함에도 불구하고, 근육질의 몸매와 낮은 체지방률을 과시해 놀라움을 자아냈다.

조씨는 "점심을 먹는 날은 지난밤 7시 저녁을 먹은 이후 16시간 정도 단식을 하고(아침 금식), 점심을 먹지 않는 날에는 24시간 단식을 한다(아침, 점심 금식)"며 간헐적 단식을 설명했다.

(온라인중앙일보, 이데일리, 2013.3.18)

(12) 한천식(食) 요법(한천금식법)

금식요법이 효과가 탁월하나 힘이 들고 위험성이 크므로 이의 대용으로 창안된 것이 한천금식(한천식), 밀크금식, 미음금식, 과일주스(과즙)금식, 장국금식, 벌꿀금식, 녹즙금식, 생야채 이상즙(泥狀汁) 금식 등이다.

그러나 완전금식 외의 대용(편법) 금식요법들은 모두 완전금식의 70% 정도의 효과밖에 없지만 한천금식요법은 완전금식과 거의 같은 효과(97%)가 있으면서도 위험성은 전연 없다. 그러므로 완전금식요법의 효과를 수월하게 얻고자 하는 이는 금식기도 등 특별한 사유가 없는 한 이 방법을 실행하는 것이 좋다.

한천은 우무(우뭇가사리)를 물에 넣고 끓인 다음 식힌 것으로 영양가가 전무하므로 금식 중 이것을 먹으면 금식 효과를 얻을 수 있으면서도 점감식, 장수축, 점증식(회복식) 등 금식에 따르는 위험과 불편, 애로를 방지할 수 있다.

* 효능

최단기간 내에 숙변을 배제하고 병약한 체질을 건강한 체질로 개조하여 거의 모든 질환을 치유하고 예방하는데 지대한 효과가 있다.

* 방법

시판하는 4각의 장방형 우무한천은 약 7g 한 개를 2홉 정도의 물에 삶아서 1.5~1.8홉의 크기의 덩어리로 만든 다음 물 마그밀과 꿀을 각각 다음과 같은 양을 넣어 섞는다. 이것은 한 끼분으로 굳어진 후에는 먹기 어려운 경우가 있으므로 굳어지기 직전에(43도 정도인 때) 마셔서 장안에서 굳어지게 하는 게 좋다.

한천	물 마그밀	꿀	금식대용일수
1개	3g	27~30g	1일의 금식대용
1개	3g	22g	3일의 금식대용
1개	3g	15g	5~7일의 금식대용

* **주의사항**

① 위장질환자는 2주 만에 하루, 즉 15일째마다 하루를 한천식 하고, 동맥경화, 고혈압 환자는 1주 만에 하루, 즉 8일째마다 하루를 한천식을 행한다.

② 매일 한 번씩 미지근한 물로 관장하는 것이 좋다.

③ 온욕은 하지 말고 냉온욕을 할 것이다.

④ 실행일의 단위는 기상 시부터 취침 시까지를 1일로 한다. 1일의 반을 하거나 취침 시를 경계로 반일에 걸친다거나 하면 안 된다.

⑤ 먹는 양은 보통 때 먹는 밥의 양 정도(한천 2~3개)로 한다. 이보다 적으면 관장이 지탱되지 않는다.

⑥ 한천금식을 하다가 한천이 먹기 싫어져 완전금식으로 바꾸어 하였으면 보통의 금식의 회복기 동안 점증식을 하여야 한다.

⑦ 한천금식 후 회복식(점증식)을 할 필요가 없이 곧바로 보통 식사를 하여도 되지만 장기간의 한천금식을 하였을 때에는 안전을 위하여 짧은 기간의 회복식을 하는 것이 좋다.

⑧ 한천식으로 인하여 구토나 토기(1)가 일어날 때는 꿀을 조금 불에 덥혀 먹으면 낫는다.

⑨ 한천식을 만들 때 꿀과 마그밀수 이외에는 간장, 식초 등 어느 것도 넣어서는 안 된다.

⑩ 꿀 대신에 흑설탕을 넣으면 잘 굳어지지 않으므로 안 된다.

⑪ 한천의 냄새를 없애자면 좀 오랫동안 물에 불렸다가 한천식을 만들면 된다

⑫ 장관(腸管)이 가득 차지 않았을 때에는 뇌일혈의 우려가 있으므로 각탕법은 하지 말 것.

⑬ 꿀을 넣는 이유는 먹기 좋게 하기 위함보다는 굶주린 세균을 끌어들여 한천에 싸서 몸 밖으로 내보내기 위한 것이다.

(13) 관장법(灌腸法, 세장법〈洗腸法〉)

＊ 효능

　장 안을 청소하여 독소를 중화하며 대장으로부터 조직에 수분을 공급하며 변통을 촉진하여 속히 배변하게 한다.
　어린이가 갑자기 기운을 잃고 자리에 누울 때 관장을 하여 배변하게 하면 속히 회복된다.
　열이 날 때나 뇌일혈, 중풍 등으로 발작 시, 일사병, 뇌염 등의 경우 우선 관장하여 배변하게 하면 그 후의 경과가 순조롭게 된다.
　금식(단식) 중에도 1일 1회의 관장을 할 것이다.
장 속을 대청소하여 의식불명 또는 중태에 빠진 환자를 소생하게 하는 관장법(세장법)은 모든 사람이 꼭 알아두어야 하는 만병통치법이다.

＊ 방법

　생수에 더운물을 섞어 섭씨 26~27℃로 만든 물을 쓰되 증류수나 끓였다 식힌 물, 불로 가열하여 26~27℃로 만든 물 등을 쓰면 안 된다.
　어른에게 관장할 때는 500cc나 1,000cc의 관장기(세장기, 〈洗腸器〉, irrigator)를, 어린이에게는 30cc나 50cc의 스포이트나 유리로 만든 펌프형 관장기를 사용하면 좋다.
　마그밀수가 있으면 1,000cc에 10cc, 즉 100배의 용액으로 한다.
　항문과 관장기 끝에는 와셀린이나 포마드, 동백나무기름 등을 탈지면에 찍어 바른다.
　어린이는 하늘을 향하여 똑바로 누운 자세로 하고, 어른은 오른쪽을 아래로 하여 옆으로 누워 다리를 굽힌 자세로 한다.
　관장을 행하는 자는 환자의 뒤에 앉아서 관장기의 끝을 항문에 조용히 밀어 넣는다. 유리관장기는 가는 끝을 전부, 기타의 경우 어른은 4~5cm, 어린이는 3cm를 밀어 넣는다.

이때 환자는 입을 벌리고 배에 힘을 뺀다.

조용히 관장액을 주입하되 1년 미만의 젖먹이는 30~60cc, 1년 이상 3년 미만의 어린이는 100~300cc, 어른은 500~1,000cc의 액을 주입한다.

의식불명의 환자에게 많은 양의 액을 주입하면 장이 터지는 수가 있으니 이런 경우에는 기름을 항문에 발라 넣는 정도로 한다.

주입하는 중에 변의가 심하게 일어날 때에는 변의가 가라앉기를 기다렸다가 다시 하되 변의가 계속될 때에는 중지한다.

주입이 끝나면 지금까지와는 반대로 왼쪽을 아래로 하여 옆으로 눕고 8~15분간 항문을 누르고 참는다. 이때 배를 조용히 원형으로 쓸어주는 것이 좋다. 그리고 나서 화장실에 가게 하거나 변기로 받아낸다. 이때 아무것도 나오지 않는 수가 있는데 이는 장에 흡수되었기 때문이므로 염려할 필요가 없다.

* **주의사항**

- 관장은 편리한 배변수단이지만 함부로 하지 말 것이다.

주입은 아주 서서히 하되 관장기의 높이는 50~100cm로 하며 어린이일 수록 낮게 한다.

- 관장액은 대부분 생수이어야 하며 끓였다 식힌 물이나 증류수, 살균수 등은 유해하다.

(14) 계단요법

'생활 속 헬스장' 계단을 두 칸 오르면 8초 더 살며 1주일에 20층

이상 오르면 심근경색으로 인한 사망 위험이 20%나 감소된다고 한다. 뿐만 아니라 공짜 보약, 계단 오르기를 평상시에 습관화하면 근육량이 늘어 기초대사량이 증가, 많이 먹어도 살이 안 찌는 체질로 바뀌며 퇴행성 관절염 예방 효과도 있다고 한다.(건강한 삶 9988(99세까지 팔팔하게 삽시다) 프로젝트 - 허리둘레 5cm 줄이자)

계단요법은 계단 오르기 운동으로 심장을 건강하게 하는 방법으로 심장판막증, 호흡곤란, 심계항진(불규칙하거나 빠른 심장 박동이 느껴지는 증상 : 가슴이 두근거리는 증상) 등을 고쳐주는 요법이다.

앞서 심장 수술을 받아야 하는 심장병을 수술받지 않고 고치신 목사님께 내가 권유한 것 중에 2대 생수(생수와 오줌) 치료법과 손발흔들기운동(모관운동) 외에 바로 이 계단요법을 권유하여 수술 없이 고치신 것이다.

심장질환뿐만 아니라 뇌졸중으로 쓰러져 처음 병원에 실려가서부터 10년 동안의 처절한 투병 끝에 중풍재활에 성공한 우재구씨(뇌졸중 치료, 등산이 으뜸이다〈석필, 2005.12.05〉의 저자)가 투병 중 행하였던 요법 중에 등산이 가장 효과가 컸다고 하므로 중풍 환자도 등산과 비슷한 효과가 있으면서 하기가 한결 수월한 계단요법을 힐링 코드(본인 스스로 할 수 없으면 가족이 해줄 것)와 2대 생수요법, 현미잡곡밥, 생야채식 등과 함께 행하면 큰 효과를 얻을 수 있을 것이다. 거의 전신불수에 가까운 중풍 환자가 이를 악물고 합기도를 하여 완전히 정상으로 회복된 사례가 있다고 하는데 이런 환자가 합기도를 하는 것보다 집에서 계단 오르내리기를 하는 것이 여러모로 훨씬 쉬울 것이므로 한 번 시도해 보시기 바란다.

* **방법**

가령 4계단을 올라갔을 때 숨이 차면 40분 정도 쉬었다가 또 4계단을 올라가 40분 쉬는 것을 반복하다가 4계단 오를 때 숨이 차는 증상이 없어지게 되면 5계단으로 올리고 5계단도 숨이 차지 않게 되면 6계단으로 올리는 식으로 하여 1층부터 4층까지 숨이 차지 않고 잘 올라가게 되면 심장판막증이 완치된 것이다.

걷는 것과 등산이 건강에 좋다는 것은 주지의 사실인데 이 두 가지 운동의 장점을 가진 것이 계단을 오르는 계단요법이다. 평상시 웬만한 거리는 걸어 다니고 고층 건물에 드나들 때 급하지 않으면 엘리베이터나 에스컬레이터를 이용하지 않고 계단으로 걸어 다니면 큰 건강 효과를 얻을 수 있다.

(15) 발목온냉욕(발목교호욕, 족탕법)

* **효능**

요독증, 복막염, 방광염, 자궁내막염, 장염, 무좀, 동상, 초기 감기 등의 예방과 치유에 효과가 있다.

* **방법**

대야 둘에 각각 온수(섭씨 40~43도)와 냉수(섭씨 14~15도)를 준비한 후 복사뼈 까지의 두 발을 1분씩 교대로 담그되 온→냉→온→냉→온→냉의 순서로 온냉 각각 3회씩 6분간 담근다. 꼭 온수에서 시작하여 냉수로 끝내되 온수에서 냉수로, 냉수에서 온수로 옮길 때 발의 물을 대충 닦고서 옮긴다.

무좀이나 동상의 경우에는 30~90분간 행할 것이다.

2. 2대 생수치료법 (생수건강법+요료법)

* 오줌연구로 80세에 학위를 받으신 박사님

 2004년 2월 20일, 꿈같은 나이 80세에 박사학위를 받은 그것도 오줌으로 받아서 화제가 되었던 분이 있다. 그는 14년간의 오줌건강법으로 자신의 무좀, 기침, 해소, 건성피부, 충치, 치주염, 복부비만, 부상, 검버섯, 백발과 아내의 불면증, 식욕부진 등 여러 가지 심신의 이상을 해결하고 각급 학교와 기업체, 사회단체, 복지회관, 경로대학 출강, 방송출연 등 건강전도사로 활약하다가 오줌건강법의 과학적 근거가 부족하여 애로를 겪던 중 각고의 노력 끝에 누구도 부정할 수 없는 과학적 근거를 마련한 것이다.

 박사학위 논문의 제목은 '요료법이 고혈압과 혈청지질에 미치는 영향'인데, 논문에서 고혈압 환자 9명에 대한 6개월의 임상시험 결과 참가자 체중은 평균 3kg(58.1±10.01kg→55.7±9.92kg) 가량 감소했다.

 혈압은 평균 수축기혈압은 28mmHg(157.8±23.5mmHg→129.1±18.6mmHg), 이완기혈압은 13mmHg(85.6±10.1mmHg→72.9±8.7mmHg) 가량 낮아졌으며 혈청지질성분 검사결과 고혈압군에서 중성지방과 콜레스테롤이 감소한 것으로 나타난 반면 정상혈압군 5명에게선 변화가 없었음이 밝혀졌다.

 더불어 요료법 시행이 혈청요소질소(BUN)와 크레아티닌(Creatinine, 염기성물질)에 미치는 영향을 조사한 결과 증가현상이 없어 인체에 해로움이 없음이 입증됐다.

 소변이 혈압을 떨어뜨릴 수 있는 이유는 "기존 연구에서 오줌에는 유로키나아제(Urokinase)라는 혈액용해물질이 통상 30~80mg/L 함유돼 있는 걸로 밝혀졌는데 이것이 혈액의 흐름을 좋게 해서 혈압강하에 영향을 미친 것으로 판단된다"고 그는 설명한다.

그는 자신의 논문에서 밝혀진 것처럼 오줌이 고혈압에만 효과가 있는 것이 아니라 만병의 치유, 예방에도 과학적인 효과가 있음을 강조한다.

"최근 독일과 일본은 물론이고 영국, 프랑스, 한국 등 세계 각국의 의사 수십 명이 요료법으로 임상치료한 경험을 모아 책으로 출간했습니다. 1999년 독일에서 제2차 세계요료법학술대회가 개최됐는데, 세계 각국의 의사와 과학자 수백 명이 참가하여 참가자들이 직접 체험한 암 치료에서부터 수많은 질병 치료 사례가 소개됐습니다.

가톨릭의대 이철 교수는 요료법을 시행한 지 10년 됐습니다. 내과의인 이미영 박사는 「의사가 권하는 요료법」이란 책을 펴냈지요. 또 일본의 산부인과 의사 히라오카 슈이치씨는 자신의 화농성 척수염을 요료법으로 고쳤다고 세계요료법학술대회에서 발표했습니다.

1차 학술대회 때는 요료법의 선구자로 불리며 기초를 세운 영국 태생의 내과전문의 암스트롱이 1925년부터 1944년까지 암, 폐결핵 등으로 고생하는 4만 명의 환자를 요료법으로 치료했다는 보고가 있었습니다. 뿐만 아니라 1940년대 독일 의사들은 홍역을 앓는 어린이들에게 오줌을 처방했습니다.

전 세계적으로 요료법과 관련해 연구 또는 책을 저술하거나 환자 치료 경험담을 발표한 의사가 많은데 현대의학 분야에서 이처럼 적극적으로 참여하는 사람이 많다는 건 요료법의 과학적 효과를 방증하는 것입니다."

그에 의하면 일본, 독일 등지에서는 요료법으로 온갖 질환자를 치료하는 의사가 많은데 이들은 오줌에 인체에 필요한 각종 비타민과 호르몬, 효소, 항바이러스 물질과 나트륨, 철분, 요오드, 칼슘 등 무기질 등을 포함해 200여 가지에 이르는 유익한 성분이 들어있어서 오줌을 '기적의 생명수'라고 부르며 독일에서는 라디오 방송에서 요료법에 대해 강의를 하고 초등학교에서부터 요료법에 대해 가르친다고 한다.

* 가장 무서운 암 컵스(원발부위 불명 암)도 두려워할 필요가 없다.
  환자의 27%가 평균 2년간 생존, 나머지는 6~9개월 만에 사망

　암 환자의 4~6%(한국 4.7%)에 이르는 컵스(Cancer of Unknown Primary Site, 원발부위 불명 암, 떠돌이 암) 환자의 생존기간이다.(국민일보 2015.7.18) 암이 발생한 곳에서 신체의 다른 곳으로 퍼져 나가는, 둥지를 바꾼 전이암의 일종으로서 최초의 발생 부위를 몰라 특질을 파악하기가 힘들고 대부분 조직검사로도 특성이 확인 안 돼 효과적인 치료가 어려워 생존율이 그렇게 낮은 병이 바로 컵스이다.

　위암, 폐암, 유방암처럼 이름도 못 붙이는 이 암이 암중에 가장 치료율이 낮고 병중에 가장 무서운 병이 아닌가 싶다.

　그러나 조금도 두려워 할 필요가 없다.

　세계 제1의 장수국가를 만든 일본의 명의들을 비롯한 세계 각국의 명의들이 '신(하나님)이 주신 최고의 선물'이라고 극찬하는 2대 생수건강법(생수요법+요료법〈오줌건강법〉)이 있기 때문이다.

* 모든 질병의 예방약

　오줌에는 항암 성분과 온갖 질병의 치료 성분이 들어 있고 각 사람의 질병에 맞는 치료물질이 들어 있다. 그래서 컵스 환자는 물론 어떤 환자이든지 자기 오줌을 마시면 위와 같은 치료성분들이 머리끝부터 발끝까지 분포되어 있는 혈관을 타고 다니며 체내의 모든 질병을 퇴치하여 주는 것이다.

　그래서 컵스(떠돌이 암)도 두려워할 것이 없다는 것이다.

　무슨 병이든지 환자가 마시면 치유되고 건강한 사람이 마시면 모든

병이 예방된다.

그래서 예방주사도 맞을 필요가 없다. 자연건강법을 실천한 지 40년, 2대 생수건강법을 실천한 지 23년째인 오늘까지(33세 때부터 73세인 지금까지) 나와 아내는 예방주사를 맞은 일이 없지만 한 번도 잘못된 일이 없고 오히려 병원에 자주 출입하며 예방주사도 맞고 하던 때보다(20대 때보다) 지금이 훨씬 더 건강하고 쌩쌩하다.

곤도 마코토 박사의 「의사에게 살해당하지 않는 47가지 방법」, 「약에게 살해당하지 않는 47가지 방법」에 보면 독감백신을 비롯한 예방주사를 맞지 말라고 강력히 권고하는데 그 이유는 예방접종으로 인한 사망, 실명, 장애 등의 심각한 부작용은 많이 보고되었지만, 질병의 예방 효과가 확실하게 입증된 사례는 없기 때문이다.

암이 두려운가? 컵스가 두려운가?

독감이 두려운가? 메르스가 두려운가?

치매가 두려운가?

코로나19가 두려운가?

부작용은 전혀 없고 강력한 효과만 나타나는 최고의 항암제, 최고의 예방약, 최고의 보약인 2대 생수(물과 오줌)를 마셔라.

마시기 어렵다고? 천만에! 조금도 어렵지 않다. 아주 쉽다. 물 마시기만큼 쉽다. 이에 대하여는 후에 상술한다.

* 오줌으로 여러 질병을 고치신 전도사님 내외

내가 잠실교회수련원 원목으로 시무하고 있을 때의 이야기이다.

나도 회원인 교역자회수련회가 우리 수련원에서 열렸는데 내가 틈을 보아서 참석자들에게 오줌건강법에 대하여 언급하였더니 어느 회원(장신대 신대원 재학 중인 남자전도사)이 내 말을 거들면서 하는 말이 자기 아내가 몇 가지 질병으로 오랫동안 고통을 당하다가 오줌으로 간단히 고친 일을 계기로 자기도 오줌을 매일 마시고 있다면서 상의 안주머니에서 접혀 있는 종이컵 하나를 꺼내 보이며 "조금 전에도 화장실에 들어가 한 컵 마시고 왔습니다!"라고 말하여 좌중을 한바탕 웃겼다.

그는 "오줌으로 머리를 감았더니 비듬도 없어지고 머릿결이 부드러워져 얼마나 좋은지 모릅니다. 저는 오줌으로 매일 머리를 감고 물로 헹구지도 않는데 냄새가 나지 않아 몇 년째 아무도 모릅니다. 오줌은 하나님이 주신 정말 좋은 선물입니다"라며 나보다도 더 적극적으로 오줌건강법을 권유하였다.

그때 참석하셨던 연만하신 교역자 회장 사모님도 증언하기를 옛날에 주방용 고무장갑이 나오기 전에 김장을 할 때 맨손으로 하였는데, 김장이 끝나면 손에 눈에 보이지 않는 상처가 많이 나서 근질근질하고 아주 고통스러울 때 오줌으로 손을 씻으면 그 자리에서 상처가 아물어 시원해지더라면서 오줌은 상처치유에도 빠른 효과가 있다고 하였다.

* 귀에서 피고름이 나는 귓병과 자궁근종과 심한 동상을 고치다.

내가 오줌건강법을 시작한지 1년쯤 되는 2001년의 어느 날, 아내의 귀에서 피고름이 나오는 것이었다.

그 원인은 알 수 없었지만 오줌을 귀에 넣으면 귀의 병이 낫고, 눈에 넣으면 눈의 병이 낫고, 코에 넣으면 코의 병이 낫고, 입에 넣으면 (양치 또는 잇몸마사지) 입의 병이 낫는다는 것을 잘 알고 있던 나는 즉시 오줌을 면봉으로 귀에 넣으라고 하였다.

아내가 그대로 몇 번 하였더니 그날로 피고름이 멈추고 22년이 지난 지금(2023년 2월)까지 아무 이상이 없다.

그리고 앞(개구리운동 항목)에서 아내가 수술하지 않고 자궁근종을 2시간 만에 고쳤다고 하였는데, 그때 개구리운동(합장합척운동)과 함께 2대 생수요법(물과 오줌마시기)을 병행하여 치료하였다. 오줌요법 책에 보면 오줌 마시는 것만으로도 자궁근종을 완치하였다고 하는 이들도 있다.

유난히 추웠던 2012년 겨울, 우리도 평생 가장 춥게 지내야 하였다. 결국 아내가 발에 동상이 걸렸다.

나는 아내가 동상에 걸렸다는 말을 들으면서도 대수롭지 않게 생각하고 곧 나으려니 하며 내버려두었다.

1~2주쯤 지나 신문에서 어느 산악인이 등산을 하다가 동상에 걸려 열 손가락을 다 잘라야 했는데 그런 몸으로 또 히말라야의 어느 고봉을 정복하였다는 기사를 읽었다. 그 다음 날 밤에 아내가 울상을 하고 발가락에 동상이 심해 발가락 3개를 잘라야 할지도 모른다고 하는 것이었다.

나는 깜짝 놀라 오늘부터 발을 오줌에 30분 이상 담그면 꼭 나을 터이니 걱정하지 말고 그렇게 하라고 하였다. 아내는 그날부터 매일 저녁 식사 후 발을 오줌에 담그고 신문이나 TV를 보면서 1~2시간 있었더니 3주 만에 완치되었다. 11년이 지난 지금(2023년 2월)까지 아무 이상이 없다.

*** 습진과 자상, 동상, 화상 등 모든 상처 회복에 빠른 효과**

나도 오줌으로 치유 효과를 본 경우가 몇 번 있다. 다른 곳에서 언급한 경우도 있거니와 그 외의 경우를 말하면 다음과 같다.

오랫동안 전기면도기로 면도하다가 얼마 전에 고장이 나서 아침에 일회용면도기를 사용하다 입술 아래 1cm 정도 베임 상처(자상)가 났으나 즉시 3~4일 된 오줌(매일 전신마사지하는 오줌)을 충분히 바른 다음 1~2시간 또는 2~3시간 간격으로 여러 번 발랐더니 저녁때쯤 거의 다 아물어 저녁 세수할 때에 아무 불편이 없었다.

그 후로는 면도 후엔 반드시 면도한 부위에 오줌을 발라주는데 그러면 면도 중 생겨 피가 흐르는 상처나 눈에 보이지 않는 상처가 속히 치유된다.

2015년 8월 초, 한창 무더웠던 중복더위에 하루 종일 온몸에 물을 끼얹으며 더위와 싸우는 동안 어느 날 양쪽 사타구니가 쓰리고 아파서 살펴보니 가래토시(사타구니에 발생하는 습진성 피부병)가 생겨 심한 통증을 주고 있는 것이었다. 다음 날부터 아침에 냉온욕 후 오줌마사지를 할 때마다 특히 그 부위를 집중적으로 오줌을 발라주었더니 2~3일 만에 완치되었다.

* 수술 후 통증 해소 및 회복에도 큰 효과

수술후 통증 해소 및 회복에도 놀라운 효과가 있다. 여러 해전에 목욕탕에서 우연히 만난 60대의 건장한 노인의 증언에 의하면 그는 전에 병원에 입원한 적이 있었는데 그때 옆의 병상의 환자가 수술 후 통증으로 큰 고통 중 어느 문병객의 권유로 오줌을 마셨더니 통증이 그날로 없어지고 수술 후 상처도 급속히 아무는 것을 본 후부터 자기도 오줌을 마셔 속히 건강을 회복하고 퇴원할 수 있었으며 그 이후 오늘까지 계속 오줌을 열심히 마시고 있다고 하였다.

이와 같이 습진과 면도 상처, 동상, 화상, 수술 후 통증 해소 및 회복 등 모든 상처를 빨리 치유하는 효과가 있다.

앞에서 23차례 항암치료를 받은 끝의 극심한 전신고통과 불면증과 거식증에서 오줌을 마시기 시작한 그날로부터 해방되신 권사님과 오줌 등 몇 가지 방법으로 심장 수술을 안 하고 심장병을 고친 목사님과 속병을 고친 몽골인들의 사례를 언급하였는데, 이외에 또 어떤 사례, 어떤 효과가 있는지 그 과학적인 근거는 무엇인지 등에 대하여 알아보도록 한다.

하나님이 인간에게 주신 생수가 3가지가 있는데 물, 양수, 오줌이 그것이다. 이 중에서 오줌으로 질병을 치료하는 것을 요료법, 생수와 오줌으로 질병을 치료하는 것을 2대 생수치료법이라고 한다.

앞에서도 말하였거니와 '만병통치의 영약'인 생수를 많이 마시면 많은 질병을 예방, 치료할 수 있으며 여기에 오줌까지 마시면 정말 거의 모든 질병을 다 예방, 치료할 수 있다.

혈액이 탁해질 때 머리끝부터 발끝까지 온갖 병이 생기는데 깨끗한 물을 많이 마시면 혈액이 맑아지면서 온갖 병이 낫게 되며 오줌도 맑아진다. 오줌이 물처럼 맑아지면 오줌을 마시는 것이 물 마시는 것과 같이 쉬워지는 데 물과 오줌을 많이 마시면 문자 그대로 만병통치의 놀라운 효과가 있다. 그래서 큰 서점의 건강서적 코너에 가보면 요료법(오줌건강법)에 관한 책들이 많이 나와 있는데 그 대부분이 '기적의'「기적을 가져오는」'놀라운' 등의 형용사를 책 제목에 사용하는 것을 볼 수 있다.

* '신이 준 최고의 선물!'
  '하나님께서 주신 복음과 힐링 코드 외의 최고의 선물!'

일본을 세계 제1의 장수국가로 만든 세계 제1의 명의 일본 의사들로부터 '신(하나님)이 준 최고의 선물'이라는 극찬을 받고 있는 오줌건강법은 5,000년의 역사를 자랑하는 뿌리 깊은 건강법이며, 현대의학으로 고치지 못하는 거의 모든 질병을 쉽게 고쳐 주는 첨단의학 중에서도 가장 효과가 좋은 최첨단의학이다.

그래서 다음과 같이 세계 각국의 의사, 성직자 및 저명인사들과 일본의 천만 명, 독일의 오백만 명 등 수준 높고 앞서가는 이들이 요료법을 실천하며 추천하고 있는 것이다. (오줌을 마시자, 강국희 저, p.56 이하)

* 오줌건강법을 실천하는 한국과 세계 각국의 저명인사들

일본의 나까오, 사노 히가시하라, 하야가스 등의 많은 의사들과 미국 의사 비트리스 바넷 의학박사 및 자연요법학 박사, 스웨덴 의사 콕크 박사, 인도 의사 그레고리안 박사, 영국 암스트롱 내과전문의, 존슨 미국 전대통령, 후꾸다 전 일본 수상, 데사이 전 인도 수상, 키신저 박사(전 미국무장관), 가톨릭의대 강남성모병원 신경정신과 교수 이철 박사, 이영미 내과전문의(미국 의사시험 합격, 미국 의사), 서울의 모 종합병원 치과과장 김기영 박사, 성대약대 이병무 교수, 성대 식품생명학과 교수 강국희 박사, 김용태 약사, 배은선 인하한의원장(한국자연건강회 고문), 박태홍 동심한의원장(부산), 최필선 한의원장(서울 대치동), 복음치유선교회 손철규 목사, 서울 홍릉교회 한영철 목사, 마산 회원 천주교회 김치규 주임신부, 인천 용화사주지 송담 승려, 건국대 총장 맹원재 박사, 서울여대 명예교수 겸 한국학술원 회원 김상순 박사, 숙대 이학박사 장윤경 교수, 생명공학연구소 민태석 박사, 한양대 사회과학대학장 손대현 교수, 제주대 농대학장 강순선 교수, 이대 행정학과 김용서 교수, 진주산업대 및 통일 연수원 강계주 교수 등이 그들이다. 양귀비도 요를 마시고 요로 목욕까지 했다고 하며 클레오파트라도 오줌건강법을 행하였다고 한다.

* 수천 명의 말기 암 환자를 오줌으로 완치하다.

암스트롱이라는 영국의 내과전문의는 그가 쓴 「생명의 물(Water of Life)」이라는 책에서 말기 암 환자들을 '생명의 물'로 수천 명이나 고쳤다고 증언하는데 이 '생명의 물'은 다름 아닌 오줌이다.

요료법에 관한 역사적 문헌을 보면 이미 5,000여 년 전의 힌두교 경전에 이에 관한 언급이 있으며 불경과 허준의 동의보감에도 오줌이 질병 치료에 효과가 있다고 적혀 있다.(이에 대해서는 후에 상술한다) 그래

서 불교의 스님들은 옛날부터 부란약(오줌을 3~4일 이상 가급적 오래 묵힌 것)으로 온갖 질병을 고쳐 왔다.

성경에도 원어로 보면 이에 관한 구절이 있다. 잠언 5:16~18에 보면 '네 샘물을 밖에 버리지 말고 네가 마셔라'는 구절을 '네 오줌을 버리지 말고 네가 마셔라'고 해석할 수도 있다고 감신대 원세호 구약 교수는 그의 강해서에서 밝히고 있다.

* **오줌은 깨끗한 것이다.**

오줌건강법을 연구하며 전하는 의학박사 또는 의사, 한의사, 약사들이 강조하는 말이다.

오줌은 더러운 것이 아니다.

내가 어느 약사 성도에게 들은 말이다.

"오줌은 정수기로 여과한 물보다 더 깨끗할 수밖에 없습니다. 정수기로 거른 물은 사람이 만든 기계로 거른 것이지만, 오줌은 전지전능하신 하나님이 만드신 정수기(콩팥 : 신장)로 여과한 물이기 때문입니다."

오줌을 마시는 사람을 더러운 사람, 냄새 나는 사람이라고 말하지 마라. 오줌 마시는 사람은 이와 같이 보통 물보다 더 깨끗한 물을 마시기 때문이다. 또 오줌 마시는 사람은 오줌을 쉽게 마시기 위하여 물을 많이 마실 뿐 아니라(물을 많이 마시지 않는 사람은 오줌에서 심한 악취가 나서 한 모금도 마시지 못한다) 대개 과일과 야채를 많이 먹기 때문에 그의 오줌 맛이 물과 같거나 소금을 조금 탄 식염수나 포카리 스웨트와 같으며 과일이나 야채를 먹고 난 얼마 후 오줌을 마시면 오줌에서 과일 향이나 풋풋한 야채 향이 난다. 물과 같은 오줌 또는 과일 향이 나는 오줌이 몸속에 들어 있는 사람, 물을 많이 마셔 맑은 혈액과 체액이 온몸에 가득 들어 있는 사람과 악취 나는 오줌, 탁한 혈액과 체액이 온몸에 가득 들어 있는 사람, 그래서 오줌을 못 마시는 사람 둘 중에 누가 더 깨끗한가? 누구에게서 더 향기가 날까?

 * **오줌은 최고의 보약이며 치료제, 미용제이다.**

　오줌은 아주 깨끗한 것일 뿐 아니라 사람의 몸과 마음, 정신의 병을 고치는 만병통치약이다. 그래서 오줌을 마시면 속의 병이 낫고 피부에 바르면 피부병이 나으며(나병이 나은 사람도 있다.) 눈에 넣으면 눈의 병이 치유되며(10년 이상 한쪽 눈이 거의 안 보이던 사람이 오줌을 눈에 넣기 시작한 지 한 달 만에 보게 된 경우도 있다. 95세인데도 좋은 눈을 자랑하는 어느 할머니의 비결은 아침마다 오줌을 눈에 넣는데 있다고 한다.) 10년 이상 한쪽 귀가 안 들렸던 사람이 오줌을 귀에 넣기 시작한 지 한 달 만에 귀가 들려 병원에서 검진하여 보니 10여년 전에 찢어졌던 고막이 회복되어 있었다. 코에 넣어 입으로 내뱉거나 목으로 넘기면 코의 병이 낫고, 입에 넣어 양치질하면 입의 병이 낫는다.(오래된 풍치가 나은 사람이 있다)

　10년, 20년 된 우울증, 불면증이 하루만이나 며칠 만에 나은 이도 있다. 오줌으로 그 외의 정신질환을 고친 사람도 많다.

　이와 같이 오줌은 모든 질병의 치료제, 예방제일 뿐만 아니라 최고의 보약이며 최고의 미용제이다. 오줌을 마시고 오줌으로 마사지하면 얼굴에 화색이 돌고 피부와 머리카락에 윤이 나며 주름살이 없어지고 빠진 머리가 나며 흰 머리가 검게 변한다.

　나는 어렸을 때부터 몸이 약하여 위와 심장의 쇠약, 부정맥, 신경과민, 빈혈 등으로 고통을 겪었고 얼굴도 항상 창백하였다. 40년 전 자연건강법을 만나게 되면서 모든 질병이 떠나고 건강하게 되었으나 얼굴은 여전히 창백하여 "어디 아프냐?"는 말을 종종 들었다. 그런데 23년 전(2000년)에 오줌 음용과 오줌마사지를 시작한 얼마(1~2주) 후부터는 "안색이 좋다"는 말을 종종 듣는다. 어떤 때는 이를 닦거나 세수를 하다가 술을 마신 것이 아닌가 하는 생각이 들 정도로 홍조를 띤 얼굴을 보며 혼자 감탄하기도 한다. 어느 여집사는 오랫동안 신경쇠약으로 복용해 왔던 부작용으로 피부와 머리카락이 거칠어지고 머리카락이 빠지며 불면증, 위장병 등으로 고통을 받았으나 오줌을 마시고부터 갑자기 예뻐졌다는 말을 많이 듣게 되었는데, 이는 얼굴에 화색이 돌고 피부와 머리카락에 광택이 나며 탈모증이 나아서 머리숱이 많아지고 불면증, 위장병 등 모든 질환이 급속히 치유되었기 때문이다.

* 사형선고 받은 아기가 오줌으로 살아나 목사가 되다.

몇 년 전, 노회(목사, 장로회의)에 참석하였을 때의 일이다.

점심시간에 신대원 동기목사와 식사 후 차를 마시면서 오줌건강법에 대하여 조용히 말하고 있던 중 앞좌석에 앉아 있던 낯선 목사가 빙긋이 웃으며 무슨 이야기를 하느냐고 묻는 것이었다.

내가 오줌건강법에 대하여 말하는 것을 엿듣고 묻는 것임을 직감한 나는 오줌건겅법에 대하여 말하고 있다고 웃으며 실토하였다. 그러자 그는 내가 바로 오줌 때문에 다 죽어가다가 살아난 사람이라고 하면서 다음과 같이 말하는 것이었다.

그가 어렸을 때 홍역을 40일간이나 앓았는데 갈수록 악화되니까 의사가 자기 어머니에게 '이 아이는 앞으로 며칠 못 살 것이니 포기하라'고 하여 낙심 중에 있는데 누가 과부의 오줌을 끓여 마시게 하면 살아날 것이라고 하여 그렇게 하였더니 기적같이 완쾌되어 이렇게 지금까지 살아있다는 것이다.

지금도 오줌을 마시고 있는지 키가 크고 아주 건강하게 생긴 40세쯤의 호남형의 목사였다.

그런데 사실 과부의 오줌이 아니라 본인(병든 어린이)의 오줌을 마시게 하였더라면 더 효과가 컸을 것이지만(허준의 동의보감에도 어린아이의 오줌이 특히 효과가 크다고 함) 과부의 오줌에도 그런 놀라운 효과가 있었던 것이다.

* 말기 간암을 오줌으로 고친 집사

7~8년 전 어느 날 나도 모르는 목사로부터 전화가 왔다. 내가 만들어 배포한 2대 생수치료법 전도지를 보고 전화를 한 것 같았다. 서울 인근 도시의 어느 교회 담임목사라고 자기 신분을 밝힌 목사가 다음과 같이 말하였다.

"제 아내가 말기 암으로 온몸에 암이 퍼져 대책이 없이 하늘나라에 갈 날만 기다리고 있는데 우리 교회 안수집사 한 분이 자기도 말기 간암으로 죽어가다가 오줌으로 나았다면서 우리에게 오줌을 마시라고 하는데 정말 오줌이 그런 효과가 있습니까?"

절박한 목소리로 질문하는 목사님께 나는 전화로나마 최대한 자세히 오줌건강법에 대하여 설명해 드리고 하나님께서 주신 복음 이외의 최고의 선물이니까 열심히 하면 좋은 결과를 하나님께서 주실 것이라고 권유하고 전화를 끊었다.

그 후 연락이 없어 어떻게 되었는지 모르지만 그 교회에도 암 중에서도 가장 무서운 암중 하나인 간암을, 그것도 말기 간암을 오줌으로 고친 사람이 있다는 것을 알 수 있었다. 그 교회 사모님도 열심히 실천하셨다면 기적 같은 은혜를 받았으리라고 믿는다.

* 독사에 물리거나 중풍 등으로 혼절 시 오줌이 특효

위에서 나의 93세 노모의 치매, 사지 마비(중풍?)를 기도와 오줌, 발마사지, 전신마사지 등으로 30일(본격치료 19일) 만에 치료한 사례를 언급하였거니와 수도권의 어느 큰 교회를 담임하고 계신 어느 목사님이 전에 내가 수련원 원목으로 시무할 때 수련원에 온 적이 있는데 그 목사님의 말에 의하면 자기가 잘 아는 어느 연로하신 목사님이 갑자기 쓰러져 인사불성이 되었으나 오줌을 마시게 하였더니 그 자리에서 툭툭 털고 일어나 그 자녀, 자손들 모두가 오줌을 마시고 있다고 한다.

또 내가 시찰회(목사, 장로 모임) 야유회 때 장거리를 오가는 버스에서 오줌건강법에 관하여 간단히 전한 적이 있었는데, 그때 어느 60대 목사님이 전에 한의사 부인이 갑자기 쓰러져 정신을 잃고 있었다. 남편 오줌을 아내의 입에 넣었더니 그 즉석에서 자리를 털고 일어나는 것을 본 적이 있다고 하면서 신 목사님 말대로 오줌건강법은 정말 큰 효과가 있는 건강법이라고 하였다. 내가 원목으로 있었던 잠실교회 수련원에서 관리집사로 봉사했던 집사님도 어렸을 때 사촌형과 같이 나무에 올라가 놀다가 사촌 형이 땅에 떨어져 혼수상태에 있었는데 침술에도 능하고 한의학에도 정통하신 그의 아버지가 오래된 오줌(옛날 농촌의 화장실에서 떠 온 오줌)을 입속에 흘려 넣었더니 그 자리에서 깨어났다는 것이다.

* 독사의 독도 해독하는 최고의 해독제

오줌은 고혈압, 뇌일혈, 중풍 등으로 쓰러진 사람뿐만 아니라 독사에 물리거나 복어의 독으로 인해 인사불성의 상태가 되어 죽어가는 사람의 해독에도 탁월한 효과가 있다. 나가오 료이치 내과의원장의 「기적을 가져오는 요료법」에 보면 인도에서는 독사에 물려 의식을 잃은 사람에게 옆에 있는 사람의 오줌을 50cc씩 3시간 간격으로 마시게 하는데 이때의 사망률은 혈청주사를 할 때에 비하면 10분의 1에 불과하다고 한다. 산이나 들에서 독사에 물렸을 때나 고혈압 등으로 쓰러져 혼수상태일 때 구급차가 오기 전에 또는 병원에 도착하기 전에 죽는 수가 있으니 일단 주위에 있는 건강한 사람(젊을수록, 어릴수록 좋다)의 오줌을 받아 마시게 하면 병원에 도착하기 전에 소생하든지 급속한 회복 등 놀라운 효과를 체험하게 될 것이다.

* 염색약의 좋은 해독제, 오줌

내가 목사가 되기 전부터 어려운 환경 가운데서도 교회에 열심히 다니며 충성봉사하여 나와 아내의 신앙의 멘토가 되어준 권사님이 1년 전쯤 염색한 후 염색약의 부작용으로 피부에 옻이 올라 투약하며 고통을 당하던 중 우리가 몇 년 전에 전한 오줌건강법 생각이 나서 약을 끊고 오줌을 마시며 발랐더니 얼마 후 완쾌되셨다.

나는 염색하면서 냉온욕을 하는데 약 40분간의 냉온욕 후 오줌으로 머리부터 시작하여 온몸 마사지를 30분 가량 한다. 염색 후뿐만 아니라 매일 냉온욕(40분)과 전신오줌마사지(30분)를 한다. 염색 후에는 머리에 좀 더 신경 써서 마사지를 하지만….

염색약의 부작용(독)으로 실명한 이도 있다고 서울 강남에서 미용실을 운영하는 성도의 말을 들은 적이 있는데 오줌으로 마사지하고부터는 전연 걱정이 안 된다. 독사의 독과 방사능의 독까지도 즉석에서 해독하는 오줌이니 염색한 그 즉석에서 염색약의 독을 해독해 줄 것이기 때문이다.

* 실명 등의 부작용 없이 머리염색

머리염색을 하고 싶어도 실명 등의 부작용의 염려 때문에 하지 못하는 분들이 적지 않은 줄 안다.

앞에서 언급한 바와 같이 오줌은 강력한 제독 효과가 있으므로 머리염색 직후 오줌으로 머리를 감으면 염색약의 독이 제거될 뿐만 아니라 머리카락에 윤이 나고 머릿결이 부드러워진다.

가급적 하루에 한 번씩 머리를 오줌으로 감으면 염색약의 독이 다 없어지고 비듬도 없어지며 흰 머리가 검게 변하고 빠진 머리가 나기도 한다. 뿐만 아니라 이때 눈과 귀에 오줌을 넣는 일을 병행하면 눈과 귀가 밝아지고 두뇌도 건강해진다.

오줌으로 머리를 감은 후 물로 헹구지 말고 그대로 말리는 것이 좋다. 나는 오줌으로 머리를 감은 후 그대로 말리기를 여러 해 동안 하였는데 눈치 채는 이가 거의 없다. 몇 년씩 이렇게 한 다른 이들도 마찬가지라고 한다.

그러나 오줌으로 머리를 감은 후 그대로 말리는 것이 불안하게 느껴지면 머리를 감은 후 10여 분 후 물로 헹구면 된다.

* 인삼식혜로 인한 식중독을 물과 오줌으로 해독하다.

나는 원래 인삼을 먹어서는 안 되는 체질이다. 그러나 그동안 인삼차 등 인삼이 든 음식을 조금씩 먹었어도 아무 이상이 없었기에 몇 년 전에 이를 무시하였다가 아주 혼난 일이 있다. 어느 권사님이 손수 만들어 갖다 준 인삼식혜를 한 대접 마시고 중독이 되어 죽을 뻔하였다. 인삼식혜를 마시자마자 갑자기 가슴이 두근거리고 숨이 차고 얼굴이 뜨거워지는 것이었다. 즉시 물을 마셔 대고 오줌도 나오는 대로 계속 마셨으나 좀처럼 증상이 가라앉지 않았다.

죽음 또는 심각한 후유증의 공포를 느끼며 '이대로 있다가는 큰일 나지 않을까? 병원에 가야 하지 않을까?' 하는 생각도 여러 번 하였다. 그러나 '이 세상에서 물과 오줌, 특히 오줌보다 더 강력한 해독제가 어디 있겠는가? 하나님이 주신 최고의 선물이라고 하지 않는가?' 생각하며 하나님께서 반드시 고쳐주실 것이라는 믿음으로 하나님께 기도하며 계속 물과 오줌을 마셨더니 약 2시간 후부터 서서히 증상이 가라앉기 시작하더니 4~5시간 만에 완전히 낫게 되었다.

* 방사능의 독성까지 해독하는 원자병의 유일한 약

2차 대전이 끝나기 직전인 1945년 8월 일본의 히로시마와 나가사키에 원자폭탄이 투하되어 수많은 사람들이 그 자리에서 죽고 살아남은 사람들도 불치의 원자병으로 남은 생애 동안 극심한 고통을 당하며 살아야 했다. 그러나 생존자 중에 원자병을 모르고 건강하게 산 사람들이 몇몇 있는데, 피폭 즉시 오래된 오줌으로 온몸을 씻은 사람들이다. 그래서 일본에는 질그릇으로 만든 장독이나 단지에 오줌을 넣어 오래 보관하는 사람들이 많다고 한다. 오래된 오줌일수록 효과가 크다고 하여(특히 나병 등 피부병에 큰 효과가 있다) 나도 조그만 질그릇 단지 2개에 나의 오줌을 16년째 보관하고 있다가 2016년 2월 2일 93세의 노모님이 사지 마비가 되어 사경을 헤매실 때 마시게 하여 쓰러진지 30일, 본격치료 19일 만에 다시 혼자 걸으시게 하고 치매도 현저하게 개선케 하는 놀라운 경험을 하였다. 몇 가지 다른 방법도 병행하였지만….

물과 오줌, 특히 오줌은 식중독이나 뱀의 독, 환경오염에 의한 독성(다이옥신), 염색약의 독성(부작용)은 물론 방사능의 독성까지 모든 독성의 해소에 큰 효과가 있는 최고의 해독제이다.

김용태 약사님이 저술한 「장소주의 특별한 선물」 p.135에 보면 장기수 신광수 씨가 교도소에 오래 있게 되자 눈병, 고막파열, 축농증, 비염, 치조농루, 구취, 습진, 가려움증 등 피부병, 비듬, 알레르기 체질, 만성기관지염, 심한 천식 등 갖가지 질병에 걸리게 되어 고통 중에 오줌건강법을 전해 듣고 열심히 실천하여 그 모든 병을 다 고쳤을 뿐만 아니라 백발도 검어졌다고 증언한다.

우리나라에 오줌건강법을 처음 소개하신 김정희 선생님의 「놀라운 오줌건강법」, 「오줌건강법의 신비」 성균관대 교수이신 강국희 박사님의 「오줌을 마시자」, 한의사 한형희님의 「한의학으로 본 오줌건강법」 등 여러 오줌건강법에 관한 책을 보면 수많은 사람들이 오줌으로 온갖 불치병, 난치병, 희귀병을 고친 치병담이 나온다.

그들의 말을 들어 보면 오줌건강법이 거의 모든 육체의 병과 정신의 병에 놀라운 효과가 있음을 알 수 있다. 큰 서점의 건강코너에 쌓여 있는 오줌건강법 책들을 보면 거의 모든 책의 제목 앞에 '놀라운', '기적 같은', '기적을 가져오는' 등등의 형용사가 붙어 있는데 정말로 그런 수식어가 과장이 아님을 알 수 있다.

오줌으로 퇴치한 불치병, 난치병, 희귀병들의 사례들을 의사들의 보고서와 환자들의 증언을 통하여 알아보자.(나가오 료이치 편저,「김정희 기적을 일으키는 요료법」, 김정희 저,「오줌요법 그 놀라운 신비」, 김정희 · 강국회 공저,「오줌을 마시자」, 김용태 약사 저,「오줌요법, 창조주의 특별한 선물」김용태 약사의「오줌건강법」한형희 한의사 저,「기적을 일으키는 오줌요법」등 참조)

* 오줌건강법을 직접 시험해본 의사들의 보고서

수천 명의 말기 암 환자들을 고쳤다(영국 의사 암스트롱). 하늘이 내려준 생명수, 오줌이 암을 치료, 예방한다(일본 사노병원장). 고열의 환자에게 오줌을 마시게 했더니 즉시 해열되었다. 대상포진의 극심한 고통이 요를 마신 다음 날부터 사라졌다. 40년 이상 앓던 관절염이 두 달 만에 완치되었다. 수술 후 환자의 통증이 요를 마신 다음 날부터 사라졌다.

좌골신경통 – 매일 아침 요를 마시게 했더니 2주일 만에 통증이 가셨다.

성병 – 성병약이 떨어져 요료법을 실시, 큰 효과를 보았다.

저혈압 – 승압제를 복용할 만큼 중병이었으나 요료법으로 치료되었다. 병후의 쇠약해진 몸의 회복이나 식욕 증진에 요료법은 뛰어난 효과가 있다.

탈모증 – 요료법을 시작했더니 검은 머리가 덥수룩하게 자랐다. 격심했던 허리통증이 사라지고 피부에 윤기가 나게 되었다.

살찐 사람은 살이 빠지고 마른 사람은 살이 찐다. 시력과 안색이 좋아진다. 오줌은 최고의 안약이며 보약이다. 냉증과 가래, 변비, 얼굴의 기미와 주름살이 없어졌다. 늘 감기를 앓던 사람이 감기를 모르게 되었다. 성격이 밝아졌다.

* **오줌건강법으로 병을 고친 사례**

에이즈 – 한국인 K씨를 비롯하여 세계 각국의 많은 이들이 완치되었다. 췌장암의 흔적이 사라졌다(의사). 치료불능의 임파암이 3개월 만에 치유되다.(의사)

직장암 – 항문출혈이 멈추고 원기왕성해지다. 방광암과 당뇨병을 완치하다. 7일밖에 못 산다는 피부암이 치료되다. 70세 된 이의 수술 불가능한 간암을 3주 만에 완치하다. 2주밖에 못 산다는 강경변을 2개월 만에 완치하고 수술로 잘라버렸던 폐가 기적처럼 되살아났다. 류머티즘으로 24년을 거의 누운 채로 지냈는데 3일간의 요료법으로 치료되었다. 우울증으로 빈번한 발작에 괴로워했으나 단 1회의 요료법으로 완치되었다. 고혈압으로 쓰러졌으나 요료법으로 완치되었다. 20여 년 된 당뇨병 환자가 나았다(목사). 극심한 기관지 천식, 고혈압을 고치고 성생활까지 좋아졌다(목사). 사형선고 받은 흉부 암을 이기다(목사) 20년 된 뇌종양과 불면증이 완치되고 정력도 회복되다(목사). 재발률 90%의 간암 수술 후 건강을 되찾다(목사) 10년 된 고혈압, 협심증(선교사). 몇십 년 된 당뇨병을 고쳤다(목사). 심장, 간이 좋아지고 몸이 날아갈 듯해졌다(목사 사모). 간, 위, 눈, 이, 피부건강에 놀라운 효과(전도사). 위암 수술 후 염증과 당뇨병에 효과(전도사), 오줌 좌욕으로 30년 된 치질을 퇴치(장로) 간염, 변비가 호전되고 뱃살 다이어트까지(장로). 당뇨병을 고치고 건강유지에 탁월(장로), 몇 년 된 녹내장이 호전, 눈이 환해졌다(안수집사). 당뇨병에 합병증까지 완치(집사), 시한부 생명이었던 만선 신부전증을 치유하다. 위암 초기, 악성 견비통에서 회복, 3년 된 고혈압과 간염을 고치고 눈도 밝아졌다.

탈모, 저혈압, 저혈당을 퇴치했다. 몸에 힘이 솟고 모발이 까맣게 자랐다. 야뇨증 노인이 4일 만에 나았다. 자궁에 혹이 생겨 고통스러웠으나 3일 만에 통증이 사라졌다. 20여 년된 이명, 근육통, 관절염을 고쳤다. 온몸에 통증이 사라졌다. 심한 당뇨병을 완치했다.

간경화, 당뇨합병증, 비염이 해소되고 새 머리카락이 자랐다. 궤양, 식도염, 대장염, 변비에 특효, 오래된 심장병을 퇴치했다. 만성간염, 간기능지수가 정상으로 회복되었다. 목과 어깨의 심했던 결림이 완치되었으며 무릎 통증도 가셨다. 자궁근종이 작아져 검사에서 수술 불필요 진단을 받았다. 담석이 없어졌다. 바세도우씨병으로 인한 목의 부종과 권태로움이 사라지고 병도 완치되었다.

심한 구내염이 치료되었다. 고질적인 변비가 치유되고 체중도 5kg이나 빠졌다. 10년 된 십이지장궤양이 완치되고 정력도 회복되다. 고환의 물혹을 한 달 만에 치유, 손과 팔 저림, 전립선비대증, 혈소판감소증, 냉증과 두통, 아토피성피부염, 요도염과 습진, 두드러기와 메니엘병, 부종, 얼굴의 피부염, 치료불능의 파킨슨병, 협심증과 무기력증, 만성장염, 알레르기, 갱년기장애, 신장, 위장 및 다리 아픈 것, 좌골신경통, 퇴행성관절염을 고쳤다.

* 잇몸 출혈과 역류성 위염을 오줌으로 고치다(여, 58세)

우리 교회의 한 집사님은 잇몸이 약하여 잇몸에서 피가 자주 나고 임플란트 하는데도 어려움이 있었으나 오줌을 마시고부터 잇몸에서 피가 나지 않고 잇몸 상태가 좋아져서 임플란트도 잘 하였을 뿐만 아니라 역류성 위염으로 밥도 제대로 먹지 못하는 등 무척 고통을 당하였었는데 오줌을 마시면서 자극적인 음식을 멀리하며 조심하였더니 식사도 잘 할 수 있게 되었고 불편 없이 지내게 되었다고 한다.

* 세계로 세계로

내가 목회했던 잠실수련원 몽골교회의 한 여성도(30세)에 의하면 몽골인들은 아기를 낳으면 아기 어머니의 오줌을 마시게 하고, 전통적으로 병에 걸렸을 때 오줌을 마신다는 것이다. 그녀의 어머니는 의사로서 딸인 자기에게 오래전부터 오줌을 권하였으나 마시지 않았는데 나의 권유로 남편의 심각한 질병을 쉽게 고친 후에는 오줌을 마시겠다고 하였다.

* 10년 된 관절염을 며칠 만에 고친 몽골 성도

착실한 몽골교인인 어느 성도의 부인(33세)이 한국에 온 적이 있었다. 10여 년부터 앓아온 관절염을 한국의 큰 병원에서 고치기 위하여서 온 것이다. 그녀가 한국에 온 지 며칠 안 되어 몽골교회 도우미로 봉사하고 있던 김모 집사님으로부터 전화가 왔다.

지금 몽골인 아무개 성도 부인을 데리고 서울의 모 종합병원(국내 굴지의 대학 병원)에 와서 검진을 받았는데 담당 의사가 그녀의 말대로 관절염으로 보이는데 60만 원이나 드는 무슨 검사를 받아야 한다고 하는데 받게 하여야 할는지, 검사 후에는 본격적 치료에 들어갈 것이고 그러면 더 많은 돈이 들어갈 텐데 이 부부가 검사비, 치료비를 감당하지 못 할지도 모르는데 어떻게 하여야 하느냐고 묻는 것이었다.

나는 기가 막혀 즉석에서 큰 소리로 대답하였다. "아니, 검사하는데 60만원이 들어가면 치료하는 데는 몇 백만 원이 들어갈 것 아닙니까? 가난한 그 몽골인 부부가 그만한 돈이 있겠습니까? 돈이 있다고 하더라도 내가 기도도 해주고 돈 한 푼 안 들이고 간단히 고치는 방법을 알려줄 테니까 다음 주일 날 교회에 꼭 나오도록 지시하고 검사받지 말고 그냥 데려오십시오!"

그 다음 주일에 그녀가 교회에 왔길래 기도하여 주고 "매일 물을 2~3리터 마시고 오줌을 가급적 많이 마시라. 그러면 20년, 30년 된 관절염뿐 아니라 에이즈, 암, 당뇨, 고혈압 등 육신의 모든 병과 우울증, 불면증 등 정신병까지 다 간단하게 낫고 오줌 마사지까지 함께 하면 주름살, 여드름, 기미, 흰머리, 탈모증도 치료가 되어 얼굴도 예뻐진다"고 하였더니 밝은 얼굴로 돌아갔다.

물론 그녀의 관절염은 며칠 만에 완전히 나아 그녀는 한 달 동안 가벼운 마음으로 남편과 함께 지내면서 관광만 하다가 몽골로 돌아갔다. 그녀가 가기 전 조그만 십자가 액세서리 선물을 내게 주면서 한 말이다. "목사님, 정말 감사합니다. 앞으로 몽골에 가서도 계속 교회에 열심히 다니고 오줌도 열심히 마시겠습니다."

* 오줌건강법을 전하는 독일 의사

2001년 6월경이었다. 독일에서 선교하던 선교사 내외분이 우리 수련원에 오셨다. 함께 다과를 나누다가 내가 선교사들에게 특히 필요하다고 생각되는 오줌건강법에 대하여 전하였다. 그러자 그 사모님이 하시는 말이 지난 봄에 독일에 있을 때 아들이 아파서 병원에 갔더니 독일인 의사가 오줌을 마시게 하라고 권하여 집에 돌아와 오줌을 마시게 하자 정말 아들 병이 금방 나았다고 한다.

* 오줌건강법을 실천하는 미국의 권사님 가족

어느 구역장은 구역원들과 함께 나에게 상담을 받다가 말하기를 미국에 있는 그녀가 잘 아는 어느 교회 권사님이 오줌을 마시고 바르자 주름살이 없어지고 얼굴이 고와져 아들, 딸, 손자, 손녀 등 모든 가족이 오줌건강법을 열심히 실천한다고 하였다.

여러 해 전의 통계인데 일본에서는 1,000만 명 이상, 독일에서는 500만 명 이상이 오줌건강법을 실천한다고 한다.

강국희 박사에 따르면 우리나라에도 오줌건강법 인구가 200만 명 이상 되며 수백 명의 의사, 약사들이 오줌건강법으로 건강을 지킨다고 한다.

오줌건강법은 미국, 독일, 영국, 일본 등 세계에서 가장 앞서가는 나라들을 중심으로 전 세계로 보급되어 가고 있는 하나님께서 주신 최고의 건강법이다.

* 하나님께서 주신 복음 외의 최고의 선물

다음은 오줌건강법이 하나님께서 인류에게 친히 주신 귀한 선물이라는 것을 입증하는 몇 가지 사례이다.

– **김신욱**(여전도사)**의 간증**(오줌을 마시자, 강국희 박사 저, p.81~84)

김 전도사는 40대 때 산에 들어가 3년간의 기도생활을 하는 동안 하나님으로부터 많은 계시를 받게 된 분인데 그의 도움을 받은 미국 대통령을 비롯하여 대만, 남아연방 등 세계 여러 나라의 국가수반으로부터 감사장을 받으신 분이다.

김 전도사는 1978년 미국에서 살 때 사고를 당하여 12시간에 걸친 대수술을 3차례나 받아 다 죽어가게 되었는데 기도 중 하나님이 나타나셔서 오줌을 마시면 나을테니 오줌을 마시고 다른 사람들에게도 오줌건강법을 전하라고 하셨다. 오줌을 마시자 팔 마비, 신경통, 협심증, 무좀, 췌장카타르 등 모든 질병이 완치되었을 뿐만 아니라 눈도 좋아지고 머리도 다시 검어졌다. 김 전도사의 권유를 받아들인 이들

중에는 불임, 정신병. 에이즈를 고친 이들도 있다고 한다.

- "종아, 오줌을 마셔라"

「창조주의 특별한 선물」(김용대 약사 저)이라는 책(p.285)에 보면 과천 생천교회 담임 김문정(여, 56세) 목사님도 여러 가지 질병으로 고통을 겪던 중 새벽기도 시 '종아, 오줌을 마셔라, 오줌은 깨끗하고 만병통치약이며 가난한 자에게 빛이다' 라는 하나님의 음성을 듣고 그대로 한 결과 자신의 질병을 고치셨을 뿐만 아니라 그 교회의 성도들의 20여 년 된 당뇨 등 가지가지의 불치병, 난치병을 고쳐주셨다고 한다.

* A박사님과 오줌건강법

A박사님은 미국에서 상담학 박사학위를 받은 후 귀국하여 국내의 유수한 정규신학대학에서 다년간 교수 생활하다 은퇴하신 분이다. 큰 신유능력자로서 은퇴 후에도 신학교 강의, 목회자 및 평신도 상대 치유세미나, 힐링캠프 등을 하고 계신다.

이분도 하나님으로부터 오줌이 모든 질병에 탁월한 효과가 있는 하나님 주신 특별한 선물이라는 음성을 듣고 강의 수강자들과 치유세미나, 힐링캠프 참석자들에게 치유메시지와 함께 오줌건강법을 전하고 계신다. 특히 힐링캠프 참석자들에게는 첫날부터 오줌을 마시게 하고 예배, 강의, 안수기도 등의 힐링캠프를 진행하여 온갖 불치병, 난치병을 치유하는 놀라운 신유의 효과를 거두고 있다고 한다.

이와 같은 사례들을 볼 때 오줌은 깨끗한 것이며 하나님이 인류에게 주신 만병치유의 영약이며 복음 이외의 최고의 선물임이 틀림없다고 생각한다.

* 예수님으로부터 명령과 약속을 받다.

나도 예수님으로부터 이에 관한 명령과 약속을 받은 일이 있다.

몇 년 전에 예수님이 꿈속에서 나타나신 것이다. 여러분 중에도 나와 비슷한 체험이 있는 분이 계시겠지만 나는 인생의 기로에 서 있거나 중대한 일이 있을 때에는 꿈속에서 하나님이 음성으로 또는 예수님이 나타나셔서 나의 갈 길을 제시하시거나 격려해 주시거나 기도에 응답해주시는 경우가 종종 있는데 예수님이 나타나셔서 나의 간구에 응답해 주신 것이다.

앞에서도 언급한 바와 같이 나는 일찍이 하나님의 귀한 선물인 자연건강법을 만난 이래 이를 통하여 지금까지 나와 가족, 주위 분들과 전국에 많은 분들이 놀라운 치유의 은혜를 받았고 이 귀한 건강법을 하루빨리 온 인류에게 전하여 이를 계기로 그들을 하나님 앞으로 인도하겠다는 꿈을 갖고 이 꿈을 속히 실현하기 위해 신대원에 들어가 졸업하는 대로 오대양 육대주에 흩어져 목회 또는 선교할 동료 신학생들에게 이를 전하고 전국 각 교회, 경로대학, 목장(목사, 장로)수련회, 목회자 세미나, 남녀선교회, 회사 등에 출강하는 등 활발한 사역을 하였다.

그러나 목사 안수를 받은 후에는 시간적인 제약도 있지만 "이 일은 나 말고도 장로님이나 권사님, 가톨릭 신자, 불교신자 중에도 여러분이 하고 계시고, 그분들은 힐링센터를 운영하며 전적으로 이에 정진하기 때문에 나보다도 이에 관하여 더 잘 알고 더 잘 하고 있는데 목사인 나까지 이 일에 가담할 필요가 있습니까? 이 자연건강법이 하나님의 귀한 선물임에는 틀림없지만 목사인 내가 꼭 해야 할 일은 아니지 않습니까? 나는 기도로 앉은뱅이를 일으키기를 원합니다. 기도로 맹인의 눈을 뜨게 하기를 원합니다. 기도로 죽은 자를 살리기를 원합니다. 엘리야와 같은 주의 종이 되기를 원합니다. 자꾸 인간적인 방법을 강조하면 이러한 신령한 은사를, 큰 능력을, 불같은 권능을 하나님께서 주시지 않을 것이므로 이 일은 이제 하지 않겠습니다"하고 기도하기도 하고 어떤 때는 귀한 선물을 주신 것을 감사하기도 하고 어떤 때는 "왜 이 계륵(닭갈비 : 버리자니 아깝고 먹자니 먹을 것이 없는 것) 같은 것을 나에게 주셔서 이러지도 못하고 저러지도 못 하고 고민하게 하십니까?"하며 주님을 원망하기도 하며 괴로워할 때 예수님이 나타나셔서 위로해 주시고 명쾌하게 응답을 해주신 것이다.

주님께서는 응답하시기를 "그들이 너보다 더 잘 알고 더 잘 하고 이에 올인하고 있는 것을 알고 있으나 그들은 생활인이기 때문에 영혼구원보다는 센터운영에 더 관심을 가질 수밖에 없다. 나는 자나 깨나 오직 100% 영혼구원 만을 목적으로 이 일을 하여 온 너도 이 일을 계속하기를 원한다. 네가 만일 이 일을 계속하면 내가 네게 영적 왕좌에 앉는 큰 은혜를 베풀어 주겠다"고 가슴설레게 하는 응답을 주신 것이다.

나는 아무 은혜를 안 주셔도 주님께서 하라시면 해야 할 것이요, 죽음의 길이라도 가라시면 가야 할 터인데 하물며 큰 은혜를 베풀어 주시겠다니 이 일을 더욱 열심히 해야겠다고 결심하고 이 책도 썼으며 이 일을 기쁨으로 전보다 더욱 열심히 하고 있는 것이다.

실제로 나와 비슷한 케이스가 있다.

그분은 바로 일산에서 목회하고 계신 박명순 목사님이다. 박 목사님은 목회자로서 서울 명성교회에서 부교역자로 시무하다가 일산에 교회를 개척하면서 나처럼 자연건강법(자연의학, 대체의학)을 열심히 전하며, 전도의 도구로 잘 활용하자 하나님께서 방언, 예언, 신유 등 신령한 은사와 은혜를 목사님을 비롯한 교인들에게 풍성하게 주셔서 교회를 부흥시킬 수 있었고 목회자세미나도 개최하고(나도 참석한 바 있음) 신학교(교장 : 박명순 목사, 이사장 : 피종진 목사)까지 세워 운영하는 등 정말 귀하게 목회를 하고 계신다.

주님께서 내게 큰 은혜를 베풀어 주시겠다고 하신 뜻을 나는 이렇게 해석한다. 첫째는 내가 그동안 갈망하며 사모했던 신령한 은사, 은혜를 주시겠다는 것이다. 둘째는 나를 통하여 주님께서 주시는 말씀과 건강법대로 하는 이에게 큰 은혜를 주시겠다는 것이다. 개인적으로는 놀라운 치유의 은혜를 교회적으로는 풍성한 전도의 열매와 눈부신 교회부흥의 축복을, 그리고 목회나 전도(선교)하는데 혹은 살아가는데 경제적 어려움 없는 물질의 복과 신속한 기도응답(만사형통)의 복을 주시겠다는 것이다.

그러므로 이 책의 내용대로 또는 내가 인도하는 집회나 세미나에서 내가 전하는 대로 행하시는 분이나 교회에는 놀라운 치유와 전도와 부흥의 역사가 임하게 될 줄 확신한다. 주님께서 나에게 친히 약속하셨기 때문이다.

* 다이아몬드보다 더 귀한 하나님의 선물

교회 사무실의 여직원이 나의 일을 번번이 거들어 주어 오줌건강법에 관한 책을 선물한 적이 있었다. 그런데 그녀의 이모님이 그 책을 빌려보고 실천하여 큰 효과를 보고서는 기회 있을 때마다 열심히 이 건강법을 전하고 계신다.

역시 교회의 한 직원 집사님이 내가 담당한 수련원 일을 내 일처럼 거들어 오줌건강법 책과 오줌건강법에 관한 전도지 1장을 선물로 준 적이 있었다. 그런데 그 직원 집사님이 사업을 하는 친구에게 오줌건강법 전도지를 주었더니 친구가 읽어 보고는 "세상에, 모든 질병을 돈 한 푼 안 들이고 고치고 예방할 수 있는 방법이 있다니!"하며 감탄을 하고는 실천하여 큰 효과를 보고서 이 건강법을 열심히 전하고 있다고 한다. 그러나 정작 내가 책까지 선사하고 장시간 설명까지 해 준 그 직원 집사님은 그 친구가 "내가 놀라운 효과를 보았으니 너도 하라"고 적극 권하는데도 아직까지 안 하고 있어 나의 마음을 안타깝게 하고 있다. 내 설명도 듣지 못하고 전도지 1장만 보고서도 하나님께서 주신 복음 이외의 최고의 선물을 한눈에 알아보는 이, 그래서 횡재(?)하는 이가 있는가 하면 내가 얄팍한 주머니로 책까지 사 주고 바쁜 가운데 시간을 내어 장시간 친절하게 설명까지 해주었는데도 진주보다 더 귀하고 몇 백 년 된 산삼보다도 더 귀한 '하나님의 선물'을 몰라보고 팽개치는 '하나님의 자녀'가 있다.

실제로는 하나님을 믿지 않으면서도 '신(하나님)이 준 최고의 선물'이라고 하며 오줌건강법을 열심히 실천하며 전하는 의학박사, 의사, 약사, 대학총장, 교수, (전)대통령, (전)수상, 스님(스님은 부처님을 하나님이라고 믿겠지만)들도 적지 않은데 정작 하나님의 종 또는 하나님의 자녀라고 자부하는 분들이 이런 귀한 하나님의 선물을 몰라보고 이를 전하는 이들을 오히려 비웃고 조롱하는 경우가 많다. 오줌으로 간단히 고칠 수 있는 병을 평생 앓으며 의약에만 의지하고 돈을 낭비하며, 고통을 당하다가 목숨까지 잃으면서도 말이다. 전하는 나도 참으로 답답하지만 이런 하나님의 자녀를 보시는 하나님이 얼마나 안타까워 하실까 하는 생각을 자주 하게 된다.

* **오줌의 성분**(기적을 일으키는 오줌요법, 한형희 저, p.43, 오줌요법, 그 놀라운 신비, 김정희 저, p.40)

앞에서 설명한 바와 같이 오줌은 문자 그대로 만병통치의 효과가 있는데 오줌에 무엇이 들어 있기에 그런 큰 효과가 있는 것일까?

오줌의 구성성분을 보면 다음과 같이 오줌에는 심신의 건강과 미용에 좋은 성분이 많이 들어 있다는 것을 알 수 있다.

— **항암성분** : 항 네오플라스톤(Antineoplastone), 다이렉틴(Directine), H-11, 베타(β) 인돌초산(Beta-indol-acetic-acid), 3-메칠글리옥살(1-methyl iroxal)

- 혈전용해, 혈액순환 촉진 및 수족냉증 치유 : 유로키나제(Urokinage), 칼리크레인
　- 성기능 및 생식기능 강화 : 고나드 트로핀(성선자극호르몬)
　- 적혈구증식 및 빈혈치유성분 : 에리트로포이에틴(Erythropoietine : 적혈구증식인자)
　- 불면증, 우울증 치유성분 : S-인자(Factor-S)
　- 항결핵성분 : 요 펩타이드(Urine Peptide or Poly Peptide)
　- 상처회복 촉진성분 : 알란토인(Allantoin), EGF(표피세포 증식인자)
　이상과 같은 성분 외에도 다음과 같은 좋은 성분들이 오줌 속에 있다.

① 요소
　요소는 소금 맛을 내는 성분으로 세뇨관에서 수분 흡수를 막고 조직 속에서는 세포외액에서의 전해질과 수분의 이동을 촉진하여 오줌을 잘 누게 해주는 성분이다.
　또 항균 또는 살균작용이 있어 상처나 감염 또는 괴사된 조직이 부패하지 않고 치유되게 한다.

② 요산
　요산은 발암물질인 몸속의 활성산소를 억제하여 암을 예방하며 노화를 억제하고 결핵균에 강한 항균력을 갖는 성분이다.

③ 탄닌(Tannin)(현대병 예방, 치료훈련강의록, 백상진 박사 저,」 p.131) 만병의 근원이라고 할 수 있는 과산화지질의 생성을 막는 성분이다.

④ GH성장호르몬
　생리활성화와 단백질 합성 및 연골 발육을 촉진하고 지방을 분해하여 관절계 질환과 비만증을 치료, 예방하는 호르몬이다.

⑤ CGF(Colony-Stimulating-factors 콜로니 자극인자)
　세포를 분해 또는 증식하여 병든 세포를 치료하고 새로운 세포를 재

생시키는 인자이다.

⑥ **트립신 인히비터**(tripsin-inhibitors)

위염, 대장염 등 점막성 궤양의 예방과 치료에 유효한 성분이다.

⑦ **프로스토글랜딘**(Prostoglandins)

출산조절과 임신촉진, 저혈압 등에 효과가 있는 성분이다.

⑧ **프로테오제스**(Proteoses)

면역생리 활성물질로서 인체의 자가면역력의 기능을 조율하여 자가면역성 질환에 유효한 성분이다.

⑨ **DHEA**(Dehydroeplandrosterone or Dehydroisoandrosterone)

지방세포를 분해하여 비만증을 치료하고 골수를 자극하여 적혈구 혈소판, 단구, 마크로파지, 임파구 등 골수세포를 증식, 재생불량성 빈혈을 치료하며 부인의 흉부암, 당뇨병 등에도 유효한 성분이다.

⑩ **미네랄**(Minerals)

오줌에는 여러 가지의 미네랄이 아주 많이 들어 있으며 오줌의 미네랄은 몸에 들어갔다가 나온 것이므로 음식으로 섭취하는 미네랄보다 몸에 적합하고 흡수율이 높다.

⑪ **오줌버케**

오줌을 받아 놓으면 시간이 흐름에 따라 탁해지는데 이것은 요소가 산소에 의하여 암모니아 성분으로 변해 오줌이 강한 알칼리성으로 되기 때문에, 오줌 속에 들어 있는 많은 미네랄성분이 용해되지 않는 물질로 침전되는 것이다. 그러므로 오래된 오줌은 탁하게 보이지만 썩은 것이 아니며 이와 같이 오래된 오줌은 암모니아 성분을 함유하고 있어서 피부병 치료를 위한 외용(바르는 것)에 특히 효과가 크다.

동의보감에 보면 오래된 오줌이 침전되어 굳어진 것을 추석(秋石)이라 하여 귀한 한약재로 사용한다.

*** 개인 맞춤의 만병통치약**

이상과 같이 오줌은 사람의 건강유지와 질병의 치료, 예방에 필요한 물질들을 많이 함유하고 있어 문자 그대로 '만병통치약'이라고 할 수 있는데 특히 다음 두 가지를 주목할 필요가 있다.

첫째, 오줌에는 그 사람의 질병 치료에 가장 적합한 항체가 들어 있어 누구든지 자기 오줌을 마시면 자기 병이 다 낫게 된다는 것이다.

둘째, 위에서 언급한 에리트로포이에틴(Erythropoietine, 적혈구증식인자)이라는 성분이다.

이 물질은 적혈구의 증식을 촉진하여 빈혈을 치료하는 물질로서 건강한 사람의 오줌 속에는 없고 재생불량성 빈혈 환자의 오줌에만 들어 있는 물질이다. 이 물질의 존재는 사람이 질병에 걸리게 되면 그 질병 치료에 유효한 물질이 그 사람의 체내에서 생성된다는 것을 뜻하는 것이며 그래서 사람들이 자기 오줌을 마시면 온갖 불치병, 난치병, 희귀병이 다 낫게 되는 것이다.

하나님께서는 사람을 창조하실 때 질병에 대한 대책도 함께 준비하셨다.

모든 질병을 스스로 쉽게 고칠 수 있는 '만병통치약'을 모든 사람에게 주셨으니 곧 '생명의 물'이라고도 하고, '신이 준 묘약 또는 영약'이라고도 하는 오줌인 것이다.

"요즘 좋은 약이 얼마나 많은데 마실 게 없어 오줌을 마시냐?"라고 말하는 이들이 있다.

그러나 생각해보라. 공장에서 대량생산해 내는 기성복과 개인 맞춤복 중 어느 것이 사람에게 더 잘 맞겠는가?

지금 이 순간에도 제약회사에서 대량 생산해 내고 있는 수많은 약들은 말하자면 기성복과 같은 것이고 오줌은 개인 맞춤복과 같은 것이다. 대량생산 약은 개개인의 성별, 나이, 체질, 질병 상태 등 구체적인 사정은 고려하지 아니하고(고려할 수도 없다!) 평균적인 사람을 기준으로 공장에서 찍어내는 것이지만 오줌은 혈관을 통하여 온몸을 순환한 끝에 그 사람의 건강 상태와 질병 상태에 대한 정보와 그 질병의 치료에 필요한 물질이 가득 들어 있는 개인 맞춤약인 것이다.

그리고 '약으로 병을 고치려 하는 것은 독으로 독을 씻으려 하는 것과 같다'는 약언이 말하는 바와 같이 약은 결국 독(毒)이다. 가령 한 가지 병을 고치려 약을 먹기 시작하였는데 시간이 흐름에 따라 그 병은 고치지 못 하고 다른 여러 가지 병을 얻어 병의 백화점이 되어 큰 고통을 당하는 사람들이 많은 것도 바로 약의 독이 몸에 쌓인 결과인 것이다.

그러나 오줌은 하나님께서 사람에게 주신 2대 생수이다. 아무 독이 없는 생수, 모든 독을 깨끗이 씻어내는 생수, 생명력이 넘치는 생명의 물, 생명수이다.

오줌을 마시면 요독증에 걸리지 않겠는가? 걱정하는 이들도 있는데 이는 요독증이 어떤 병인지 정확히 알지 못하여 하는 걱정이다. 요독증은 오줌의 독 때문에 생기는 병이라고 생각하는 이들이 많은데 전혀 그렇지 않다.

요독증은 중증의 신장질환자에게 말기에 나타나는 증상으로 혈액 성분을 적절히 조절하는 역할을 하는 신장이 그 역할을 제대로 하지 못하여 혈액 성분의 균형이 깨진 결과 생긴 증상이지 오줌의 독 때문에 생긴 것이 아니다.

그러므로 오줌을 마셔도 요독증에 걸릴 염려는 전혀 없다.

요독증뿐 아니라 오줌을 마셔서 어떤 병에 걸리거나 몸에 해로운 결과를 가져오지 않을까 걱정할 필요는 전혀 없다. 이에 대하여는 세계 각국의 수많은 권위 있는 연구자들과 연구소 그리고 23년째 오줌건강법을 실천하고 있는 나와 아내를 포함한 수많은 오줌건강법 실천자들이 증명하고 있는 것이다.

* **오줌건강법의 역사**(기적을 일으키는 오줌요법, 한형희 저, p.56)

오줌건강법은 적어도 5천여 년의 오랜 역사를 가지고 있는데 주로 종교경전에 일찍 언급되고 있다.

5천여 년 전의 힌두경전인 '다마루 탄트라'에 이미 107항목에 걸쳐 오줌의 효능과 사용방법에 대하여 설명하고 있고 2천 5백여 년 전의 불교 노의경에도 승려가 병이 나면 부란약을 먹으라고 쓰여 있는데 부란약은 3~4일 이상 묵힌 오줌을 말한다.

2천여 년 전의 기독교의 경전인 성경에도 "너는 네 우물에서 물을 마시며 네 샘에서 흐르는 물을 마시라. 어찌하여 네 샘물을 집 밖으로 넘치게 하겠으며 네 도랑물을 거리로 흘러가게 하겠느냐? 그 물로 네게만 있게 하고 타인으로 더불어 그것을 나누지 말라(잠언 5:15~17)"고 말씀하고 있다.

감리교신학대 구약학 교수인 원세호 박사는 그의 주석에서 여기의 물에 해당하는 히브리 원어를 오줌으로 해석할 수도 있다고 한다.

영국의 내과 전문의 암스트롱(J.W. Amstrong)은 아내를 백혈병으로 잃고 현대의학에 회의를 느끼고 있던 중 성경을 읽다가 이 구절의 샘물이 오줌이라고 확신하고 스스로 오줌을 마시며 환자들에게 오줌금식, 오줌습포, 오줌마사지 등을 시행하게 하여 5천여 명의 말기 암 환자들을 고쳤다고 한다.

의사로서 한평생 환자들을 치료하였으나 오줌보다 더 좋은 치료약은 없었다고 말하는 그는 이와 같은 임상치료결과를 정리하여 1945년에 「생명의 물(Water of life)」이라는 책을 출간하여 미국, 독일, 프랑스, 일본 등 선진국가들을 비롯한 세계 각국에 오줌건강법이 센세이션을 일으키며 널리 보급되게 하였다.

우리나라의 경우를 보면 허준의 '동의보감 탕액편(東醫寶鑑 湯液篇)'에 오줌이 뇌출혈에 효과가 있고 정력제로 사용된다고 기록되어 있고 한방의 근본이었던 '본초강목(本草綱目)'에도 심한 두통, 목이 아픈 열병, 뼈가 쑤시는 열병, 타박상이나 멍든 데, 뱀이나 개에게 물렸을 때 오줌을 마시면 잘 낫는다고 하였다.

이수광의 '지봉유설(芝峯類說)' 물편에도 오줌은 기침, 폐, 심장질환에 속효가 있고 한 노인이 불치병에 걸려 40년 동안 자기 오줌을 마셨더니 병이 낫고 용모가 젊어져 자신의 오줌을 윤회주(輪廻酒)라고 한다고 하였다.

중국에서는 2천여 년 전인 한나라 때에 이미 오줌이 토혈, 내출혈, 염증, 인후통 등에 효과가 있으며 폐를 튼튼하게 하고 강장 효과가 있다는 것이 알려져 있었다.

'후한서(後漢書)'에 보면 조조의 아들 조식이 백 살까지 무병장수하였고 주변에 늘 많은 여자들이 들끓었는데 이는 그가 오줌건강법을 젊어서부터 열심히 실천하여 정력이 천하제일이었기 때문이라는 것이다.

'중약대사전(中藥大辭典)'에는 오줌은 만병에 효과가 있다고 했고 '중약대전(中藥大典)'에는 10세 이하의 어린이 오줌이 가장 좋다고 기록되어 있다. 양귀비는 오줌으로 목욕을 하고 일곱 살 소녀의 오줌을 마시며 아름다움을 가꾸었다고 한다.

유럽의 경우 고대 희랍과 고대 로마 시대에도 오줌이 약으로 사용되었다는 기록이 있고 로마제국시대에는 오줌이 상품이 되어 거래되었다고 한다.

오줌은 수천 년 전부터 세계의 모든 나라에서 혹은 약용으로, 혹은 치약 또는 가그린제로, 혹은 미용제로, 혹은 비누, 샴푸 등 세제로, 혹은 거름으로, 혹은 물이 귀한 곳에서는 식용수 대용으로, 혹은 가

죽제품 관리용 등 다양한 용도로 사용되어 왔다.

　1960년대에 비타민 C를 발견하여 노벨상을 받은 A센트 졸즈 박사가 오줌 중의 '3메칠글리옥살'이라는 물질을 분리해 냈는데 이 물질은 암세포를 파괴한다는 사실이 증명되었다.

　1993년에는 독일의 부테난트(Butenandt) 박사가 오줌에서 성호르몬을 발견하여 노벨화학상을 받았다.

　이와 같이 오줌건강법은 역사가 아주 깊으며 오늘날에 와서 그 신비스런 효능이 과학적으로 하나씩 하나씩 밝혀지고 있다. 과학과 의학, 약학학에서 첨단을 달리고 있는 미국, 독일, 프랑스, 영국, 일본 등의 선진국가 등을 중심으로 오줌건강법이 세계 각국으로 급속히 보급되고 있는 이유다.

＊ 방법
　오줌 마시는 방법은 간단하다.

　건강한 사람은 아침에 일어나 나오는 첫 오줌을 컵으로 받아 마시되 첫 부분과 끝 부분 1~2스푼 가량을 버리고 중간오줌을 받아 마시면 된다.

　환자는 가급적 여러 차례 많이 마시면 에이즈, 코로나19, 각종 말기 암, 우울증, 불면증 등 온갖 질병이 치유된다. 이때 생수를 하루에 2리터 이상 마셔야 오즘을 마시기가 쉽다. 사실 만병통치의 영약이라는 물만으로도 많은 병을 고칠 수 있으며 여기에 오줌까지 마시면 거의 모든 질병을 고칠 수 있다. 오줌으로 머리 마사지를 하면 비듬이 없어지고 머리카락이 빠지지 않게 되며 머리카락에 윤이 난다. 흰머리가 검은 머리로 변하는 이도 있다.

　얼굴 등 온몸을 오줌으로 마사지를 하면 주름살이 없어지고 피부에 윤이 나며 나병, 무좀, 습진, 아토피 등 피부병이 낫는다. 피부에 마사지할 때는 가급적 3~4일 이상 묵힌 오줌으로 하되 눈에 넣을 때는 그날 받은 것을 넣는다(오래된 오줌을 넣으면 눈이 쓰리다). 단, 성병 환자나 요도염 환자는 오줌을 눈에 넣지 말 것. 신장병으로 투석하면서도 오줌이 나오는 이도 오줌 마시는 것이 좋은데 처음 시작할 땐 술잔으로 한잔(20ml) 정도를 1주일간 마셔본 후 아무 지장이 없고 오줌의 양도 줄지 않는다면 서서히 양을 늘리도록 할 것이다.(MCL〈오줌요법상담〉 연구소장 나카오 료이치 박사)

* 명현(호전반응) 현상

오줌을 처음 마시면 명현현상이 나타나는 수가 있다. 오줌을 마심과 동시에 병적체질이 건강체질로 급격히 개선되면서 마치 질병이 일시적으로 악화되는 것 같은 증상이 나타나는 수가 있다. 설사, 습진, 치통, 이명, 두통, 미열, 구토, 토혈, 졸림, 발진 등의 명현현상이 나타날 때 너무 고통이 심하면 잠시 중단하였다가 증상이 가라앉으면 다시 마실 것. 오줌을 계속 마시면 명현현상은 자연히 사라진다.

* 암 종합치료법

뒤에 설명하기로 한다.(본문 285P)

* 오줌마사지

하루에 나오는 오줌 중 첫 오줌을 비롯한 일부는 마시고 나머지 오줌을 보관하여 두었다가 머리부터 발끝까지 온몸을 마사지하면 비듬이 없어지고 빠진 머리가 나고 흰 머리가 검게 변하고 주름살이 없어지며 머리카락과 피부에 윤이 나고 부드러워지며 각종 피부병이 치유된다.

오줌으로 마사지할 때는 방금 받은 오줌보다는 4일 이상 묵힌 것이 더 좋다. 오줌마사지는 여드름, 습진,무좀, 비듬, 벌레 물린데, 알레르기, 건버짐 등 각종 피부질환과 피부미용에 특히 효과가 크다. 오줌 음용 및 마사지를 실행하여 한센씨병(나병)을 고친 이도 있다.

오줌마사지를 하는 요령은 작은 항아리(단지)에 모아둔 오줌을 따뜻하게 덥힌 후(한여름에는 물론 덥힐 필요 없음) 온몸에 골고루 바르며 마사지한 다음 20~30분 후 물로 씻어내면 된다.

마사지 후 물로 씻어내기 전 20~30분간 휴식하여도 되지만 그 시간에 눈에 약 10초간씩 3~5회, 귀에 1~2회 오줌을 넣는 것과 뒤에 설명하는 풍치 등 잇몸질환 치유, 예방법인 잇몸 마사지를 10분 정도 하면 좋다.

요령은 오줌으로 온몸마사지를 한 번 하면 대략 5분 후면 거의 흡수되어 마르므로 5분 간격으로 오줌 전신마사지를 계속하면서 그 사이사이에 눈, 귀에 오줌 넣기와 잇몸 마사지를 행하면 20~30분이 금방 지나가게 된다.

이때 오줌을 눈에 넣을 때는 신선한 오줌을 컵에 담아 손가락으로 찍어 넣고 귀에 넣을 때는 신선하거나 묵은 오줌을 컵에 담아 면봉으로 귀속에 오줌이 가득할 때까지 찍어 넣으면 된다.

매일 이상과 같이 하면 온몸마사지도 매일 여러 차례 할 수 있을 뿐 아니라 잇몸 마사지도 매일 10분씩 하고 눈, 귀에도 매일 오줌을 넣어 잇몸과 눈, 귀의 건강까지도 지킬 수 있다.

위에 설명한 냉온욕을 하는 이는 오줌 전신마사지 후 물로 씻어내는 대신 냉온욕을 하면 될 것인데 여름 이외의 계절에는 오줌마사지를 먼저 하고 냉온욕을 하면 오줌마사지할 때 추위를 많이 느껴 힘들다. 그러나 냉온욕을 먼저 하고 오줌마사지를 하면 오줌마사지할 때 추위를 느끼지 않아 좋다.

* 오줌금식(단식)법

힐링 코드 외에 자연건강법 중에서 가장 효과가 큰 것을 두 가지 고르라면 단연 오줌요법과 금식단식요법을 들 수 있을 것이다. 이 두 가지를 결합한다면 얼마나 큰 효과가 있을까?

이 두 가지를 결합한 것이 바로 오줌금식(단식)법이다.

오줌금식법은 오줌과 생수만을 마시며 금식하는 것이다. 오줌에는 질병 치유, 예방과 심신의 건강 증진 및 활력 강화에 유효한 성분들이 많이 들어 있으므로 오줌금식은 생수금식보다 실행하기가 수월하면서도 효과는 더 크다.

오줌금식은 1주일에 하루 또는 1년에 7~10일간의 오줌금식을 3회 정도 정기적으로 행하면 노폐물 청소, 숙변 배제, 소화기계통의 휴식, 면역기능의 활성화 등을 통하여 각종 현대병을 치유, 예방하는 효과를 얻을 수 있다.

오줌금식을 행할 때는 금식 전후에 금식 기간과 같은 기간의 점감식과 점증식을 행하여야 한다. 가령 7일간의 오줌금식을 한다고 하면 금식 전에 7일간의 점감식을, 금식 후에 7일간의 점증식(회복식)을 하되 점감식의 경우 물과 밥의 비율을 20:80에서 시작하여 밥의 비율을 10%씩 줄여가고(물의 비율을 10%씩 늘려가고) 점증식의 경우에는 이와 반대로 하면 된다.

오줌금식을 할 때에도 생수금식을 할 때와 같이 여러 가지 명현(호전반응)현상이 나타나는 경우가 있으나 금식이 끝나면 명현현상도 사라지고 몸이 한결 개운해진다.

* 오줌관장

관장할 때 본인의 오줌을 관장액으로 사용하는 것인데 오줌을 도저히 마시지 못하는 사람이나 치질 환자, 직장암 환자 등에 직접적인 효과가 있는 방법이다. 오줌관장은 특히 치질, 탈홍, 치루 중증환자들에게 탁월한 효과가 있다.

오줌관장은 창자에 오줌을 직접 주입하기 때문에 오줌이 창자에 머무는 시간이 길어 입으로 오줌을 마시는 것보다 흡수가 더 잘 된다.

오줌으로 관장을 할 때는 물로 할 때보다 훨씬 적은 양(5~10cc)으로도 충분하다. 독일인 의사 마르틴 크레프스(Martin Kretus) 박사는 오줌을 내복약, 외용약, 주사, 관장에 사용하였는데 관장할 사용량은 갓난아이 3~5cc, 어린이 5~15cc, 어른 5~30cc를 1일 1~2회 실시하였다.

독일, 프랑스 등 유럽 여러 나라에서는 오줌관장기가 따로 제조되어 판매되고 있지만 우리나라에서는 시중에서 판매되는 일반 관장기(세기)를 사용하면 된다.

기타 관장요령에 관하여는 관장법 항목(195P)을 참조할 것이다.

3. 그밖에 알아두어야 할 건강법

(1) 치매와 치매약과 힐링 코드(치매 지옥이 한순간에 천국으로!)

나는 2000년 7월 어느 날, 2대 생수건강법(생수, 오줌건강법)이 암 등 육신의 질병뿐 아니라 우울증, 불면증, 신경쇠약, 치매 등 정신의 질병에도 큰 효과가 있다는 것을 알게 되었다. 그래서 당시 80세를 바라보시는 모친께 이 건강법을 적극 권하였다.

그 해에 아버지가 천국에 가셔서 홀로 되신 모친이 치매에 걸리지 않을까 걱정되어(고독은 치매를 비롯한 모든 질병의 큰 원인이 되기 때문에) 모친께 치매에 걸리면 치유가 힘들지만 예방은 쉬우니 2대 생수건강법, 특히 오줌건강법을 열심히 하라고, 오줌을 마시라고 강력히 권유하였다. 그러나 어머니는 이를 끝까지 거부하여 결국 몇 년 후에 치매에 걸리고 말았다.

모든 병이 그렇지만 특히 치매는 혼자 있게 되면 급속히 악화되는 병이므로 큰 집(양평읍 중심가 요지의 108평 대지 2층 건물 2동, 3층 건물 1동)에서 혼자 계시는 모친의 병세가 갈수록 악화되었다.

장남인 나는 특히 노모 봉양의 책임감으로 늘 고민하다가 2011년 2월에 그동안 봉직하였던 잠실교회수련원 원목직을 사임하고 양평으로 와서 어머님을 봉양하며 부친의 소천 후 11년간 거의 관리가 안 되어 퇴락할대로 퇴락한 집을 관리하고 오랫동안 비어 있는 사무실과 방들을 청소, 보수하고 잠실교회의 보조를 받아 증축한 후 양평 엘림교회를 창립, 목회하고 있었다.

처음에 양평에 왔을 때 치매가 얼마나 무서운 병인지 미리 충분히 공부하고 있었지만, 그래서 비장한 각오를 하고 왔는데, 막상 닥쳐보니 치매는 정말 상상할 수 없을 정도의 무섭고 끔찍한 병임을 오자마자 알게 되었다. 며느리인 내 아내보다는 그래도 나는 친자식이므로 훨씬 잘 대해주시는 데도 불구하고 '이러다가는 어머니보다 내가 먼저 쓰러져 죽겠다'는 생각이 하루에도 열두 번씩 들 정도였다. 이런 말을 나보다 먼저 치매 부모를 모신 사람들로부터 많이 들었었는데 정말 내 입에서도 이런 비명이 튀어나왔다.

너무 부끄러워 구체적으로 말하고 싶지 않지만 그때(2011년경) 어느 젊은 인기가수의 아버지가 오랫동안 모셔온 치매 부모님을 살해하고 자신도 자살한 충격적인 사건이 발생하였는데 얼마나 힘들었으면 그런 끔찍한 일을 하였을까 한 번 생각해보게 되었다. 나는 그 소식을 들었을 때 그의 마음을 충분히 이해할 수 있었다. 나도 그가 겪었던 고민과 고통을 수없이 겪고 있었기 때문이다.

그런데 어머니를 모신지 5년 2개월이 지난 2016년 4월, 나와 아내가 아주 감사하게 생각하고 있는 것이 있었는데 그것은 어머니의 상태가 놀랍게 호전되어 순한 양같이 되었다는 사실이다.(솔직히 말하면 그전에는 이와 정반대였다)

그 원인은 두 가지였다.

첫째, 내가 힐링 코드를 행한 얼마 후부터 어머니가 이렇게 달라졌으니 힐링 코드를 하면서 하루에 18~20회씩 어머니를 위하여 반복 기도한데 대하여 주님이 응답해 주셨다는 것이다.

둘째, 곤도 마코토 박사의 책 「의사에게 살해당하지 않는 47가지 방법」 중 '노인의 치매를 비롯한 모든 병은 약을 끊으면 오히려 상태가 좋아진다. 특히 치매는 그 효과가 더욱 현저하다'는 견해대로 오래전부터 복용해 왔던 어머니의 치매, 당뇨, 고혈압 등의 약을 모두 끊게 했더니 정말로 놀랍게 상태가 좋아진 것이다.

특히 곤도 마코토 박사는 크리스천이 아니기 때문에 약만 끊어도 놀라운 효과가 있다고 하는데 이런저런 약을 복용하는 어르신들께서는 약만이라도 오늘부터 끊으면 큰 효과를 볼 것이다.(나의 경험으로 보아 마코토 박사님의 주장이 옳다고 확신한다)

특히 부모님 등 가족의 치매로 매일매일 지옥을 경험하며 사는 분들은 시급히 결단을 내려 지옥에서 탈출하기를 바란다. 나도 마코토 박사의 책을 2년만 일찍 읽었더라면 2년 동안 지옥 같은 고생을 하지 않았을 것이다. 사실 나와 내 아내는 "모든 약은 독이다. 독성이 없는 약은 없다"는 약리학자(약물학의 아버지) 파라셀수스의 말을 일찍 알고 1983년부터 지금(2023년)까지 40년 동안 치과 외에는 병원에 간 일도 없고 약을 먹은 일이 한 번도 없다. 아내만 한 번 병원에 진찰하러 갔으나 약이나 수술 대신에 집에서 자연건강법으로 2시간 만에 치료하였다.

그러나 잠실수련원을 사직하고 양평에 왔을 때 여러해 전부터 치매, 당뇨, 고혈압 등의 약을 복용하는 90세 넘으신 어머니가 오래 복용해 온 약을 끊으면 혹시라도 잘못되는 일이 있지 않을까 하여 그리고 어머니는 워낙 약을 좋아하셨기(?) 때문에 그리고 연로하시기 때문에 그냥 계속 약을 복용하게 하였다. 그런데 이제 와서 보니 그것이 아주 큰 잘못이었던 것이다. 매일 아침저녁으로 드렸던 약이 어머니를 매일 미치게 한 것이다.

의사(연대 의대 졸) 출신 목사이며, 나의 선배(장신대 신대원)와 은사가 되는 전우섭 박사님이 강의 중에 약에는 다 독성이 있지만 그중에서도 특히 정신병약은 더 독하다고 하는 말을 들은 적이 있는데, 그리고 약의 해는 약의 가짓수가 증가할수록 기하급수적으로(쉽게 말한다면 폭발적으로) 증가한다고 하는데 매일 때마다 어머님께 드린 독한 정신병(치매) 약과 고혈압, 당뇨 등의 여러 약들이 어머니로 하여금 밤낮없이 욕하고 때려 부수고 집안과 이웃을 지옥으로 만들게 한 것이다. 약을 끊은 날부터 이렇게 순한 양이 되다니!

그것도 모르고 나는 어머니를 원망하고 어떤 때는 살해하고 싶은 생각까지 든 적이 한두 번이 아니었다. 벌레도 죽이지 못하고 파리도 죽이지 않고 살려 보내는 내가, 더구나 목사인 내가 어머니를 죽이고 싶다고 생각하다니! 치매 중에서도 폭력성 치매는 이렇게 무서운 것이다. 주위를 지옥으로 만드는 치매가 바로 이 폭력성 치매이고 종종 매스컴에 보도되는 살인극을 유발하는 치매가 바로 이런 폭력성 치매인 것이다.

치매 중에 예쁜 치매가 폭력성이 없고 "아유, 이렇게 예쁜 아가씨가 맛있는 과자를 사다주다니 고마워요."라고 딸에게 말하는 등 가족을 몰라보는 치매는 100년이라도 모시는 것이 힘들지 않다는 생각이 들 정도로 폭력성 치매는 정말 주위 사람들을 극도로 힘들게 하는데(지옥으로 만드는데) 약만 끊어도 순한 양이 되다니! 천국으로 바뀌다니! 이 얼마나 기막히게 좋은 소식인가?

이러한 내 경험을 생각할 때 지옥 같은 나날을 살아가고 있는 전국 68만 명이나 되는 치매 환자와 그 가족들(보건복지부, 2016년 추정 치매 환자 68만 명, 2024년 100만 명, 2049년 200만 명 예상)에게 이 기쁜 소식을 빨리 전하여야겠다는 막중한 사명감을 통감한다. 돈(약값 치료비)도 절약하고 온 식구가 건강해지고 지옥에서 탈출하고!! 2016년에 만 93세 되신 어머니, 약을 끊으신 그날부터 2년 반 동안(2016년 2월 초까지) 잠도 잘 주무시고 밥도 잘 드시고 소화도 잘 하시고 화장실도 잘 사용하시고 오래 전부터 어머니의 상태를 잘 아는 주위 분들로부터 '순한 양이 되셨네'라고 칭찬을 자주 들으는 등 최고의 양호한 건강 상태를 누리셨다.

그러나 뒤에 상술하는 대로 2월 2일 갑자기 발생한 사지 마비증상(?)으로 자리에서 일어나지 못하셔서 누운 채로 기저귀에 대소변을 보는 처지가 되었으나 주님의 기적 같은 은혜로 본격적인 자가치료(초등학교 2~3학년생도 할 수 있는 아주 쉬운 방법임!!!)를 시작한 지 4일 후부터 사지에 힘이 생기기 시작, 요강에 대소변을 잘 가리게 되고 며칠 후엔 기어서 또는 앉은 채로 이동하여 화장실 출입을 혼자 하게 되고 본격 치료 19일 만에(쓰러지신 지 30일 만에) 지팡이도 없이 혼자서 걷게 되었다. 뿐만 아니라 절대 치료불능이라 여겨졌던 치매 증상까지도 거의 사라져 버렸다. (이에 대하여는 항목을 바꾸어 상술함)

이 글을 읽는 분은 지옥에서 허우적대는 주위의 수많은 치매 환자나 사지 마비, 중풍 환자를 비롯한 암, 당뇨 등 불치병, 난치병 환자 가족들에게 이 좋은 소식을 급히 전하여 천국을 선사하기 바란다. 그리고 중요한 것은 치매약뿐만 아니라 모든 약은 독성이 있으므로 모든 약을 끊으면 오히려 건강 상태가 놀랍게 좋아진다는 사실이다. 이에 대하여는 후에 상술한다.

(2) 93세의 중증 치매, 사지마비 노모에게 베푸신 놀라운 은혜

30일 만에 본격치료 19일 만에 다시 걷고 심한 가래도 없어지고 치매도 많이 나아진다.

나의 어머님은 1923년생이시다. 2016년에 만 93세였다.

그로부터 16년 전(2000년), 아버지가 82세의 나이로 하늘나라에 가신 후 홀로 계시다가 2006년쯤 치매에 걸렸다. 아버지 소천 직후부터 잠실수련원 원목으로 있던 내가 장남이기도 하여 어머님을 모시려 하였으나 산골짜기에 있는 수련원인지라 교통도 불편하고 친구들도 만날 수 없어 안 오겠다고 하셔서 혼자 교통이 편리한 양평읍의 중심부에 있는 큰 집을 지키며 계시다가 결국 내가 우려했던 대로 치매에 걸린 것이다.

5남매가 자주 가서 위로해 드리고 여러 가지로 도와드렸으나 어머님의 치매는 날이 갈수록 악화되었다.
　나는 장남으로 책임감 때문에 많이 고민하다가 2011년 2월 초에 22년(중간 잠실교회 자매교회 봉사 2년 포함)간 몸담았던 잠실교회를 떠나 양평에 와서 어머님을 모시게 되었다. 어머님 명의로 되어 있지만 치매어머니가 관리를 못해 몇 년째 비어 있는 사무실 등을 넓지는 않지만(협소하지만) 예배당과 교육관, 친교실, 사택 등으로 리모델링하여 목회하게 된 것이다.
　그런데 어머니는 내가 모시기 전에는 매주 월요일마다 양평에 가면서 저녁 사드릴테니까 큰 길로 나오시라고 전화하면 기쁘게 나와 함께 식사하고 들어가시곤 했었는데, 내가 양평에 오기 1년 전쯤부터는 건강이 부쩍 악화되어 내가 걸을 수가 없으니 너희들끼리 식사하고 오라면서 나오시지를 못 하였다.
　그래서 내가 더욱 걱정이 되어 잠실교회를 사직하고 양평에 오게 된 것인데 우리가 와서 모시게 되고부터는 눈에 띄게 건강이 좋아지셨다.
　우리가 늘 곁에 있어서 외롭지 않으신데다 어머님 방은 2층이고 우리 사택은 옥외 계단으로 연결된 1층이어서 어떤 때는 한 손 또는 두 손에 무언가를 들고 하루에도 수없이 오르락내리락 하시는 등 운동을 많이 하셨을 뿐 아니라, 사랑하는 딸 둘이 멀리서 (서울의 큰딸은 3시간, 작은딸은 1시간 거리에서) 매주 맛있는 음식을 많이 가져와서 함께 먹으며 함께 예배를 드렸으니 건강이 좋아질 수밖에 없었다.
　양평에 오기 전에 우리 부부는 치매에 대하여 기회가 되는대로 배우며 각오를 단단히 하는 등 어머니를 모실 준비를 나름대로 많이 하고 왔다.
　그러나 막상 양평에 와서 모시고 보니 치매 노모를 모시는 일은 정말 장난이 아니었다.

　치매에는 '예쁜 치매'와 '나쁜 치매(폭력성 치매)'가 있는데 나의 어머니의 치매는 부끄럽지만 나쁜 치매였던 것이다.

　양평에 오기 전에 치매 노인을 모셨던 선배님(?)들로부터 많이 들었던 '이러다가는 어머님보다 내가 먼저 죽겠다'는 말이 나도 모르게 내 입에서 수시로 튀어나왔다.

　나는 그래도 아들이라고 해서 좀 봐주는데도 이 정도이니 아내에게 주는 고통은 형언할 수 없을 정도였다. 치매는 '환자에겐 천국, 가족에게는 지옥'이라는 말을 미리 많이 듣고 단단히 각오하고 왔지만 어머니의 상태는 상상을 초월하는 것이었다. 그 즈음에 너무나 힘들어 오랫동안 모셔왔던 치매 부모님을 살해하고 자살했던 어느 연예인의 부친의 일로 떠들썩했는데 그의 심정을 나는 충분히 이해할 수 있었다.

　나도 그와 같은 생각을 수없이 하고 있었기 때문이다.

　그러나 지옥 같은 하루하루를 보내는 우리를 하나님께서는 그냥 내버려두시지 않으셨다.

　아주 손쉬운 해결책을 주셨다.

　우리가 양평에 온 후 처음 2년간은 위에서 언급한대로 어머님의 폭력성 치매로 정말 지옥 같은 나날을 보내다가 곤도 마코토 게이오의대 교수의 책 「의사에게 살해당하지 않는 47가지 방법」 중에 '약을 끊으면 모든 병세가 좋아진다. 특히 치매 환자의 경우 그 효과가 현저하다'라는 말에 감명을 받고 여러 해 동안 복용해 오던 고혈압, 당뇨, 치매 등의 모든 약을 끊어버렸더니 그날부터 순한 양이 되신 것이다.

　그동안 어머니를 미치게 한 것은 곤도 마코토 박사의 견해대로 병이 아니라 약이었던 것이다.

모든 약을 끊으신 후에 미치게 하는 것이 없어졌으니 잠도 잘 주무시고 밥도 잘 잡수시고 꽤 높은 교회 공용묘지의 맨 꼭대기에 있는 아버지 묘소에 올라갈 때도 지팡이도 없이 걸어 올라가실 정도였다. 좀 부축을 해드리긴 했지만….

그런데 갑자기 2016년 2월 2일부터 꼼짝을 못 하시는 것이었다. 대소변도 가리지 못하여 할 수 없이 성인용 기저귀를 사다가 착용하여 드렸다. 낮이나 밤이나 오른쪽으로만 누워계셨다. 일으켜 드리려고 하면 비명을 지르며 아파하였다. 기저귀 갈아드리는 것도 쉬운 일이 아니었다. 건드리기만 해도 아파하였기 때문이다.

그리고 어머니 방에 들어갈 때마다 보면 몇 시간 전 또는 전날 밤에 와서 봤던 것과 똑같은 자세로 한쪽으로만 누워계셨다. 마치 시체와 같았다. 수시로 돌아가시지 않았나 하면서 코앞에 손을 가까이 해 호흡을 확인하기도 하고 흔들어보기도 하였다.

그 방에 들어가기가 아주 싫었다. 특히 모두가 잠든 새벽 1시나 2~3시경에는 더 들어가기가 싫었다. 죽음의 그림자, 죽음의 기운이 가득한 곳, 마치 무덤 속과 같이 느껴졌기 때문이다.

양평에 와서 이 책의 원고를 쓰기 시작하고부터는 매일 새벽 2~3시가 나의 취침시간인데 어머니가 쓰러지신 후부턴 아침부터 취침 전까지 여러 차례 어머님 방에 들어가서 일으켜 세워 안수기도하며 발마사지와 전신마사지를 해드린 후 인삼약(사실은 처음엔 오줌과 물을, 2주쯤 후부턴 오줌과 감잎차를 혼합한 '오감차'인데 인삼약이라고 해야 드시기 때문에 인삼약이라고 거룩한 거짓말 하며 드릴 수밖에 없었다)을 1컵 드시게 한 후 누운 자세를 반대 방향으로 바꾸어 눕혀드리고 요강을 비우고 내려왔다. 멀리 다녀올 때도 아침과 취침 직전에는 빠짐없이 그렇게 하였다. 그래야 하루를 편히 보내고 편히 잘 수 있었기 때문에….

이와 같이 하기 시작한 지 며칠 후 일이었다. 새벽기도 후 아침 6시

30분쯤 어머니 숙소인 2층 현관문을 여니 어머니 방에서 나지막한 비명소리가 들려왔다. 어머니가 쓰러지신 후 항상 무덤처럼 조용하더니 이게 웬일인가? 불길한 생각을 하면서 달려가 어머니 방문을 여는 순간 나는 깜짝 놀랐다.

어머니가 요강에 앉은 채 얼굴을 정면으로 방바닥에 박고 두 손으로 오줌을 누려고 내린 바지춤을 잡은 채 "살려 주세요. 살려 주세요. 살려 주세요." 죽어가는 목소리로 호소하고 있는 것이었다.

이렇게 된 것이 5분 전이었는지, 1시간 전이었는지, 내가 취침 직전인 새벽 2시 30분쯤 왔으니까 4시간 전부터였는지 알 수 없는 노릇이었다. 앞으로 쓰러져 코를 방바닥에 박을 때 얼마나 아프셨을까? 이 상태에서 1~2분, 2~3분 견디는 것도 고통스러울 텐데 1~2시간 또는 3~4시간 동안 이렇게 계셨다면 그 고통이 얼마나 크셨을까? 생각하니 기가 막히고 가슴이 찢어지는 듯 아팠다. 얼른 벽에 기대고 앉아 있게 하고서 인삼약(오줌과 물)을 먹여드린 다음 기도하면서 숟가락 발마사지와 전신마사지를 해드리고 내려왔다.

온몸에 힘이 쏙 빠졌다. 가망이 없어 보였다.

이런 상태에서 어떻게 해야 할 것인가? 하루 종일 고민하였다.

오랫동안 치매를 앓아온 93세의 노인이 이런 정도가 되었으니 정말 며칠 못 사실 것 같았다. 손, 팔, 다리 등 온몸이 하루가 다르게 굳어가고 있으니 죽음이 코앞에 다가와 있는 것이다.

병원에 입원시켜야 하나? 요양원에 입원시켜야 하나?

나 외의 4남매에게 알리고 의논해 볼까? 내가 계속 붙들고 치료를 계속하여야 하나? 그러다가 잘못되면 다른 형제들의 원망을 들을 수도 있을 텐데….

"그동안 치매, 고혈압, 당뇨 등을 오래(치매는 10년, 고혈압, 당뇨는 20여 년간) 앓아오신 93세의 노모님, 천수를 다하신 것 같은 노인에게 효과

있는 치료법이 어디 있겠느냐? 대소변도 가리지 못하시니 요양원에 모실 수밖에 없다"고 아내와 주위 친지들이 권유했고 나도 그렇게 생각하기도 하였다. 그래서 아내가 인근 요양원에 가서 입원조건 등에 대하여 알아보기도 하였다.

잠실수련원에 있을 때 관리집사 내외분이 쉬는 날 등산 갔다가 캔 것이라고 하여 진짜 산삼을 주어서 어머니께 드리려고 한의사 집사께 물어봤더니 80이 훨씬 넘으신 노인에게는 산삼을 드려도 별 효과가 없다고 하여 아내가 먹게 한 적이 있다.

이와 같이 '하나님의 건강법'이 정말 놀라운 효과가 있지만 평균수명보다 10년이나 더 사신 노모님, 온몸에 죽음의 기운이 가득하여 순간순간 전신이 굳어져 가는 어머니, 하나님께서 불러 가실 때가 되었다고 생각되는 노모님께 효과가 나타날까?

효과 없이 헛수고만 하고 하늘나라에 가시게 할 가능성이 크다.

심란한 마음으로 하루 종일 기도하며 고민한 끝에 결론을 내렸다.

병원이나 요양원에 입원시키면 돈만 버리고 100% 죽음이요, 4남매에게 알리면 그러지 않아도 여러 가지 걱정거리가 많을 텐데 새로운 걱정거리를 안겨주는 결과만 될 수도 있다. 지난 33년간 나와 가족들의 모든 병을 치료하였고 전국의 많은 사람들의 불치병, 난치병을 고쳐주었던 내가, 모든 병을 쉽게 고치는 '하나님의 건강법'을 집필하고 있는 내가 알고 있는 세계 제1의 치료법(하나님건강법)으로 내가 끝까지 최선을 다해보면 놀라운 하나님의 은혜가 있을 것이다.

기적을 믿는 자라야 기적을 체험한다고 하는데 기적을 믿고 기도하면서 본격적으로 한 번 '하나님의 건강법'으로 올인하여 보면 정말 기적 같은 은총을 베풀어주실 것이다. 설령 돌아가신다고 해도 그것이 어머니와 5남매 모두에게 가장 편하고 좋은 길이고 행복한 선택이라는 확신을 주님께서 내게 주셨다.

　이와 같은 확신을 갖고 열심히 기도하는 가운데 본격적으로 '하나님의 건강법'으로 어머니를 치료하기 시작했다. 그런데 헛수고만 하는 게 아닐까? 설령 효과가 나타난다 하여도 미미하게 그것도 적어도 몇 개월은 지나야 나타나지 않을까? 하는 생각을 떨쳐 버리지 못하고 있던 나는 놀라지 않을 수 없었다.

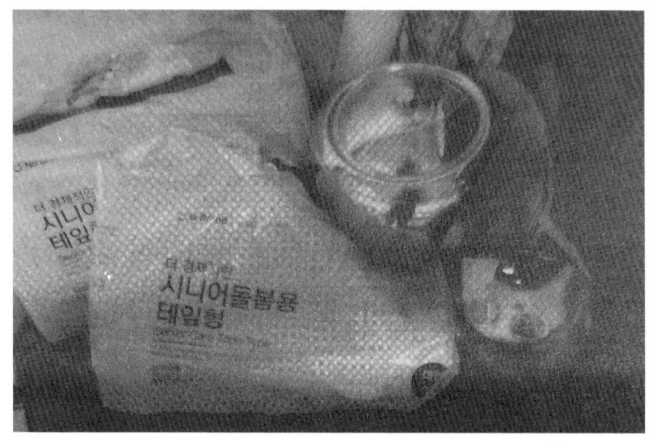

새로 샀으나 무용지물이 된 성인용 기저귀와 요강

　뜻밖에도 불과 4일 만에 눈에 띄는 효과가 나타나기 시작한 것이다.
　4일 째부터 혼자 계실 때에도 요강이나 간혹 방에서 5~6m 떨어져 있는 화장실까지 가서 대소변을 보기 시작한 것이다. 밤낮없이 시체처럼 누워만 계시더니 스스로 앉아 있거나 앉은 채로 이동하여 불을 끄거나 커튼을 열기도 하였다.
　거실에서 걷기운동을 시작했는데 며칠 만에 부축 없이도 지팡이만 잡고 방에서 화장실까지 5~6m 거리를 왕복 5~6회나 혼자 걷게 되었다.

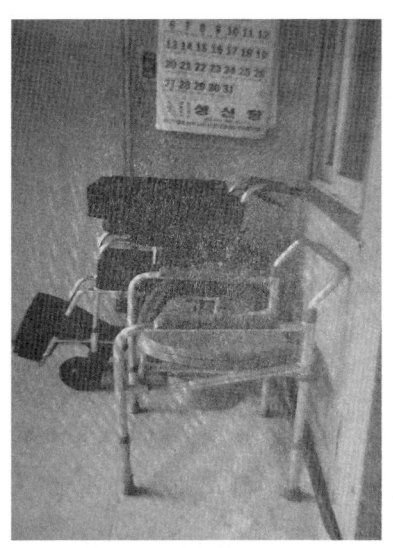

요강의자와 휠체어

  2~3일 후엔 오른손으로 지팡이를 짚고 서서 왼손으로 식탁의 무거운 의자, 우리가 잡아당기는 것도 힘들어 종종 이 의자는 왜 이렇게 무거운가? 하며 탄식할 정도의 무거운 의자를 왼손으로 별로 어렵지 않게 꺼내어 앉으시는 것이었다. 내가 깜짝 놀라며 다가가자 "내가 얼마나 힘이 센데…"하면서 한 번 더 그렇게 하였다.

  어머니가 쓰러지신 후 30일째 되는 날(2016년 3월 8일) 오후, 본격적으로 자가치료를 시작한 지 19일 만에 드디어 어머니는 타인의 부축이나 지팡이의 도움이 전혀 없이 100% 혼자 힘으로 일어서서 5m 이상 되는 거리를 걷는 것을 여러차례 반복하였다.(이날 아침까지만 해도 지팡이를 짚고 걸으셨음) 불과 2주일 전만 해도 요강에 오줌을 누고 내려오지 못하고 두 손으로 양쪽 허리춤을 잡고 요강에 앉은 채로 코를 땅에 박고 "살려 주세요"라고 애처롭게 비명을 질렀던 분이 이렇게 치료 시작 며칠 만에 사지에, 온몸에 힘과 생명력이 넘치게 되고 또 며칠 만에 걷게도 되었으니 정말 기적 같은 하나님 은혜가 아닐 수 없다.

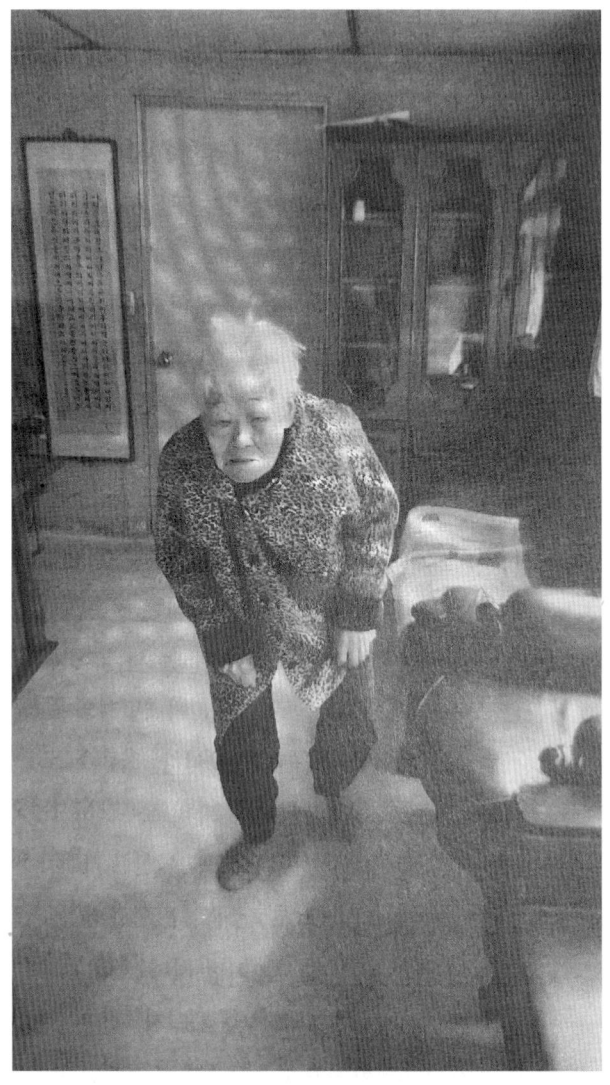

쓰러지신지 30일(본격치료 19일) 만에 일어나
다시 걸으시는 노모님의 모습

물론 수십 년 된 앉은뱅이가 기도받고 그 자리에서 일어나는 것에는 비할 바 아니다. 그러나 내가 시행한 방법은 남녀노소 누구나, 심지어는 초등학교 1~2학년생이라도, 그리고 주님을 믿지 않는 사람이라도(믿는 이는 더 효과가 크지만) 누구나 쉽게 행할 수 있는 기도 + 과학적 방법이라는 것이다. 뿐만 아니라 한 끼 식사 거리인 1~2마리 생선(1회 치유)만 아니라 평생 먹을 생선을 잡는 방법(평생건강보장방법)이라는 것이다.

두 손을 양 무릎 위 허벅다리 위에 얹고 뒤뚱뒤뚱하며 어설픈 모습으로 걷는 어머님을 보면서 나는 '할렐루야' 외치며 하나님께 감사와 영광과 찬양을 올려 드렸다.

너무너무 기쁘고 감격스러워 눈물이 나올 지경이었다. 이때의 감격을 평생 잊지 못하리라.

이외에도 놀라운 일이 2가지가 있다.
그 하나는 오줌의 급속한 상처치료 효과이다.

어머니가 처음 쓰러지셨을 때 반듯이 눕게 해드리려고 하면 너무 고통스러워 하셔서 좌우 양쪽으로 눕게 해드렸더니 따뜻한 맨바닥에 밤낮으로 누워 있었던 탓에 양쪽 엉덩이 가장자리(장골부) 피부에 상처가 생겼다. 처음엔 약을 사다 발라드리려 하였으나 오줌이 어느 약보다도 빠른 상처 회복 효과가 있다는 것이 생각났다. 그래서 내가 매일 마사지하는 오줌(평균 4~5일 된 오줌)을 취침 직전인 3시쯤 양쪽 상처 부위에 발라드렸다. 한쪽은 상처가 100원짜리 동전만큼이나 되어 하루에 몇 차례씩 적어도 2~3일이나 3~4일은 발라드려야 낫겠다고 생각하였다. 그러나 아침 7시에 올라가 보고 깜짝 놀랐다.

불과 4시간밖에 안 됐는데 두 곳의 상처가 완전히 아물어 있었다. 면도 상처나 옛날 주부들이 고무장갑 없이 김장한 후 손에 난 눈에 보이지 않는 상처들 작은 상처들은 그 자리에서 치유된다는 것은 알고 있었지만 이렇게 큰 상처가 단 한 번 바른 것으로 완치되다니! 그것도 단 4시간만에! 아니 4시간이 아니라 2시간이나 1시간 이내인지도 알 수 없다.

또 하나는 심한 가래와 치매의 치유 효과이다.

전에는 가래가 심했고 특히 가래를 창문을 통해 바로 우리가 사는 아래층(1층) 정원에 자주 뱉어 모두를 질색하게 만들었는데, 그 심한 가래가 이번 치료 기간에 완전히 사라져 버렸다. 그뿐만이 아니다.

그동안 나는 모두가 그렇게 말하는 것처럼 치매는 한 번 걸리면 계속 악화되다가 사망하는 질병이라고, 어떤 것으로도 치료가 불가능한 질병이라고 굳게 생각해 왔다. 그래서 어머님의 치매가 더 악화되지 않는 것만도 감사하게 생각하곤 했다.

그런데 어머니가 다시 일어나신지 얼마 후 놀라운 사실을 깨달았다. 어머니의 치매도 놀랍게 계속 호전되고 있다는 사실이다.

이날 깨달은 어머니의 치매 호전 현상은 2가지이다.

아침 걷기운동을 할 때 매일 안방과 거실에서 30분 정도 하는데 물론 중간중간 쉬어가면서 한다. 이때 쉬면서 벽에 걸려 있는 "사랑은 오래 참고(고전 13:1~13)" 성구를 읽으시게 하는데 약 2~3분 걸린다. 그런데 어제까지는 군소리 없이 읽고 또 읽고 하셨는데 이날 아침부터는 "이걸 왜 또 읽어?", "시험을 보나 왜 자꾸 읽어?", "자꾸 읽으면 뭐 주나?" 등등의 말을 자주 하시는 것이다. 같은 것을 반복한다는 것을 어제까지는 모르셨는데 오늘은 아시는 것이다. 기억력이 살아나는 것이다. 정말 뜻밖의 일이고 놀라운 일이다.

또 하나 저녁때 깨달은 사실은 그전에는 어머님 방에 들어가서 볼 때마다 혼자서 중얼중얼하거나 누군가의 욕을 하거나 도둑이 들었다고 하거나 등등의 욕설, 저주, 엉뚱한 말을 하고 계셨는데, 이번에 어머니가 쓰러지신 후 내가 매일 3~5차례 어머니를 붙잡고 안수기도, 발마사지, 전신마사지와 오감차 복용, 걷기운동 등을 하고부터는 그런 일이 다 없어졌다는 것이다.

내가 한 달 동안 수없이 드나들었는데 잠들어 계셨던 것은 처음 며칠뿐 그 후엔 내가 어머님 방에 들어갈 때마다 깨어 있는 상태가 대부분이었는데도 전처럼 욕설이나 저주, 엉뚱한 말을 하시는 일이 한 번도 없었다.

뿐만 아니라 전에는 오랜만에 찾아온 나이어린 손녀에게 "애가 몇이야?", "결혼했니?" 식으로 자주 말하여 주위 사람들을 웃기시던 분이 요즘은 걷는 연습할 때 내가 "잘 걸으시네, 걸어서 서울까지 가시겠어"라고 하면 "이렇게 걸어서 어떻게 서울까지 가?"라고 하시고 오줌을 서울서 사온 인삼약이라고 하면 그것이 물같이 싱거울 땐 "가짜 산 것 아니냐?"라고 하시고 밤늦은 시간에 안수기도할 때 내 목소리가 좀 크면 "이웃사람들 잠 못 자겠네"라며 이웃을 배려하는 등 전과 달리 지극히 건전하게 생각하고 말을 한다는 것이다. 절대 불치라고 생각했던 치매도 현저하게 호전된 것이다.

그런데 이렇게 나와 같은 은혜를 여러 가지 불치병, 난치병으로 고통 중에 있는 분들과 나눌 수 있도록 이렇게 속히 큰 은혜를 받을 수 있었던 요인이 무엇인지 분석해 본다.

첫째, 사랑 어린 기도와 노력 그리고 감사기도와 감사요법이다.

사랑은 기적을 낳는다는 말대로 한평생 우리 5남매를 키우느라 고생을 많이 하셨고, 2000년 8월에 아버지가 하늘나라로 가신 후 16년째 홀로 계신 불쌍한 어머니를 사랑하는 마음으로 간절히 기도하며 노력하였더니 하나님께서 기적 같은 은혜를 베풀어주신 것이다.

그리고 기도할 때 치유기도와 함께 드린 주님의 은혜에 대한 감사기도가 주님의 마음을 움직였다고 본다.

둘째, 힐링 코드이다.

힐링 코드는 하루 아침, 점심, 저녁 각 6분씩 도합 18분 이상 하도록 되어 있는데 나는 그때 매일 35~40분간 하였다. 그러니까 하나님께 기도하는 가운데 하나님 주시는 생명력을 주입받는 힐링 코드를 하루 기본 필요량의 2배 이상 하니까 늘 생명력이 넘치게 된다.

이 넘치는 생명력이 나로부터 안수기도나 발마사지, 전신마사지를 받는 분에게 흘러들어가기 때문에 매일 아침부터 취침 직전까지 3~5차례 나의 안수기도와 발마사지, 전신마사지를 받으신 어머님이 며칠 만에 놀라울 정도의 생명력과 힘을 나타내 보이신 것이다 힐링 코드를 아직 모르는 분은 무조건 하나님, 저(아버님, 어머님)의 ○○병을 고쳐주세요. 만병의 대의사이신 주 하나님께서 이미 고쳐주신 줄 믿습니다"라고 반복하여 기도하면서 하면 된다.

셋째, 발마사지와 전신마사지와 혈관마사지이다.

나와 아내는 양평에 오기 전인 2010년에 전인치유신학원(원장:송기택 박사)에서 1년 과정으로 카이로프락틱, 경락마사지, 스포츠마사지, 발마사지 등을 배운 다음 전대박 교수로부터도 발마사지를 배웠다.

그리고 나는 2015년 전대박 교수의 발사랑봉사단에서 발마사지(발혈치유법)의 강사교육을 받고 시험에 합격, 강사자격증까지 받았다.

발사랑봉사단에서는 발마사지할 때 어깨, 팔, 다리 등의 전신마사지도 하도록 가르쳐주고 숟가락 발마사지도 가르쳐주는데 특히 전대박 교수로부터 배운 숟가락 발마사지와 전신마사지가 그때 아주 큰 도움을 주었다.

중국 발마사지, 태국 발마사지 등 많은 발마사지가 있으나 발마사지라고 다 같은 것이 아니다. 13가지의 말기 암을 고치고 서울 강남에서 발사랑봉사단 발마사지숍을 운영하는 여집사(49세), 중풍으로 쓰러져 걷지도 못 하였으나 전대박 교수의 발마사지를 배운 딸과 사위(독일 선교사) 덕분에 다시 걷게 된 성도(70세), TV에 출연하여 앞으로 90도 각도밖에 올라가지 않던 팔이 전대박 교수로부터 숟가락 발마사지를 몇 분 받은 직후 수직으로 하늘을 향하여 번쩍 올라가자 감격하며 기뻐하는 중년의 여인 등 만병치유의 위효를 자랑하는 전대박 교수의 발마사지(발혈치유법)를 따라갈 발마사지는 세상에 없다고 생각한다.

방법은 너무나 간단하다. 발혈(반사구)을 정확히 알고 자기 질병에 해당하는 발혈(반사구)을 자극하면 좋지만 잘 모르면 무조건 발바닥과 발등과 발 좌우를 숟가락 끝으로 골고루 적당히 누르며 자극해 주고 온몸을 머리끝부터 발끝까지 손으로 마사지해 주되 아픈 부분이 있으면 그 부분을 더욱 집중적으로 마사지해 주면 어혈 내지 뭉친 것이 풀어지면서 치유된다.

중풍으로 걷지 못하던 이가 치유된 경우도 있다. 숟가락으로 발을 마사지 할 때 가급적 왼발부터, 동(발 안쪽 가장자리), 발가락, 서(발 바깥쪽 가장자리), 남(발바닥), 북(발등) 순서로 하되 숟가락의 방향은 편리한 대로 할 것이다. (나는 첫 번째 외에는 너무 피곤하여 그냥 해드렸으나 독자분들은 가급적 피부보호를 위하여 발마사지용 크림을 바르고 할 것)

나의 어머니는 아침저녁 좌우 각각 5~10분 정도만 해드렸는데도 위에서 설명한 기적 같은 효과를 내는데 큰 몫을 했을 뿐만 아니라 발등 같은 곳에 많이 있던 각질이 곧 없어져 깨끗해지고 고와지고 반들반들 윤이 나는 예쁜 발로 변하였다.

넷째, 오줌과 감잎차

일본의 의학박사들을 비롯한 전문가들로부터 '신(하나님)이 준 최고의 선물'이라는 극찬을 받는 만병통치의 영약 오줌과 역시 만병의 치유예방 효과가 있는 감잎차이다.

특히 우리 부부가 2대 생수건강법(생수와 오줌 음용)을 실천하기 시작한 2000년에 조그만 단지에 받아서까지 저장(숙성)해 온 16년 된 오줌을 어머님이 쓰러지신 며칠 후부터 드렸는데 이것도 큰 효과를 발하였다고 생각된다.

16년 된 오줌은 2차대전때 원자폭탄이 투하된 일본의 두 도시에서 즉사하지 않고 생존한 사람들은 모두 불치의 원자병으로 큰 고통을 당하다가 죽어 갔으나 원자폭탄 폭발 직후 오래된 오줌으로 온몸을 씻은 몇몇 사람들은 아주 건강하게 살아가고 있다는 어느 박사의 책을 읽고 받아놓은 것이다. 오래된 오줌일수록 특히 피부질환에 큰 효과가 있다고 하는데 음용하여도 오래되지 않은 것보다는 효과가 훨씬 클 것이라고 생각하여 16년간 아껴 보관하여 왔던 것을 드린 것이다.

16년 된 오줌이 10일쯤 후 떨어진 다음에는 3~4일 된 것을 드렸으나 너무 먹기 힘들어 하셔서 그 후부터는 그날 받은 오줌(가급적이면 아침 기상 후 처음 받은 오줌)에 감잎차를 먹기 좋게 혼합하여 드리거나 내가 물을 많이 마시고 난 후에 받아 물과 같거나 약간 짭짜름한 오줌은 그냥 오줌만 드렸다. (오줌만 드리는 것이 가장 좋다!)

오줌 마시게 하는 것이 처음에는 무척 힘들었으나 먹기 좋은 오감차나 아주 짜지도 않고 싱겁지도 않은 오줌, 마시기 좋은 오줌을 "비싼 인삼차예요. 우리 부라보! 합시다."하면서 함께 마시니까 잘 마셔서 케어 하는 일이 한결 가벼워졌다.

다섯째, 걷기(재활) 운동

매일 실내에서 아침저녁 각 30분씩 도합 1시간(쉬는 시간 포함) 동안 걷기 운동을 한 것이다. 이 책을 읽는 분들도 모두 나와 같은 기적 같은 은혜를 체험하시기를 바란다.

그리고 기도하면서 숟가락 발마사지와 전신마사지를 하고 오줌과 감잎차를 마시고 걷기운동을 하는 초등학교 2~3년 학생도 쉽게 할 수 있는 이 만병통치의 건강법을 온갖 불치병, 난치병으로 고통을 당하고 있는 주위의 많은 분들께 전하기 바란다.

(3) 환자에게 약을 끊게 하였더니 놀라운 효과

일본 게이오의대 교수 곤도 마코토 박사는 그의 저서 「의사에게 살해당하지 않는 47가지 방법 (2013년 일본 베스트셀러 1위, 100만 부 돌파! 제60회(2012년) 기구치간상(문화, 연극, 영화, 신문, 방송, 잡지, 출판 등의 분야에서 그해에 가장 창조적인 업적을 이룬 개인이나 단체에 수여하는 상을 수상한 책) 중에서 '가능한 한 모든 약의 사용을 중단하라!'고 강력히 권유하면서 다음과 같이 말한다.

'약을 몇 종류나 복용하면서도 늘 몸이 좋지 않다는 환자나 고령자 중에서 치매나 현기증이 나타나는 경우는 약을 전부 중단하라. 약의 복용을 그만둬도 약효는 얼마간 지속되면서 자연스럽게 떨어지므로 금단증상이 없이 몸 상태가 호전된다. 모든 약은 '독'이다. 모든 약에는 쇼크사, 실명 등의 부작용의 위험이 있다(아나필락시 반응)'

서양의학의 중심이라고 할 수 있는 미국에서 의사들에게 지지를 받고 있는 「의사의 규칙(A Little Book Doctors Rules, 1992년)」이라는 책을 보면 다음과 같은 약에 관한 경고가 있다.

'가능한 한 모든 약의 사용을 중단하라, 그것이 어렵다면 최대한 약을 줄여라!', '먹는 약의 수가 늘어나면 부작용은 기하급수적으로 증가한다!' '고령자 대부분은 약을 중지하면 몸 상태가 좋아진다!'

심지어는 독감 예방접종(독감 백신)도 독감 예방에 효과가 없고 오히려 심각한 부작용만 있다고 한다.

네덜란드 연구팀이 독감 백신을 맞은 그룹과 맞지 않은 그룹을 비교했더니 독감 예방 효과가 전혀 없었고 오히려 60세 이상에서는 백신을 맞은 그룹 중에서 갑자기 사망하는 사람이 눈에 띄게 많았다는 것이다.

세계보건기구(WHO)와 일본 후생노동성도 홈페이지에 '독감 백신의 감염 억제 작용은 보장되어 있지 않다'라고 명시하고 있다.(독감 바이러스는 쉽게 변이를 일으키므로 효과가 있는 백신을 만드는 것은 불가능하다!)

약리학자(약물학의 아버지) 파라셀수스는 "모든 약은 독이다. 독성이 없는 약은 없다"고 말했다.

그리고 의성 히포크라테스는 "음식을 당신의 의사나 약으로 삼아라, 음식으로 고치지 못하는 병은 어느 의사도 고치지 못한다"고 말했다.

의사들이 그 앞에서 선서하는 히포크라테스의 이 말대로 몸에 독이 되는 약을 버리고 음식을 약으로 삼아 병을 고치는 의사들이 있다.

약없는 임상의학회 회원들인데 그중 신우섭 회장 「의사의 반란」의 글을 한 번 읽어보시라.

약을 밥 먹듯이(?) 즐겨 드시는 분들이 많은데 이런 분들은 히포크라테스와 신우섭 회장의 말과 다음 유명한 명의 김홍경 한의사의 명언을 명심하여 약을 버리고 음식을 약으로 삼으기를 바란다.

"병이 나면 병원에 가세요. 왜냐하면 의사도 먹고 살아야 하니까. 의사 처방전을 받으면 약국에 가세요. 왜냐하면 약사도 먹고 살아야 하니까. 약을 받으면 당장 쓰레기통에 처넣으세요. 왜냐하면 당신도 살아야 하니까!"

〈이게 웬일? 환자에 약을 끊게 했더니…〉

출처 : 코메디닷컴(http://www.kormedi.com), 2015.01.08.

건강하려면 약을 끊어라. 약은 우리에게 이로움과 고마움보다 건강해지는 일에 오히려 방해될 수 있다는 사실을 깨닫는 과정은 의사인 나에게도 난감하고 당황스럽고 두렵기도 한 시간이었다. 약을 끊으면 뭔가 안 좋은 일들이 생기면서 환자가 힘들어 할 것 같았는데 약을 줄여나갈수록 원기를 회복하고 힘이 생기는 것을 볼 수 있었다. 한 사람에게만 일어난 일이 아니라 이 사람도 저 환자도 모두에게 똑같은 일들이 생기는 것이었다. "아! 정말 내가 사람의 몸을 모르면서 이제까지 약을 처방해 왔구나"하는 자괴감이 들었다. 고혈압, 당뇨병 같은 병들은 평생 약을 먹어야 한다는 잘못된 신념으로 환자들의 얼굴도 한 번 쳐다보지 않고 반복 처방해왔던 일들이 떠올랐다. 이제부터라도 환자들에게 정확한 사실을 알려주고 그분들이 건강을 되찾는데 도움이 되는 의사가 되기로 결심한 것이다.

저마다 처한 환경에 따라 약을 줄이고 결국 약을 끊을 수 있는 방법과 대안을 찾아가는 치료법을 선택하게 된 것이다. 우리가 살기 위해 꼭 필요한 약이 있을까? 나는 단 한 가지도 없다고 자신 있게 말할 수 있다. 우리 몸은 스스로 증상을 일으키고 스스로 치유하는 능력이 있다는 것을 믿고 따르는 것이 선행될 때, 단 한 알의 약이라도 체내에 들어오는 것을 거부하게 될 것이고 그래야 건강해진다. 그러기 위해서는 질병에 대한 두려움부터 없애야 한다. 질병은 나를 죽이는 것이 아니므로 질병이 생겼을 때 병원에 반드시 가야 할 필요도 없고 약을 먹어야 할 일들도 없어지는 것이다.

그러나 대부분 몸에 불편한 증상이 생겨 병원에 가면 이런저런 약을 처방해주면서 꼭 챙겨 먹어야 한다는 소리를 한다. 더 나아가 약을 안 먹으면 큰 문제가 생길 수 있다는 설명도 따라붙는다. 결국 몸이 나빠질 수 있다는 불안감이 증폭되면서 자신도 모르게 환자가 되고 마는 것이다. 질병에는 분명한 원인이 있다. 그리고 그 원인을 제공한 것은 자기 자신이다. 내가 만든 질병을 누가 고쳐야 할까? 나 외에는 그 누구도 어떤 물질도 질병을 치유할 수 없다. 분명한 것은 불치병은 없다는 사실이다. 불치의 습관이 있을 뿐이다.

(4) 이제는 대장의학 시대! 8시간만에 배설(배변)해야 장수한다.

나는 그 동안 하루에 한번씩 배변하는 습관을 자랑하며 만족해 왔다. 그러나 2011년 말쯤 얼마 전에 놀라운 사실을 깨닫게 되었다. 하루에 한번이 아니라 식후 8시간 만에 배설해야 한다는 사실이다.

노벨의학상 수상자들이 가장 많이 근무하고 있는 록펠로 의학연구소의 알렉시스 카렐박사는 노벨의학상 수상소감을 말하면서 양계닭은 3~4년, 방사닭은 4~5년 사는데 비하여 영양공급 8시간 만에 정기적으로 강제배설해 준 닭심장세포는 29년을 살았다는 실험결과를 근거로 하였다.

그리고 29년이나 산 심장세포가 죽은 것은 그의 조수가 매일 저녁때 강제배설하고 퇴근하다가 그 날은 급한 일이 있어서 그냥 퇴근했다가 다음날 아침에 보니 죽어 있었다면서 사람도 식후 8시간 만에 강제배설하면 200년 이상, 아니 천년 이상도 살 수 있다고 주장하였다.

8시간 만에 강제 배설하면 장수하는 이유는 인체 내에 들어 온 음식은 8시간 동안은 영양분의 공급원이 되지만 8시간 후부터는 부패하기 시작하는데 30분마다 부패독소가 배가되어 시간이 흐를수록 기하급수로 증가하기 때문이다.

하지만 자연적으로 8시간 만에 배설하는 사람은 거의 없기 때문에 강제배설해야 하는데 큰 종합병원이나 대장전문병원에 가면 3억원 이상 되는 고가의 강제배설기구가 있어서 식후 8시간 만에 강제배설을 할 수 있다.

그런데 문제는 병원의 강제배설기구는 방하나에 가득 찰 정도로 크고 몇 억대의 고가일 뿐만 아니라 1회 시술비용이 30만원(2018년 8월 현재)이고 주1회, 월 5회는 정기적으로 계속하여야 하기 때문에 4인가족의 경우 월 600만원, 연 7,200만원이나 소요되며 시술시간은 40분이며 40분간 강제배설하는 동안 불쾌감 내지 고통을 견뎌야 한다는 것이다.

그러나 세계적인 대장전문가인 오영국 하하그룹 회장(UN이 정한 대장의 날은 오영국 회장의 생일인 10월 14일임!)이 개발한 해피콜론은 손으로 들고 다니거나 가방에 넣어 휴대할 수 있고 강제배설과 대장청소로 만병의 원인이 되는 숙변을 제거하는데 탁월한 효과가 있다.(90% 이상 대장청소효과, cf 병원기구는 65%에 불과함)

그뿐만 아니라 여성의 질세정(여성의 질염, 자궁암등 여성병에 효과!) 및 질수축(회춘) 효과도 있고 가격도 3억원에 달하는 병원의 대장청소기구에 비해 볼 때 아주 저렴한 110만원(2018년 8월 현재)에 불과하고 해피콜론 1대만 장만하면 온식구가 거의 영구적으로 사용할 수 있는 건강기구이다.

해피콜론은 세계 148개국으로부터 일반특허보다 취득하기 훨씬 힘든 기술특허를 111개나 취득하였다.(기네스북에 등재되었음) 나도 처음 해피콜론을 사용한 날 깜짝 놀랐다. 밤새워 사용설명서를 읽고 조립한 후 아침에 그것으로 냉온욕 샤워한 후 상경, 화장실에 가서 거울을 보는 순간 깜짝 놀라지 않을 수 없었다.

얼굴이 만취한 것처럼, 혹은 하루종일 일광욕한 것처럼 홍당무가 되어 있었다. 이게 웬일인가 생각해 보니 해피콜론으로 샤워를 하면 변비, 숙변제거, 대장청소, 등등의 여러 가지 효과가 있는데 특히 혈액정화 및 혈액순환촉진효과가 있다는 사용설명서 내용이 뇌리에 떠올랐다. 내가 하나님의 건강법을 안후 지난 35년동안 냉온욕을 계속하여 왔는데 그동안은 보통 샤워기로 하다가 종전의 샤워기대신 해피콜론을 장착한 후 냉온욕샤워를 하였더니 당장 혈액순환효과가 나타난 것이다.

나외에도 수많은 분들이 해피콜론을 사용하여 오래된 불치병, 난치병, 여성병, 피부미용, 회춘등에 큰 효과를 보았다고 증언하고 있다.

(문의 : 010-6703-7719 신동성목사)

(5) 질병 치유와 전도에 효과가 큰 발혈치유법(발마사지)과 숟가락건강법!

나와 아내는 2010년에 1년 과정의 전인치유신학원에 다니면서 카이로프락틱, 스포츠마사지, 경락마사지, 발마사지 등을 배운 적이 있다. 그중에 발마사지를 3개월간 배웠으나 발혈이 많기도 하고 복잡하여 배운 즉시 잊어버렸다.

그 후 몇 개월 뒤에 전대박 교수(가는 곳마다 전도의 대박을 일으킨다고 성도들이 붙여준 별명이다. 총신대 수석 졸업, 신학박사, 대체의학박사, 총신대, 한양대 등 7개 대학교수, 발사랑봉사단장, 인천주안장로교회 전도사)로부터 2일간 우리 내외가 발마사지 교육을 받았다. 그는 보통의 학원에서 3개월 이상의 과정으로 가르치는 발마사지를 단 2일간의 교육으로 단축하여 발마시지를 배우는데 필요한 경비와 시간과 노력을 대폭 줄였을 뿐만 아니라 그 많고 복잡한 발혈들을 쉽게 암기하고 오래 기억할 수 있도록 가르쳐 주었다. 그는 발마사지로 전국의 아니 전 세계의 교회에 다니며 발마사지 전도붐을 일으켜 지난 13년 동안 38만 명이나(2015년 12월 기준) 전도하여 여러 가지 사정으로 비틀거리는 한국교회의 부흥을 위하여 크게 기여하고 있다.

그는 전국 250개 경로당의 250만 어르신들을 발마사지로 섬김으로 전도하는 운동과 중국에 100만 선교사, 100명이 아니라 100만 명의 선교사 파송운동과 4만 개척교회 돕기운동 등 실로 엄청난 일들을 힘차게 추진하고 있다.

그는 발마사지봉이 없을 땐 숟가락을 이용하기도 하는데 이와 같은 발마사지로 앉은뱅이를 일으키고 맹인의 눈을 뜨게 하며 온갖 불치병과 난치병을 고치는 등 기적 같은 치유의 효과를 보여 그에 관한 이야기가 기독교계 방송은 물론 KBS, MBC, SBS 등 전 매스컴에 수없이 보도되었고 계속 보도되고 있다.(발사랑 전도의 기적, 전대박 저, 참조)

발마사지를 배우면 내가 내 발을 마사지하거나 봉 또는 숟가락으로 발혈을 자극하여 나의 병을 고칠 수 있을 뿐만 아니라 가족을 또는 가족간에 발마사지하여 온 가족의 건강과 화목을 증진할 수 있다.

또한 이웃을 발마사지하여 이웃과의 관계를 돈독히 하고 그들을 주님께 인도하여 영혼구원 및 교회의 부흥에 기여하고 주님을 기쁘시게 할 수 있어 주님의 종과 자녀들은 모두 발마사지를 배울 필요가 있다고 하겠다.

특히 주님의 지상명령인 영혼구원, 즉 전도를 하기 원하나 자신이 없는 분, 전도를 통하여 교회부흥에 기여하고자 하는 분, 경제적 어려움 없이 전도를 하기 원하는 분들은 나이를 불문하고(숟가락을 들 수 있는 힘만 있으면 누구나 환영함) 발사랑봉사단(선교회)에 가입하여 주님을 위해, 가족을 위해, 이웃을 위해 멋지게 봉사하며 여생을 보내기를 바란다.(발사랑봉사단〈국제발혈치유협회〉전화 : 1588-9291 홈페이지 : http://www.sos.12.co.kr)

* 숟가락 건강법(발혈치유, 발마사지법)

앞에서 언급한대로 나의 어머니가 쓰러졌을 때 발마사지(발혈치유법) 중 주로 숟가락 발마사지를 하여 큰 효과를 보았다. 어머니는 두 손으로 머리부터 온몸을 마사지하고 발은 숟가락으로 오일도 안 바르고 하루 몇 차례 해드렸는데도 효과가 컸다.(다른 2~3가지를 병행하기는 했지만…)

가급적 자루가 길고 넓으며 머리 부분이 깊이 푹 파이지 않고 비교적 평평한 어른용 숟가락의 끝 부분으로 발의 좌우 옆 부위와 발바닥, 발등을 긁어 주되 마치 누룽지를 긁듯이 박박 긁어준다. 이때 물집이 생기지 않는 범위 내에서 가능한 한 힘껏 긁어주되 환자는 자기 병과 유관한 혈자리 발혈, 반사구를 특히 집중적으로 긁어주면 거의 모든 질병을 스스로 고칠 수 있다.

발등, 발바닥, 발가락 등을 마사지할 때 통증이 있으면 통증이 있는 그 혈자리(발혈, 반사구)와 연결된 부위에 질병이 있거나 곧 질병이 발생할 곳이므로 그 혈자리를 숟가락이나 손가락으로 집중적으로 마사지하여 주고 발바닥을 막대기로 두드려주면 질병 치유, 예방의 효과를 얻을 수 있다.

처음부터 너무 강하게, 오래 하면 명현현상으로 인한 통증이 심하므로 처음에는 약하고 짧게 하고 차츰차츰 강도와 횟수와 시간을 늘리도록 할 것이다.

순서 : 왼발부터 하되 동(발 안쪽가장자리), 발가락, 서(발 바깥가장자리), 남(발바닥), 북(발등)의 순서대로 한다.

(6) 백상진 박사의 근본의학에 대하여

머리말에서도 언급한 바와 같이 세계에서 현대병을 가장 빨리 고치는 백박사의 근본의학 중에서 가장 중요한 내용 2가지를 소개한다.

* 현대병 투병 최고의 피 형성법, 16과탕

(현대병 치료, 예방훈련서, 백상진 박사 저, p.41, p.125)

백상진 박사는 암세포를 건강하고 깨끗한(약알칼리성) 피 속에 두었더니 6시간 내에 완전히 녹아버린 마미뷔 박사(아이오아 주립대학 생리학 교수)의 실험결과와 젊음과 노화의 정도는 혈액으로 결정된다는 프랑스 의사 산피에루 박사의 견해를 인용하면서 건강하고 깨끗한 피를 갖는 것이 암, 당뇨, 고혈압 등 현대병 극복의 비결이라고 주장한다.

그리고 깨끗한 피(산소가 충분하고 약알칼리성인 피, 상처가 곪지 않고 빨리 아물게 하며 주사기로 뽑아냈을 때 응고속도가 느린 피)를 갖는 비법 2가지를 소개한다.

첫째는 정신적 방법으로 피의 건강 상태(피 응고 시간)의 측정 결과 신경과민 그룹 ① 1~3분, 보통 세상 사람들 ② 4~7분, ③ 규칙적으로 교회에 출석하는 그룹 8~10분, ④ 교회에 규칙적으로 출석하여 교회에서 열심히 봉사하는 그룹 11~13분이었다면서 교회에 규칙적으로 출석하여 봉사할 것을 강력히 권장한다.

두 번째 방법은 물리적 방법으로 16과탕을 만들어 먹는 것이다. 16과탕은 백박사가 창세기 1장 29절 "씨 맺는 모든 채소와 씨 가진 열매 맺는 모든 나무를 너희에게 주노니 너희의 먹을거리가 되리라"는 말씀에 근거하여 개발한 것으로 16가지 과일, 야채, 견과류로 만드는 것인데, 그 제작 방법을 간단히 설명하면 다음과 같다. (과일과 야채 외에 혈당과 체중 조절, 두뇌, 심장, 눈 등에 좋고 장수에 도움이 된다는 견과류가 많이 들어가는 것이 눈에 띈다.)

* 16과탕 제조법
 - 재료 : 사과 3개, 배 3개, 바나나 3개, 귤 3개, 곶감 3개, 대추 1컵, 건포도 1컵, 은행 1컵, 호두 1컵, 잣 1컵, 참깨 1컵, 밤 1컵, 무 반개, 당근 3개, 생강 1쪽, 꿀 3숟가락 등이다.
 - 만드는 법
 ① 은행은 찌든지 볶든지 익혀 넣는다.

② 참깨는 커피 그라인더에 한 바퀴 휙 돌려 부수어 넣는다.
③ 이 이외의 재료는 작은 것은 그냥 썰어 넣는다.
④ 당뇨 환자는 꿀을 넣지 말 것이다.
⑤ 압력솥을 사용하면 참깨가 수증기 구멍을 막아 폭발할 수 있으므로 반드시 재래식 들통에 넣고 끓인다.
⑥ 물은 밥물 하듯 하고 센 불에 끓인다.
⑦ 센 불에 30분, 약한 불에 2~3시간 끓인다.
⑧ 냉장고에 보관하고 매 식사 전에 한 대접씩 먹는다.
⑨ 두 번은 한 대접씩 데워 먹고 한 번은 전체를 끓여 먹는다.
⑩ 소화가 아주 안 되는 경우에는 국물만 한약 짜듯 짜서 먹는다.
- **횟수** : ① 1년에 건강인(건강 유지 및 보신 목적)은 2회, ② 현대병 환자는 3회, ③ 암 환자는 4회를 한다.

* 현대병 최단시일 근치법

- 3일간 하루 3끼 한 가지 또는 몇 가지의 과일식만 한다. (당뇨 환자는 감을 피할 것) 식사 시간 엄수할 것이다. (7-12-5시법이나 8-1-6시법)
- 공복에 물 2잔씩 하루 8잔 이상 마실 것이다. 많이 마실수록 치료효과가 크다
- 밤 10시 이전에 취침하여 7~8시간 숙면한다.(가장 중요) 매일 햇볕을 쐬며 1시간가량 운동한다.
- 침엽수 아래서 심호흡을 할 것이다.(모든 암 환자들은 더욱더!)
- 과일식 첫날부터 모든 약 복용을 중지한다.(혈압환자와 심장병자가 혈전약과 아스피린을 복용 중이면 3일째 날부터 중지할 것)
- 중풍 병력이 있는 이는 매끼 아몬드를 과일과 같이 먹는다. (남 : 7개, 여 : 5개씩)
- TV를 보지 말고 기분 좋은 책을 읽으며 가장 즐거웠던 때를 반추

하며 항상 미소 짓고 신나는 노래를 흥얼 거린다.(음악요법〈후술 359p〉)
 - 정상식을 할 때까지 간식과 부부관계, 관장을 금지한다.

(7) 감기(독감)는 냉온욕, 생강차, 강황차나 콩나물국으로

 얼마 전에 내가 잘 아는 목사님을 만났는데 풍치로 고통스러워 하셔서 풍치에 큰 효과가 있는 소금양치법과 옥수수대물치유법(후술하였음)을 가르쳐 드렸더니, 그분 사모님이 얼마 전에 감기 기운이 있어 감기약을 먹었는데 그 부작용으로 냄새를 전혀 맡지 못하게 되었는데 병원에서는 너무 시일이 지나 치료불능이라고 한다는 것이었다.
 그 사모님이 앞으로 평생 하루 3끼 음식 장만을 위해 요리를 하여야 하실 텐데 얼마나 불편하실 것인가? 요리를 위해서가 아니더라도 생활하는데 불편이 얼마나 클 것인가?
 그러나 알고 보면 이 정도는 별거 아니다. 대부분의 사람들이 툭 하면 먹는 감기약의 부작용은 엄청 무서운 것이다.
 2013년에 어느 TV 방송에 방영된 사연을 보고 충격을 받았던 기억이 생생하다.
 어느 건강한 주부(당시 38세)가 감기 기운이 있어 감기약을 먹은 직후 온몸의 피부와 각막이 녹아버려 온몸이 타는 듯한 고통을 당하다가 시력까지 잃어 버렸다는 것이다.
 이른바 '스티븐스-존슨 증후군(Stevens-Johnson syndrome: SJS)과 독성표피융해괴사(toxic epidermal necrolysis: TEN)'라는 것으로 불치의 질병이라고 한다.
 같은 무렵 미국에서 유명제약회사의 해열진통제를 먹고 온몸의 피부가 90% 이상 손상되어 19차례의 수술을 받는 등 상상할 수 없을 정도의 고통을 당하다가 결국은 시력까지 잃은 소녀에게 690억 원을 보상하라는 법원의 판결이 있었다는 보도가 있었다. 위와 같은 케이스이다.

우리나라에서 약을 먹고 부작용이 생겼다고 신고된 건수는 2012년에만 9만 4천 건을 넘고, 부작용 때문에 사망한 것으로 보이는 경우도 매년 5백 건이 넘는다고 한다.

약에 대한 알레르기 반응으로 이런 부작용이 발생한다고 하며 이런 경우는 소수에 불과하다고 하지만 내가 이런 경우를 당하지 않는다고 누가 장담할 수 있겠는가?

더욱 심각한 것은 너무나 명백한 약의 부작용의 결과인데도 우리나라에서는 제약회사나 병원, 약국 등에서 책임을 회피하여 배상금을 한 푼도 받을 수가 없다는 것이다. 구미선진국은 물론 이웃 나라 일본, 대만에서도 제약회사에서 수익금의 일부를 내어 기금을 만들어 놓고 있기 때문에 쉽게 배상금을 받을 수 있으나 우리나라에서는 이런 것이 전무한 실정이다.

앞에서 언급한 사례에서 약물 피해자 남편이 1억 원이나 되는 치료비를 자기가 지불하여야 할 형편이라고 하면서 제약회사와 국가를 상대로 소송을 제기하기로 하였다고 하는데 안 됐지만 우리나라의 현실에서는 계란으로 바위 치기나 다름없는 일이라고 한다. 치료비에 소송비까지 부담하게 될 가능성이 아주 크다는 것이다.

그러니 내가 조심하는 수밖에 없는데 어떻게 조심할 것인가?

감기에 걸리지 않도록 조심하고 감기에 걸린다 하더라도 약 이외의 안전한 방법으로 감기를 퇴치하면 된다.

앞서 언급하였지만 모든 병은 약을 끊으면 그날부터 몸의 상태가 좋아진다고 한 의학박사 곤도 마코토 일본 게이오의대 교수의 말대로,

'약을 끊고 음식으로 처방하였더니 모든 환자들의 상태가 좋아졌다' 며 약을 끊고 음식으로 치료하는 식이요법 등 자연의학(건강법)으

로 병을 고치라는 약없는 임상학회회장 신우섭 의사의 권유대로 하면 된다.

만병의 근원이라는 감기! 우리가 자주 걸리는 감기나 독감의 안전한 예방, 치료방법에 대하여 알아보자. 감기를 잘 다스리면 만병을 예방할 수 있지만 그렇지 못하면 어떤 무서운 병에 걸릴지 모르는데 이 감기를 확실하게 다스리는 방법에 대하여 알아보자.

첫째, 냉온욕이다.

앞에서도 언급하였지만 10년 이상을 계속 콧물이 흘러내리는 알레르기성 감기를 단 31분 만에 고치고 그 후 20년 이상 감기를 모르고 건강하게 살고 계신 권사님과 한평생 감기로 병원문을 안방 드나들듯 드나들었으나 냉온욕을 시작한 후 한 번도 감기에 걸린 일이 없다고 증언하는 대한민국 굴지의 큰 교회의 K원로 목사님과 한평생(56년간) 기침을 하며 큰 고통을 당하게 하였던 기관지 천식을 냉온욕으로 4주만에 고친 나의 부친의 사례들이 냉온욕이 콧물감기, 기침감기 등 감기(독감)에 탁월한 효과가 있음을 입증한다고 하겠다.

둘째, 무와 파를 넣어 끓인 콩나물국을 먹을 것이다.

무에는 비타민 C와 소화효소가 많이 들어 있고 파에는 비타민과 칼슘, 철분, 콩나물에는 비타민 C와 아스파라긴산과 섬유소가 풍부하여 감기를 다스리는데 효과적이다.

셋째, 곶감을 먹어라.

면역력을 강화하는 비타민 A가 많은 감을 말리면 3배나 비타민 A가 많아지므로 곶감을 먹는 것도 감기에 효과가 크다.

넷째, 카레를 먹어라.

카레에 들어 있는 매운맛을 내는 페누그릭이 콧물, 기침, 재채기, 목 아픔, 피로감을 완화하여 감기 예방과 치유에 뛰어난 효과가 있다.

다섯째, 감잎차나 생강차나 강황차를 마셔라.

감잎차에 관하여는 앞에서 언급하였다. 생강차는 참 맛도 좋다. 감기 기운이 있을 때 부작용은 전혀 없고 효과만 강력한 생강차를 따끈한 물에 타서 감기 기운이 없어질 때까지 몇 잔 마실 것이다. 냉온욕과 함께 하면 더욱 좋지만 사정상 냉온욕을 할 수 없을 땐 생강차만이라도 마시면 좋다.

감기뿐만 아니라 그 외에도 수많은 질병에 탁월한 효과가 있는 생강차에 대하여 조금 더 알아보자.

생강은 생으로 먹는 것보다 쪄서 말려 먹거나 차를 만들어 마시면 효능이 더 커진다. 생강차는 몸을 따뜻하게 만들어 허리, 다리 냉증과 추울 때 소변이 자주 나오는 사람이 마시면 좋다.

생강의 매운맛을 내는 진게론과 쇼가올 성분은 티푸스와 콜레라균 등에 강한 살균작용을 해 감기 치료를 돕는다.

감기뿐만 아니라 폐암, 유방암, 난소암, 대장암, 당뇨병, 당뇨합병증, 동맥경화, 구역, 멀미, 배탈, 설사, 식욕저하, 근육통, 월경통, 편두통, 관절염 등 염증, 해독, 기침, 딸꾹질에도 효과가 있다.

뿐만 아니라 생강에는 강장 효과가 있어 아라비안나이트에는 생강을 '신이 내린 정력제'로 표현하기도 했다.

그러나 치질이나 위십이지장궤양 환자나 위가 약한 사람, 고혈압, 불면증 환자는 증상이 심해질 수 있으므로 되도록 먹지 않는 것이 좋다.

생강차 만드는 법은 다음과 같다. 우선 생강의 껍질을 모두 벗기고 씻어서 얇게 저민다. 이어 냄비에 황설탕과 물을 넣어 시럽을 만드는데 설탕이 녹아 끓어오르면 그대로 찬 곳에 두어 식힌다.

이후 차게 식힌 시럽을 생강을 보관한 용기에 붓고 통풍이 잘되는 그늘진 곳에 2주 이상 삭힌다. 이렇게 생강과 어우러진 시럽을 두 숟가락 정도 넣고 뜨거운 물과 함께 끓이면 생강차가 완성된다.

생강차 대신에 쌍화차나 유자차, 들깨차, 홍삼차, 모과차, 표고버섯차 등을 마셔도 좋다.

여섯째, 목이 붓고 아픈 목감기에는 소금물로 가글링을 하고 따뜻한 꿀물을 마셔라.

살균 효과가 있는 소금과 비타민이 많아 면역력을 강하게 하는 꿀이 통증을 완화하고 감염을 퇴치하여 준다.

일곱째, 겨자찜질이다.

웬만한 감기는 사실 그냥 놔둬도 며칠이나 1~2주면 낫는다. 그러나 어떤 때는 폐렴으로 악화되어 사망하는 경우도 있다. 그래서 약을 사 먹게 되는 것이다.

폐렴에 걸렸거나 폐렴으로 악화될 우려가 있을 때(기침감기가 계속 악화되는 경우)는 가슴 부위에 겨자찜질을 하면 폐렴이 치유, 예방된다.(겨자찜질에 대하여는 앞(169p)에서 상술하였다)

(8) 감자, 고구마요법과 과일, 야채주스(즙)

몇 년 전 '감자요법'이라는 책을 구입하여 읽어보고 감자즙을 마셔서 온몸에 퍼진 암과 당뇨, 고혈압, 위십이지장궤양 등 온갖 불치병과 난치병을 고친 사람들이 많다는 것을 알고 감명을 받았다.

그래서 그 후부터 오줌건강법을 실천하기 어려워하는 분들께 감자요법을 권유해 오고 있는데, 나의 권유를 받아들이신 분 중에 농촌에서 목회하시는 어느 50대 목사님은 감자즙을 복용하고부터 속이 편해지고 딱딱하였던 배가 말랑말랑해져 아주 기분이 좋다고 하며 그 사모님도 편도선과 인후(목구멍) 부위의 불편과 통증이 사라지고 가슴이 답답한 증상이 많이 개선되고 소화가 잘 되어 속이 눈에 띄게 편해졌다고 한다.

그 책에 보면 생감자를 강판에 갈아 즙을 내어 마시라고 하는데 그 목사님 부부는 믹서기에 갈아 그냥 마시기가 힘들어 꿀을 타거나 요구르트를 섞어서 복용하였는데도 좋은 효과를 보았다고 한다.

아래에 감자요법(여러 가지 병에 위력을 나타내는 감자요법, 신도 요시하루박사, 제 참조)에 대하여 설명한다.

'대지의 사과'라는 감자의 즙을 마심으로 수술불능의 말기 암 환자들을 비롯한 각종 암, 당뇨, 고혈압, 심장병, 신장병, 간장병, 위십이지장궤양 등 온갖 불치병, 난치병 환자들이 속히 완치된 경우가 아주 많다.

생감자(1인분 : 3~4개)를 눈과 파란 껍질 부분(유해한 부분)을 제거한 후 두 조각을 내어 껍질째 강판에 갈아서 헝겊으로 짠 감자즙을 아침 저녁 식사 전에 찻잔 한 잔 또는 한 컵(약 200ml)씩 마시면 온갖 병에 효과가 큰데, 특히 목, 식도, 위, 소장, 대장 등의 소화기 질병에 빠른 효과가 있다. 감자의 생즙은 통증 해소에도 효과가 크며 강판에 간 것을 그대로 다 먹으면 전분에 의한 점막보호작용이 있어 위십이지장궤양 등 각종 궤양이 빨리 치유된다.

사노 센지라는 53세의 남자가 후두암으로 목소리가 안 나오게 되어 병원에서 방사선 치료를 30여 회나 받았으나 목소리가 계속 안 나오고 저녁이 되면 극도로 피곤하였으나 이웃의 권유로 감자요법을 실천하였더니 2주 만에 목소리가 회복되고 피곤한 줄 모르게 되어 일에 다시 전념하게 되었다고 한다.

감자즙은 위암, 후두암, 피부종양, 각종 암, 당뇨, 위십이지장궤양, 위염, 위장병, 변비, 설사, 심장병, 고혈압, 빈혈, 신장병, 간장병, 간경변, 만성간염, 만성골막염, 편도선염, 담낭염, 알레르기증, 기관지천식, 통풍, 요통, 견비통, 인후통, 치통 등 만병에 탁월한 효과가 있다. 단, 염증, 통증 해소 목적의 경우 감자반죽이나 토란반죽(서식건강법〈100p〉에서 설명하였음) 부착을 병행할 것이다.

* 감자요법 추천사와 체험담

수많은 암 환자들이 큰 효과를 보거나 죽음의 문턱에서 살아났다.(의학 저널리스트 오카다 아키라) 귀밑의 암 수술 후 방사선치료를 받았으나 폐에 전이된 수술불능의 폐암을 고치고 다시 일하고 있다.(남, T씨) 위궤양(감자즙 음용), 화상, 타박상, 부종, 통풍(감자습포)에 효과(야마노우치 신이치 의학박사), 스트레스에 강한 체질을 만든다(오치노미즈여대 명예교수 이나가키 나가노리), 고혈압과 신장병, 위궤양이 나았다.(전 시의회 의원, 와다 히후미) 토혈하는 중증 간장병이 낫고 남편의 심한 변비도 나았다.(59세 주부) 만성간염과 습진(주부), 위의 심한 통증은 2주일, 궤양과 위하수도 3개월 만에 나았다.(53세, 전직 고등전문학교 교수)

위암 수술 후의 회복과 당뇨병을 치유(전직교사, 오오시마 히로시), 피부종양, 수술 후 회복에 큰 효과(치요마루세이) 20년간 감자생즙으로 어금니 없어도 위장은 튼튼(미용원장), 위염(34세, 미용원장), 만성골막염(59세, 식당주), 심장병과 견비통(혼마 다카코), 인공투석 직전의 신장병과 요통, 무릎 통증이 나았다.(타나베 신지)

당뇨병과 위궤양이 나았다.(주부, 사토 가즈) 심장 두근거림과 빈혈(우라야마 모리타), 숨찬 병, 권태감, 피로감, 이하 감자습포효과는 요통, 견비통, 치통, 인후통(목구멍 통증)에 효과가 있다.

* **백상진 박사와 감자요법**

백 박사는 간염, 간경변, 간암에 감자를 주스기로 1분간 갈아서 위의 맑은 물만 1컵을 매일 아침 공복에 마시라고 권유하는데, 과음 시와 고민으로 숙면하지 못하였을 때, 간독, 독사독, 쥐약 등의 제독에도 효과가 있다고 한다.

* **현미보다도 좋은 최고의 건강식품, 감자**

미국 예일대학 그리핀예방연구센터는 각종 식품이 갖고 있는 건강 가치를 100점을 기준으로 평가한 결과를 발표하였는데 감자는 건강효과가 뛰어나다는 현미(82점)보다 훨씬 더 높은 점수(93점)를 받았다.

감자에는 탄수화물, 필수아미노산과 비타민 $B_1 \cdot B_2$, 나이아신, 칼슘, 칼륨, 철분, 마그네슘 등이 들어 있으며 특히 비타민 C가 사과의 3배 이상 들어 있기 때문에 이와 같은 결과가 나온 것이다.

영양학자 시그리드 깁슨이 이끄는 연구팀과 미국 워싱턴대학의 아담트레브노브스키 박사팀도 '감자야말로 농산물 분야에서 최고의 영양 가치를 지닌 식품'이라는 연구결과를 내놓았다.

감자에는 칼륨이 많이 들어 있어 하루 두 차례 감자를 먹으면 혈압이 낮아지고 통념과 달리 체중이 늘지도 않는 것으로 밝혀졌다.

* **자색고구마요법**

몇 년 전, 미국항공우주국(NASA)이 우주정거장에서 고구마를 재배할 계획을 발표하여 고구마에 대한 관심을 증폭시키고 있는데 고구마가 이렇게 우주식품으로 선정된 것은 탄수화물, 비타민 A, 비타민

B_1, 비타민 C(고구마 함유된 비타민 C는 가열 후에도 70~80%가 잔류), 비타민 E, 칼슘, 칼륨, 인, 섬유소 베타카로틴 등 인체에 필요한 성분이 풍부하고 잎과 줄거리까지 다 먹을 수 있는 완전식품이기 때문이다.

이런 완전식품이기 때문에 우리나라에서도 옛날부터 흉년 시 구황식품으로 애용되었으며 언젠가부터는 이상적인 다이어트 식품, 건강 미용 식품으로 사랑을 받고 있는 고구마, 그 중에서 특히 자색고구마가 최근 KBS '생로병사의 비밀' 방송을 탄 후부터 '자색보석'이라고 각광을 받고 있다.

이 방송에 의하면 고혈압 상태의 쥐와 환자들을 상대로 자색고구마의 혈압강하 효과를 알아보는 실험을 한 결과, 쥐는 6시간 만에 혈압이 무려 40 가까이 떨어졌으며 사람들은 4주 만에 9명 중 8명의 혈압이 눈에 띄게 내려갔다. 이는 자색고구마에 많이 들어 있는 혈압강하 물질인 안토시아닌 때문인데 자색고구마에 들어 있는 안토시아닌은 다른 과채류에 들어 있는 안토시아닌보다 항산화 능력이 뛰어나다고 한다.(다른 고구마보다 10배 이상, 「한국인 무병장수 밥상의 비밀」, KBS 생로병사의 비밀 제작팀, 허완석 저, p.109 이하)

항산화 능력은 암, 당뇨, 고혈압 등 현대병의 원인이 되는 활성산소를 없애주고 혈관을 깨끗하게 하여 온몸의 혈액순환을 촉진하는 능력을 말하므로 항산화 능력이 뛰어나며 맛도 좋은 자색고구마를 즐겨 먹거나 자색고구마즙을 장복하면 특히 당뇨, 고혈압 등에 큰 효과가 있음을 방송은 산화억제력 실험과 사례자들의 증언을 토대로 입증하고 있다.

특히 약물에 의한 고혈압 치료는 간에 부담을 주거나 혈당수치를 비정상화 하는 등의 부작용이 있으나 자색고구마에 의한 고혈압 치료는 오히려 간 기능을 강화하고 항산화 작용을 통한 노화방지 효과까지 있는 것으로 밝혀졌다.

고구마를 먹을 때는 껍질째 줄기와 잎을 함께 먹도록 하되 고구마는 밥 대신에 하루에 1~2개 정도만(열량이 많으므로) 날로 혹은 즙으로 만들어 먹거나 쪄서 먹는 것이 좋으며 궁합이 맞는 우유나 김치, 사과, 두부, 견과류 등을 곁들여 먹는 것이 이상적이다.

자색고구마의 효능을 정리하면 혈액순환 촉진, 고혈압, 심혈관질환, 당뇨, 비만, 변비, 설사, 만성소화불량 등의 치유, 예방, 간 기능 강화, 위, 장, 비장 기능 강화, 노화방지, 대장암 등 암 예방, 숙취 해소, 영양보충, 피부미용 등이다.

* 제철의 과일, 야채주스, 즙은 최고의 보약!

위에 언급한 감자와 고구마 외에 항암 효과가 있어 각종 암과 현대병을 예방하여 주는 포도, 토마토를 비롯한 사과, 감귤, 감, 배, 키위, 당근, 무, 상추, 배추, 양배추, 양파, 마늘, 고추 등 과일과 야채를 가급적 여러가지를 제철에 그냥 먹든지 반찬으로 또는 즙이나 주스로 만들어 많이 섭취하면 각 야채, 과일의 부족한 성분을 보완하여 균형 잡힌 영양 섭취를 할 수 있다.

특히 토마토 주스나 포도 주스는 맛도 좋아 제철이 되면 자주 이를 만들어 마시고 양배추, 배추, 양파, 마늘, 고추, 상추는 반찬으로, 그 외의 것은 후식이나 간식으로 즐겨 먹으면 따로 돈을 들여 보약을 사 먹을 필요가 없다.

(9) 암 집중치료법 (힐링 코드와 감자요법 등)

- 1일 3회 이상 가급적 많이 힐링 코드를 행한다.(가장 중요하다)
- 5종 이상의 생야채와 현미 5곡밥을 먹는다.
- 야채즙이나 과일즙을 매일 500~1,000cc 이상 섭취한다.

- 눈과 파란 껍질 부분을 제거하고 만든 감자즙을 조석 식전에 찻잔 한 잔씩 마신다.(염증, 통증 해소 목적일 경우 감자반죽이나 토란반죽 부착 병행요)

- 매시간 풍욕을 한다.
- 매일 냉온욕을 한다. 가능한 한 30분 이상 하도록 하고 완치 후에는 7분 이상할 것이다.
- 자신의 오줌을 매일 전부 또는 많이 마신다. 4일 이상 보관한 오줌으로 전신을 문지른다. 오줌을 수건에 적셔서 암 부위에 올려놓고 그 위에 찜질팩을 덮어 찜질을 반복한다. 오줌관장으로 장 청소를 한다.
- 창조주요 생명의 주인 되시는 하나님을 믿고 의지함으로 만병의 원인인 스트레스를 해소하고 영생의 소망과 마음의 평안을 얻는다.

(10) 국민질병 풍치(치주염 등 잇몸질환) 퇴치법

요즈음 한국인 중 40대 이상의 90%가 앓는 국민질병인 잇몸질환이 젊은 층에도 증가, 50% 가량의 20대가 크고 작은 잇몸질환으로 고통을 당하고 있다.(2023년 3월 기준)

그리고 40대 이후에 발생하는 만성치주염은 서서히 진행하지만 젊은이들에게 많이 발생하는 급성치주염은 만성치주염보다 4~5배 빠르게 진행하여 빠르면 발병 2년 내에 잇몸을 거의 다 망가뜨릴 수 있다고 한다. 그리고 잇몸질환 환자가 해마다 늘어나고 있다.

국민건강보험공단이 건강보험 진료비 현황을 분석한 결과, 지난 2006년 563만 명이던 잇몸질환 환자가 2011년 800만 명으로 크게 늘어났는데 이는 해마다 7.3% 가량씩 증가한 수치이다.(KBS 뉴스, 2013.02.13)

잇몸질환을 잘 다스리지 않으면 암, 당뇨병, 발기부전, 심장병, 신장병 등의 무서운 질병을 유발하며 심장 고장으로 인한 사망률도 높인다.

그런데 이렇게 고통스럽고 무서운 잇몸질환의 특효약이 없어서 문제다. 광고를 많이 하는 잇몸질환약들이 있지만 알고 보면 별 효과가 없다는 것이다. 그러나 물론 약은 없지만 방법은 있다.

잇몸질환의 원인은 유전적인 요인과 치아관리부실로 인한 치태와 치석, 스트레스, 운동부족, 영양 및 수면부족으로 인한 면역력 약화, 술, 담배, 커피 등 후천적 요인이 있다.

따라서 잇몸질환을 다스리자면 식사 후 3분 내에 3분 이상 양치질을 하고,(하루에 한 번 가급적이면 취침 전에 20분 이상 치실, 치간칫솔을 이용, 꼼꼼히 양치질을 하면 금상첨화) 1년에 1~2회 치과병원에 가서 스케일링(치석 제거)하며 적당한 운동과 충분한 영양과 수면을 취하며 술, 담배를 끊고 커피를 많이 마시지 말고 스트레스를 잘 다스리도록 할 것이다.

특히 다음과 같은 3가지를 실천하면 잇몸이 누구보다도 약하여 풍치로 여러 해 고생하다가 그 고통에서 해방된 필자의 경험에 비추어 평생 잇몸질환 걱정을 안 하게 될 것이다.

첫째는 빳빳한 칫솔을 사용할 것.
"치과의사 한 트럭보다 빳빳한 모를 가진 칫솔 한 개가 백번 낫습니다." 충치예방연구회 송학선 회장(건강사회를 위한 치과의사회의 창립회장)의 말이다.

치아엔 $1mm^2$ 당 7억 5,000만 마리의 충치균이 서식하는데, 거의 모든 사람들이 너무 부드러운 칫솔을 사용, 충치균을 제대로 제거하지 못해 치아건강을 망치고 있다는 것이다. 부드러운 칫솔로 치태(플라크) 제거 효과를 보려면 최소한 15분은 닦아야 하지만 우리가 흔히

3분 동안 닦는 회전법은 **빳빳한** 칫솔을 사용해야만 치태를 효과적으로 닦아낼 수 있다는 것이다.

칫솔은 2~4개월에 한 번씩 새것으로 교체하도록 할 것이다.

둘째는 부드러운 잇몸마사지가 아니라 강력한 잇몸마사지를 할 것.

필자는 워낙 잇몸이 약한 데다가 어렸을 때 단것을 많이 먹었기 때문에 충치와 풍치 등 잇몸질환으로 고생을 많이 하였다. 그래서 어려서부터 지금까지 모두 7개의 이를 잃었는데 40대부터 10여 년 동안은 특히 풍치로 큰 고통을 당하였다.

상하좌우의 잇몸이 번갈아 가며 붓고 아프다가는 이가 빠지고 또 붓고 아프다가는 이가 빠지고 하여 '이러다가는 머지않아 이가 다 빠지겠구나!' 생각하며 고민하던 중 '강력한 잇몸마사지법을 알게 되었다.

강력한 잇몸마사지를 알기 전에는 부드러운 잇몸마사지를 하며 잇몸건강에 좋다는 잇몸약들을 다 써보았으나 2~3일 반짝하는 효과밖에 없었고 목초액(숯을 만들 때 나오는 진액)은 이보다 훨씬 효과가 컸지만 목초액도 7~8개월 지나니까 효과가 없었다.

그러나 50세때 강력한 잇몸마사지법을 배워 매일 실천하고부터는 잇몸이 튼튼해져 잇몸이 아픈 일이 거의 없게 되었다.(잇몸약이나 목초액 등 잇몸강화제를 전혀 쓰지 않고 오직 강력 잇몸마사지만 하였다) 혹시 잇몸마사지를 게을리하여 잇몸이 붓고 아프기 시작하면 잇몸마사지를 다시 열심히 하면,(환부는 더욱 집중적으로 한다) 며칠 만에 낫게 되어 풍치 등 잇몸 질병을 걱정하지 않게 되었다. 온 국민이 **빳빳한** 칫솔을 사용하면서 강력한 잇몸마사지를 매일 열심히 실천하면 돈 들이지 않고 국민질병인 풍치 등 모든 잇몸 질병에서 해방되리라고 확신한다.

* 강력한 잇몸마사지의 방법

손을 잘 닦은 후 오른손 엄지와 검지(둘째 손가락) 끝에 자기 오줌(강력한 살균제이며 잇몸강화제이다. 오줌양치질로 풍치가 나은 이도 있다)이나 오줌으로 하기 싫은 이는 치약을 조금 묻힌다.(세균 감염이 염려되는 사람은 깨끗한 천으로 두 손가락을 감싸고 치약을 묻힌다)

이 두 손가락으로 왼쪽 윗잇몸을 안(엄지)과 밖(검지로)에서 힘껏(고통을 느끼게 되면 참을 수 있는 데까지 힘을 다하여 눌러가며) 마사지해준 다음 아랫잇몸을 힘껏 누르며 마사지해 주기를 3~5분간(더 오래 해도 좋음) 반복한다.(오줌으로 마사지할 때는 자주 오줌을 묻혀 가면서 행한다)

반대로 왼손 두 손가락에 오줌이나 치약을 묻히고 오른쪽 위, 아랫잇몸을 힘껏 누르며 마사지 한다.

이와 같이 상하좌우의 잇몸을 골고루 마사지하기를 아침마다 6~10분 이상 행하되 풍치 등 잇몸 환자는 점심, 저녁 식사 후에도 3분 이상 행한다.

두 손가락으로 잇몸을 힘껏 누르며 마사지를 하면 풍치 등 잇몸환자는 피가 나며 통증을 느끼게 되나 고통을 참을 수 있는 데까지 힘껏 잇몸마사지를 하다 보면 잇몸이 견고하게 되어 흔들리던 이도 고정되고 통증도 사라지며 잇몸질환이 치유된다. 그리고 계속 매일 강력한 잇몸마사지를 하면 잇몸질환으로 고통을 겪는 일이 없어지게 된다.

* 강력마사지로 잇몸질환을 치료한 예 (남, 49세, 회사원)

저는 중년의 나이에 치아가 매우 약했습니다. 충치로 인해 위 어금니를 뺐으며, 그 옆의 이마저 흔들리고 또 다른 치아들도 부실하고 잇몸이 안 좋다고 생각되어 치과를 찾아갔습니다.

의사는 일단 스케일링을 하고 몸을 잘 관리하고 한 달 후에 다시 와서 점검하자고 했습니다. 비록 젊은 나이지만 부분 틀니를 해야 하는 방향으로 생각하라고 했습니다.

  부분 틀니를 하면 얼마나 불편할 것인지 생각해보니 걱정이 되어서 신동성 목사님에게 전화하여 치유 방법을 배웠습니다. 양치질 직후 양손으로 잇몸을 한 5분간 꽉꽉 누르라고 하여 그렇게 했습니다.

  칫솔질 후 물로 헹궈내기 전에, 엄지와 검지로 잇몸 전체를 꽉꽉 눌렀습니다. 속으로 기도하면서 아침저녁으로 각각 약 3분에서 5분 정도 그렇게 했습니다.

  처음에는 잇몸에서 피가 조금 나왔는데 개의치 않고 약 일주일 정도 하고 나니 이가 조금 좋아지는 느낌이 들었습니다.

  또 보름 정도 더 하고 나니 더 좋아지고, 한 달 정도 그렇게 하고 나니 들뜬 잇몸이 많이 안정이 되는 느낌이었습니다.

  2달 후에 치과에 가서 확인해보았더니 의사가 이제 좀 더 기다려보고 3개월 후에 다시 확인해보자고 했습니다. 이제 잇몸을 손가락으로 꽉꽉 누르는 것이 3개월 정도 되었는데 굳이 치과를 찾아가지 않아도 될 만큼 그동안 아프던 이가 양호해졌습니다.

  잇몸이 단단해지면서 튼튼해지니 아프던 치아가 많이 나아진 것입니다. 아직 예전처럼 단단한 음식은 섭취하기가 어렵지만 그래도 이가 많이 아픈 현상은 없어져서 참 감사하고 있습니다. 좋은 치료방법을 알려주신 신 목사님께 매우 감사합니다.

셋째는 치약 대신 소금으로 이를 닦고 소금물로 가글링 한다.

  이 방법은 내가 60여 년 전, 어렸을 때 실천하다가 치약으로 이를 닦기 시작하면서 중단하였던 방법인데, 그동안 간혹 소금으로 이를 닦으면 치아에 좋다는 말을 들으면서도 치약보다 여러 가지 면에서 뒤떨어지는 원시적, 미개한 방법이라 생각하여 왔다.

  최근에 최원수 장로님의 저서 소금건강법과 인터넷 자료 등을 통하여 소금양치질의 놀랍고도 과학적이고 확실한 효과를 알게 되어 잇몸 건강법의 결론(?)으로 맨 나중에 적는 것이다.

나의 어머니는 한평생 소금으로 이를 닦는 덕분에 96세의 나이로 하늘나라에 가기 직전까지도 이가 약한 노인들이 좋아하는 질은 밥보다 젊은이들이 좋아하는 마른 밥을 더 좋아하고 사탕 같은 딱딱한 과자도 오도독 오도독 잘 씹어 들었다. 나의 어머니 뿐만 아니라 소금으로 이를 닦고 소금물로 가글링하여 잇몸질환을 고치고 놀라운 치아건강의 복을 누리고 있다고 증언하는 이들이 무수하다.

6.25전쟁 때 미군이 한국에 와서 2가지를 보고 놀랐다고 한다. 한국인들은 모두 이가 튼튼하다는 것을 보고 놀랐고, 남녀노소가 모두 손가락에 소금을 묻혀 이를 닦는 것을 보고 또 놀랐다는 것이다.

그러나 그 후 치약이 널리 보급되어 오늘까지 거의 대부분의 한국인들이 소금 대신 치약을 사용해오고 있는데 그 결과가 어떠한가?

대한치주학회의 발표에 의하면 요즘 한국인의 10대의 3분의 1, 20대의 절반, 35세 이상의 75%, 40대 이상의 80~90%에서 잇몸질환이 발생하며 잇몸질환은 완치가 없는 국민질환이라는 것이다.

잇몸질환은 잇몸조직에 염증을 일으켜 붓게 하고 피가 나게 하고 파괴하여 결국 이가 빠지게 하는 악성 세균인 '진지발리스균'에 의해 발생하는데 소금에는 강력한 살균 및 잇몸 강화 효과가 있어 이를 다스릴 수 있으나 치약에는 이런 효과가 없는 것이 문제이다.

치약에는 오히려 이를 보호하는 법랑질을 마모시키고 잇몸을 약화시키며 암을 일으키고 위염, 위장장애, 입 냄새 등 각종 질환을 유발하는 합성화학물질들이 많이 들어있다. 치약은 연마제(이를 빛나고 아름답게 하는 효과가 있으나 이를 보호하는 법랑질을 마모시킨다), 살충제(충치균 살균제), 방부제, 착색제, 합성계면활성제(발암물질), 감미제, 향제, 습제 등의 갖가지 합성화학성분들을 함유 하고 있어서 튼튼했던 한국민의 치아를 망가뜨린 주범인 것이다.

그래서 2014년에는 국회에서 어느 국회의원이 치약에 대하여 문제를 제기한 적이 있다. 증상을 일시 완화하는 효과밖에는 근본적인 치유 효과가 없어 이 약들의 제약회사에서도 치과 치료를 병행할 것을 강조한다.

그러나 한 번 이상 구워 불순물을 제거한 천일염(자연소금)이나 황토소금(양치용)으로 이를 닦고 소금물로 가글링(100번씩 1일 3회)을 하면 이에서 피가 나오고 이뿌리가 드러나는 증상은 5일 정도면 없어지고 풍치(치주염, 치은염) 등 잇몸의 여러 질환이 치유, 예방되며 평생 건강하고 희고 아름다운 치아를 자랑할 수 있게 된다.

다음은 50평생 이가 강철같이 튼튼하다고 자랑하는 어느 분의 재미있는 증언이다.

"제가 대학 시절 산중 선도수행처를 방문한 적이 있었는데, 그곳에서 수행하는 분들이 40에서 90세 전후의 나이임에도 모두 한결같이 이가 백옥같이 희고 고르며 튼튼한 치아를 소유하고 계셨습니다.

처음엔 도를 닦으면 이가 저렇게 되나 보다 하고 생각했으나 알고 보니 그곳에서 사용하던 돌절구에 곱게 빻은 누렇고 거무튀튀한 소금 탓이라는 거였습니다.

그런데 돌아오는 길에 방장 할머니께서 만든 잇소금을 선물로 한 병 얻게 되었습니다.

'이걸로 한 달만 꾸준히 닦아도 자넨 평생 이 때문에 고생하는 일은 없을 거야!'

산중할머니의 과장화법 정도로 생각하면서도 어릴 적 소금으로 양치하던 기억이 떠올라 무심결에 받아다 쓰게 되었습니다. 그리곤 기적처럼 오십의 나이에 달한 지금까지 이가 강철처럼 튼튼합니다.

물론 제 아내 그리고 아들 녀석의 이도 다른 사람이 조상 묘자릴 잘

썼던가 유전자가 좋은 게 아니냐고 말할 정도로 치아가 희고 튼튼하답니다."

* 소금양치질의 장점

위에서도 언급하였지만 나는 어려서부터 잇몸과 이가 약했는데, 특히 40대가 된 후부터 풍치로 인하여 잇몸 통증으로 늘 고통을 겪는 가운데 1~2년 혹은 2~3년에 이가 하나씩 빠져 모두 7개나 빠졌다. 그러나 21년 전부터 지금(2023년)까지 21년 동안 하나도 빠지지 않았다.

그 비결은 위에서 언급한대로 지난 21년 중 첫 11년 동안은 강력한 잇몸마사지였고, 그 후 3년 동안은 잇몸마사지와 옥수수대물요법이었고, 그후 지금(2023년 2월)까지는 강력한 잇몸마사지와 소금양치질이었다.

그런데 이 두 가지 방법이 특효약이어서 치료대책이 없는 잇몸질환에 근본적인 치유 효과가 있는 것은 틀림없는데 중대한 결점이 있다.

강력한 잇몸마사지법은 잇몸이 너무너무 약해 이가 빠지기 일보 직전의 경우 강력하게 잇몸마사지를 하면 당장 이가 빠져버릴 우려가 있고 이때 통증과 이가 빠질 우려로 아주 약하게 마사지하면 효과가 별로 없다는 것이다. 실로 진퇴양난이다.

그리고 위와 같은 경우 옥수수대물로 가글링하는 것은 통증을 가라앉히고 잇몸을 강화하여 흔들리는 이를 고정시켜 잇몸질환을 급속히 치유하는 효과가 있으나 제철이 지나면 옥수수를 구하기 힘들고 제철(여름)이 되어 옥수수를 구한다 하더라도 옥수수를 푹푹 고아야 하므로 한창 더운 계절에 한증막에 들어가는 것 같은 고역을 견디어야 할 뿐만 아니라 연료비와 시간도 적지 않게 들어간다는 단점이 있다.

그러나 소금양치법은 어차피 식후에 이를 닦아야 하는데 이때 치약 대신 소금으로 닦고 이를 닦는 도중에 입속에 자연적으로 고이는 침

섞인 소금물을 도중에 뱉어버리지 말고 가급적 오랫동안 입속에 물고 있다가 칫솔질을 끝낼 때 잇몸과 입안 구석구석을 가글링하여 주면 되므로 고통 없이, 시간 절약, 연료비 절약하면서 모든 잇몸 질병을 치유, 예방할 수 있는 가장 이상적이고 근본적인 치아건강법인 것이다.

* 소금양치질의 요령

 소금을 선택할 때는 우리나라 서해 바닷물을 증류하여 만든, 알이 가늘고 고르며 희지 않은 천일염이 가장 좋으며(해외수입소금이나 흰 소금이 좋은 것이 아니다!) 죽염에는 천연유황성분이 들어 있어 장기적으로 이뿌리를 삭제 하는 효과가 있다고 주장하는 분도 있으므로 황토나 소나무로 구운 것 중에 인공 향이나 인공첨가물이 없는 것을 선택하면 무난할 것이다.

 소금양치를 시작할 때는 1주일 정도 잇몸에서 피가 나고 아픈 증상이 나타나는 수도 있으므로 인내하여야 한다. 그러나 나는 이런 증상이 전혀 없었고 개운하고 상쾌하기만 하였다. 이미 오래전부터 오줌으로 강력마사지를 해온 탓일 것이다!

 양치질의 양치(養齒), 즉 이는 닦는 것이 아니라 '이를 보양(補養)하는 것'이라는 사실을 기억하여 만병의 특효약인 소금으로 양치질하는 것을 습관화하면 평생 치과병원 신세를 지는 일이 없을 것이다.

* 칫솔은 소금물에 담가둔다.

 칫솔에 붙어 있는 불순물에 서식하는 세균들이 여러 잇몸질환의 원인이 된다고 한다. 평시에 칫솔을 거꾸로 하여 머리 부분을 소금물에 담가두면 세균이 다 죽게 되어 이것만으로도 여러 잇몸질환이 예방된다. 소금물에 담가둔 칫솔을 사용하여 소금으로 이를 닦으면 잇몸질환의 완벽한 예방 및 치유책이 될 것이다.

* 소금의 효능

거의 만병의 치유, 예방의 효과가 있다.

당뇨, 저혈압, 갑작스런 졸도나 인사불성 시, 명치 아픈 것, 변비, 심한 설사, 토사, 배가 차고 아픈 데나 위경련 등 장질환의 치료, 장청소, 지혈작용, 토혈, 비혈(코피), 위염, 구취(입냄새), 인후통, 인후염, 후두염, 편두선염, 기관지 천식, 기침, 상처, 화상, 탈항이나 탈장, 술에 취해 구역질이 나거나 토할 때, 머리가 어지럽거나 멍할 때, 산성완화, 이뇨작용, 해독(농약, 알콜, 니코틴, 고엽제 등)과 냄새 제거, 임산부 경련, 소변불통, 임질, 배앓이, 치질, 멎지 않고 크게 웃는 것, 입이나 코가 헐고 냄새가 나며 피고름이 날 때, 축농증, 비염 등 코의 병, 중이염, 이명 등 귀의 병, 술로 인해 생긴 여드름이나 부스럼, 주독으로 빨개진 코, 풍한습통(風寒濕痛), 저리고 아픈 것, 이뿌리가 드러나거나 이 사이에서 피가 날 때, 정강이나 종아리의 부스럼, 가려움증, 손바닥의 종기, 손톱무좀, 발톱무좀, 티눈, 혹, 사마귀, 손바닥과 발바닥의 부기 등 피부질환, 벌레에 물렸을 때, 귀앓이와 이명, 무릎, 관절, 허리, 어깨가 아플 때, 사지가 냉하고 뻣뻣할 때, 여성냉증, 자궁이상, 비듬, 탈모증의 치유와 두발 건강, 치질, 치루, 피로회복, 눈을 맑게 하고 눈물을 멎게 하며 녹내장, 백내장 등 눈병 및 시력보호에 효과가 있다.

* 이 맞부딪치기와 힐링 코드

이와 같은 소금양치와 함께 매일 기상 시와 취침 전에 위아래 이들을 맞부딪치기를 30~100번 씩(처음 30번에서 시작하여 100번까지 차츰 늘릴 것)하면 더욱 큰 효과를 볼 수 있다.

무엇보다도 머리끝부터 발끝까지 건강하게 해주는 힐링 코드를 열심히 하면 이와 잇몸도 물론 건강해진다.

맨 앞에서도 언급하였지만 강력마사지를 하면 그 즉시 빠질 것 같아 강력마사지를 하지 못하고 옥수수대물로 많이 호전되기는 하였으나 아직도 매우 약한 상태에 있던 나의 어금니가 옥수수를 구할 수 없는 겨울철이 되어 옥수수대물 대신 오줌과 나중에는 오줌이나 소금물로 양치, 가글하기를 오늘까지 계속하고 있다. 그런데 약 11년 전부터는 힐링 코드를 위의 방법과 함께하고 있는데 문제의 어금니(왼쪽 윗잇몸의 어금니)가 100% 완치된 지 벌써 오래되었다. 무엇보다도 힐링 코드를 통해 하나님께서 주신 은혜가 가장 컸다고 생각된다. 그래서 아침 잇몸마사지 시간에 그 어금니가 있는 잇몸을 마사지할 때마다 "할렐루야! 감사, 감사, 감사합니다! 하나님!" 외치며 행복해 한다.

넷째는 옥수수속대물로 가글링 한다.
이 방법만으로도 어려서부터 60대 중반이 되도록 한 번도 치과병원에 간 일이 없다고 증언하는 분이 있는데 내가 실천하여 보았더니 정말 좋은 효과가 있었다. 그분처럼 나도 어려서 이 방법을 알았더라면 그동안의 엄청난 고통을 당하지 않았을 뿐 아니라 치료하느라 들어간 그 많은 비용을 절약할 수 있었을 것이고 잃어버린 이 7개 중 하나밖에 또는 하나도 잃지 않았을 것이라는 생각이 들 정도의 탁월한 효과가 있었다.

목회자 모임에서 이 건강법을 소개하였더니 그중 한 목사님이 이 방법을 2일밖에 하지 않았는데도 확실히 좋은 효과가 있음을 느낄 수 있었다고 한다.

또 우리 교회의 치아와 잇몸이 아주 약하신 70세 된 집사님도 이 방법을 실천하였더니 급속히 심한 통증이 해소되고 피가 멈추고 잇몸이 강화되는 등 아주 큰 효과를 보았다고 한다. 어떤 분은 이 방법이 100만 불(약 13억원)짜리 정보라고 하는데 옥수수속대물 제조법과 가글법에 대하여 설명하고자 한다.

* 옥수수속대물 제조 및 가글법
 - **재료** : 생옥수수속대 30개, 생수 15리터, 양이 너무 많다고 생각되면 10개 5리터나 6개 3리터 등 적당한 양으로 감량하여도 괜찮다. 필자는 처음에 옥수수속대물 제조법을 잘못 알고 삶은 옥수수를 두서너 개 먹은 다음 남은 속대를 냄비에 넣고 적당히 물을 붓고 끓여 가글하였는데도 큰 효과를 보았음. 그러니 제철이 지나 생옥수수 속대를 구할 수 없을 때에는 삶은 옥수수 속대라도 사용한다.

옥수수 속대를 3등분 하여(필자는 깍두기 썰듯이 세분하였음) 또는 냄비나 주전자에 팔팔 3분간 끓인 후 중불로 15분(옥수수속대와 물의 양을 감량할 때에는 적당히 단축할 것) 끓인 다음 약불로 물이 3분의 1이 될 때까지 졸인다.

미지근하게 식힌 물을 입에 넣고 30~60초 가글한 후 뱉기를 20회 반복한다.(필자는 이 방법을 몰라 하루 종일 이 물을 입에 물고 생활하면서 20~60분 간격으로 물을 바꿔주었는데 이렇게 하여도 효과가 컸다. 형편상 이렇게 할 수 있는 이는 이렇게 하는 것도 좋지 않을까, 효과가 더 크지 않을까 생각한다.)

잇몸이 건강한 이는 평생 1회, 좀 부실한 이는 3일간 연속, 아주 부실한 이는 자주 반복한다.(여름에는 옥수수속대물이 쉽게 쉴 수 있으므로 냉장고에 넣고 사용할 것. 쉰 옥수수속대물로 가글하면 이가 시다)

(11) 치질의 치료와 예방법

국내에서 수술 건수가 가장 많은 질환이 눈에 발생하는 백내장이고 그 다음이 치질로서 매년 약 22만 명이 수술을 받는다고 하며 치질을 10년 이상 방치하면 암으로 악화될 수도 있다고 하는데(중앙일보 2013.03.24.) 이 치질을 수술하지 않고 고칠 수 있는 방법을 알아보자.

나는 20여 년 전에 치질이 발병, 어린이 주먹만 한 혹이 항문 밖으로 튀어나와 의자에 앉지도 못하고 누워만 있다가 건강도인술에 나오는 치질치료법(엉덩이마사지법)으로 며칠 만에 고쳤다. 그 후 잘 지내던 중 두 번 다시 치질은 걸리지 않으려니 생각하고 방심하다가 재발하여 먼저와 똑같은 상태가 되어 큰 고통을 당하였으나 역시 똑같은 방법인 엉덩이마사지법과 오줌열탕좌욕으로 고쳤다. 치질은 대표적인 생활습관병인데 생활하면서 주의 하여야 할 사항을 지키지 않아서 재발하였던 것이다. 그러나 재발하였다가 치유한 후에는 주의사항을 철저히 지키고 있어서 재발할 염려 없이 지내고 있다.

치질 중 병원에 가면 수술로 혹을 떼어 버려야 하는 4도 치핵을 2번이나 수술하지 않고 고치고 이제는 재발 염려 없이 지내고 있는 필자의 치질 치병담을 읽어보시고 모든 치질 환자들이 속히 여러 가지로 난처(?)하고 고통스런 질병인 치질에서 해방되기 바란다.

* 치질을 수술 없이 고쳐주는 엉덩이마사지법과 온수좌욕과 외발서기
두 다리를 벌리고 서서 팬티를 내리고 오른손바닥으로 항문 옆 오른쪽 엉덩이를 약 1분간 위아래로 문질러 준 다음 왼손바닥으로 왼쪽 엉덩이를 1분간 문질러주기를 좌우 5회씩 10분간 반복한다. 1일 2회 행한다.(1회 10분 이상 또는 1일 3회 이상 행하지 말 것)

이 방법을 실시하였더니 신기하게도 약 7~10일 만에 큰 혹이 없어지고 거의 다 치유되었다.

그런데 치질기가 약간 남아 있었지만 큰 불편 없는 가운데 18년을 지내다가 몇 년 전부터 용변을 볼 때 힘을 주지 말 것과 의자에 장시간 앉아 있지 말 것 등의 치질예방법을 실천하고부터는 치질기가 완전히 없어졌었다.

그런데 언젠가부터 나도 모르게 '장시간 앉아 있지 말라, 용변 시 힘주지 말라'는 등의 주의사항을 소홀히 하여 치질이 재발, 큰 혹이 항문 밖으로 튀어나와 20년 전과 똑같이 앉지도 못하고 누운 채 큰 고통을 당하게 되었다. 그러나 이번에도 병원에 가면 수술을 해야 하는 4도 치핵이었으나 물론 자연건강법으로 고쳤다. 이번에는 첫 번째 발병 시 이용했던 엉덩이 마사지법(건강도인술) 외에 따뜻한 오줌좌욕으로 10일 만에 완치하였다. 오줌좌욕만으로 20년 이상 된 치질 등 오래된 치질을 고친 분들이 있다는 것을 새로 알았기 때문에 이를 병행한 것이다.

오줌좌욕을 도저히 할 수 없는 분은 온수좌욕을 한다.

필자가 2번의 수술을 요하는 치질을 치유한 후에야 알고 행하고 있는 방법으로서 수많은 질병에 큰 효과가 있으며 특히 치질에 특효가 있는 방법을 또하나 소개하니 치질 환자들은 한 번 시도해 보기 바란다. 바로 외발 서기이다.

외발 서기는 체중을 한쪽 발에 싣고 다른 발은 지면에 살짝 대고 서는 것을 말하는데 5~20분씩(필자의 경험으로는 5분씩이 좋음) 좌우 교대로 한 발로 서면 피로회복, 다리 강화, 젊음 유지, 100년 장수 등의 효과가 있으며 특히 30분 이상 외발 서기를 하면 치질도 치유되니 치질 환자들은 지하철을 기다릴 때나 지하철에 서서 갈 때 등 수시로 꼭 행하기 바란다.

* 치질 재발 예방 또는 치유를 위한 주의사항

수술을 요하는 3~4도 치핵(치질)은 위의 방법으로 수술 없이 고치도록 하고 그 후에 재발을 예방하기 위하여 일반적인 질병 원인인 과로,

스트레스 등 외에 다음과 같은 사항을 주의하여야 한다.
 - 용변은 1일 1회만 보도록 노력한다.
 - 용변을 볼 때 절대로 힘을 주지 말고 5분 이상 용변을 보지 않는다.(신문이나 책등 읽을거리를 갖고 화장실에 들어가지 마라. 5분 이상 화장실에 앉아 있지 마라) 화장실에 오랫동안 앉아 있거나 용변을 볼 때 힘을 주면 항문 주위에 혈류도 늘어나게 되고 이는 항문조직의 확대와 치핵 생성의 원인이 되기 때문이다.
 - 항문 부위의 원활한 혈액순환을 위해 40~45도 정도의 따뜻한 물이나 오줌이 넉넉히 담겨 있는 대야에 엉덩이를 넣은 채 쪼그리고 앉아 좌욕 하되 1일 2~3회, 1회 3~5분간 행하라. 5분 이상 쪼그리고 앉아 좌욕을 하면 오히려 악화된다. 쪼그리고 앉는 자세는 치질에 가장 나쁜 자세이다. 항문의 압력을 높여 치핵 또는 항문조직이 빠져나오게 한다. 내가 한때 오줌열탕좌욕이 치질에 특효하다 하여 매일 아침 15분 이상 했더니 좌욕 후에 항문조직이 빠져나와 오히려 악화된 적이 있다.
 - 배변 전이나 후에 치핵이나 항문조직이 항문 밖으로 빠져나올 때(탈항시에는 손가락으로 조심스럽게 밀어 넣는다. 밀어 넣지 않으면 급격히 치핵(혹)이 커지게 된다. 유럽의 나라들 중에는 어려서부터 이런 배변습관을 학교에서 가르치는 나라도 있다고 한다) 이때 탈항이 심하여 고통이 클 경우에는 참기름을 많이 바르고 밀어 넣은 후 누워있도록 한다.
 - 좌욕시 케겔운동을 하면 효과가 배가된다. 케겔운동은 쉽게 말하면 항문괄약근 조이기(수축) 운동이다. 요령은 10초 동안 항문(괄약근)을 수축(조이기) 하였다가 10초 동안 항문을 이완하는 것(조이기를 푸는 것)을 4~5회 반복한다.
 - 케겔운동은 평상시에 해도 좋다.(항문 및 생식기, 비뇨기 건강증진)
 - 운동 중에 골프, 유도, 복근운동, 근력운동, 가파른 산행(등산) 등

은 하체에 힘을 많이 주므로 복압을 높여 치핵이 항문 밖으로 빠져나오게 하므로 피하도록 한다.

　- 장거리 운전을 하거나 의자에 앉아 사무를 볼 때 자주 늦어도 1~2시간 간격으로 의자에서 일어나 걷기, 스트레칭 등 간단한 운동을 하거나 자주 자세를 바꿀 것이다.

　- 물을 많이(1일 8컵, 2.5리터) 정도 마시고 섬유소가 많은 야채, 과일류, 해조류를 많이 섭취하여 변비를 치유, 예방할 것이다.

　- 술은 정맥혈관의 급격한 확장과 혈류량 증가를 통해 혈전성치핵을 유발하고 기름진 안주나 음식은 소화가 안 되어 변비, 설사를 초래, 치질을 악화시키므로 술과 기름진 안주와 음식을 멀리 할 것이다.

　- 겨울철에는 특히 항문 부위의 보온에 신경 쓸 것. 항문 주변을 항상 따뜻하게 하여 혈액순환이 잘되도록 할 것이다.

　치질 환자나 치질기가 있는 사람은 이와 같은 주의사항을 엄수하면서 위에 설명한 엉덩이마사지법, 외발 서기(5분 이상 한 발에 몸의 중심을 싣고 서 있기를 40분 한도로 좌우 교대로 하는 것인데 이것만으로도 치질을 고칠 수 있다. 뒤에 상술함⟨297p⟩) 등을 행하면 속히 치유된다.

(12) 눈의 건강법(눈 운동법)

　우리나라 성인 근시(近視) 유병률은 48.1%다(국민건강영양조사 자료). 두 명 중 한 명꼴로 먼 곳의 글씨나 사물을 잘 못 본다는 뜻이다. 스마트폰 같은 IT기기의 과도한 사용으로 인해 근시가 될 위험은 점점 커지는데, 시력은 한 번 떨어지면 절대로 되돌릴 수 없는 것일까?

　여러 가지 실험 결과 눈 운동을 하면 집중력, 암기력, 창의력이 향상되어 학업성적과 업무능률이 오르게 된다고 한다. 이는 눈의 신경이 뇌의 신경과 연결되어 있어서 눈 운동을 통하여 시신경과 소뇌가 활성화되기 때문이다. 뿐만 아니라 시력이 약화되는 것을 예방하며 일시적으로 눈이 나빠진 가성근시자의 경우 약화된 시력이 회복되기도 한다.

그러므로 눈 운동을 아침저녁으로 그리고 눈이 피로할 때 하면서 매일 아침 눈에 오줌을 넣으면 항상 최상의 시력과 두뇌 상태를 유지할 수 있다.

나도 눈 운동으로 아주 큰 효과를 본 적이 있다.(오줌을 매일 눈에 넣으면 눈의 병을 치유, 예방하며 늙기까지 눈의 건강을 유지할 수 있는데 오줌건강법을 알기 전이라 오줌은 눈에 넣지 않았다.)

20여 년 전의 일이다. 웬일인지 두 눈이 바늘로 찌르듯이 아픈 증상이 여러 날 계속되어 건강도인술의 눈 강화 운동법을 하였더니 며칠 만에 씻은 듯이 나았다. 눈이 피로하고 침침할 때 이 운동법을 하면 금방 피로가 가시고 눈이 밝아진다.

- **방법** : 가부좌 자세나 의자에 앉아서 두 손바닥을 모으고 10초가량 비빈 다음 두 손바닥으로 두 눈을 가리고 눈알을 굴려 좌우 바라보기 9회, 상하 바라보기 9회, 시곗바늘 방향의 원으로 눈알 굴리기 9회, 시곗바늘 반대방향 원으로 눈알 굴리기 9회 하기를 3회 반복한다.

이 안구운동을 깨끗한 물을 받아 놓은 대야에 두 눈을 담그고 하는 것을 추가하면 더욱 좋다.

두 손바닥을 마주하여 10초가량 비빈 다음 검지, 중지, 약지 등의 손가락 끝으로 눈알을 2~3초 지그시 눌렀다가 확 떼기를 9회 반복한다.

눈에 이상이 있거나 눈병이 유행할 때에는 오줌을 안약 넣듯이 눈에 넣거나 손가락으로 찍어서 눈에 넣으면 이것만으로도 웬만한 눈병은 치료되고 예방된다. 여기에 위의 안구운동까지 하면 더욱 완벽한 효과를 볼 수 있다.

미국의 안과 의사인 베이츠 박사도 시력은 회복될 수 있으며, 이를 위해서는 눈 주변의 근육을 강화시켜야 하는데 눈 주변 근육을 강화시키는 '안근운동법'을 다음과 같이 3개월 이상 꾸준히 하면 시력이 좋아질 수 있다고 한다.

① 눈을 깜빡이는 동작을 반복한다. 10초에 2~3번 깜빡이면 되며, 1분간 실시한다.

② 신문 기사의 큰 제목 글씨를 35cm 정도 거리를 두고 3분간 바라본다. 이때도 10초에 2~3번씩 눈을 깜빡거려야 하며, 눈에 힘을 주면 안 된다.

③ 신문 기사나 책을 펼친 뒤, 글 한 줄을 눈으로 훑은 다음 다시 같은 줄을 훑는 연습을 한다.

④ 신문이나 책을 35cm 거리에서 거꾸로 들고 밑에서부터 위로 글자를 읽어나간다. 한 글자씩 꼼꼼히 읽는 게 좋다.

⑤ 태양을 향해 몸을 둔 채로 눈을 5분간 감고 있는다.

눈, 귀, 코 등은 얼굴 또는 머리부위에 있기 때문에 이 부위의 질병 치유 또는 건강을 위하여는 얼굴 또는 머리 부위에 하나님이 주시는 생명력을 부어 넣으면서 기도하는 힐링 코드가 특효하므로 이 부위에 문제가 있는 분들은 무엇보다도 힐링 코드를 열심히 하면서 각 부위 건강법을 행하시기 바란다.

(13) 귀의 건강법 (귀 마사지법)

매년 귀질환으로 병원을 찾는 환자가 무려 600만 명! 귀질환 환자 중 가장 흔하며 나이와 상관없이 찾아 오는 난청! 특히 귀가 잘 들리지 않는 난청 진단을 받은 환자의 38%가 30대 이하의 젊은 층인 것으로 조사되면서 더이상 귀질환을 노화현상으로 치부할 수만은 없는 상황에 이르렀다.(국민일보 2023년 8월23일자)

난청의 원인은 스트레스, 담배, 술, 머리의 외상, 약물 복용, 소음 등이므로 이와 같은 것을 피해야 한다.

평소에 이어폰을 사용하거나 텔레비전을 볼 때 가급적이면 볼륨을 낮추고 어쩔 수 없이 심한 소음에 노출될 때는 소음차단 헤드폰을 사용하여 고막을 보호하도록 한다.

귀지는 저절로 나오게 되어 있으므로 파내지 말라고 하지만(귓속에 상처를 남길 우려가 있기 때문에) 귓속에 귀지가 많이 차 있으면 저절로 나오지 않고 그래서 소리가 들리지 않는 때가 있다.

이럴 때는 미네랄오일을 한 방울 귀속에 넣고 귀가 위를 향하도록 누워 오일이 귀지를 녹이게 한 다음 면봉으로 조심스럽게 꺼내도록 한다. 그래도 귀가 뚫리지 않으면 아래에서 설명하는 귀 마사지법을 행한다.

10년 이상 한쪽 귀가 안 들리던 사람이 오줌을 아침마다 귀에 넣었더니 한 달 만에 들리게 되어 병원에 가서 검진하여 보았더니 오래전에 파열되어 없어졌던 고막이 회복되었다는 것이었다. 나의 처도 갑자기 귀에서 피고름이 나와 오줌을 넣었더니 그날로 나아버린 적이 있다.

약물 복용이 난청의 원인이니 약을 멀리하고 매일 만병통치의 영약인 오줌을 면봉을 이용하여 귀에 넣도록 하되 다음 나의 경험담에 나오는 방법(귀 마사지법)을 함께 실천하면 난청으로 고통당하거나 보청기 신세를 지는 일이 절대 없으리라고 확신한다.(힐링 코드는 물론 필수)

* **오랫동안 꽉 막혔던 귀가 즉석에서 뚫어지다.**

　59세 때인 14년 전에 오른쪽 귓속이 쑤시고 먹먹하더니 아무 소리도 들리지 않는 귀머거리 상태가 17일간이나 계속된 적이 있었다. 2~3일이나 며칠이면 나으려니 생각하며 오래된 귀머거리도 고칠 정도로 귓병에도 큰 효과가 있는 오줌을 계속 아침마다 귀에 넣었으나 웬일인지 나아질 기색이 전혀 보이질 않았다. 이러다가 한쪽 귀머거리가 되는 게 아닐까? 은근히 걱정하며 지내다 17일째 되는 날, 오늘은 큰 책방에 가서 자연건강법 중 귓병 치병서적을 한 번 찾아보아야겠다고 생각하고 집을 나섰다. 선약이 있어서 우선 성남에 가서 이혈요법 등 자연건강법(대체의학)에 관하여 조예가 깊으신 S 장로님을 만났다. 대화 도중 장로님이 내가 내 귀의 이상에 대하여 한 마디도 말하지 않았는데 전에 간단히 귓병을 고친 경험담을 말씀하는 것이었다. 그래서 그 즉시 대화를 나누면서 그 방법대로 둘째 손가락 끝으로 귓바퀴 안쪽 귓구멍 입구 윗부분을 가볍게 누르며 문질러주었더니 놀랍게도 문지르기 시작한 지 잠시 후에 17일 동안 계속 막혔던 귀가 시원하게 뚫렸고 이 상태가 3~4시간 계속되었다. 그 후 책을 읽을 때나 기도할 때나 차를 타고 갈 때 등 기회 있을 때마다 이 방법을 행하였더니 1주일만에 완치되었다.

　그 후 귀 마사지도 하지 않고 아침에 한 번 오줌을 귀에 넣는 일만 하고 있는데 14년이 지난 지금(2023년 2월)까지 귀에 아무 이상이 없으며 귀의 건강이 아주 양호하다.

　그동안 '이혈요법' 또는 '이침요법'이 세계보건기구(WHO)도 인정하는 귀 건강관리법으로서 온갖 질병에 효과가 큰 요법이란 것을 알고 있었지만 내가 직접 이렇게 놀라운 효과를 체험한 것은 처음이었다.

　그래서 집에 있던 책 중에서 전에 건성으로 한 번 읽었던 이침요법에 관한 책을 꺼내 보고 인터넷에서도 검색해 보았다.

인터넷에서 보니까 귀 건강법에 관한 글이 많이 올라와 있었는데 그 중에서 「귀를 사랑하는 여자」의 저자이면서 한빛이혈건강학회장인 이순애 교수의 이야기가 필자의 관심을 가장 많이 끌었다.

10여 년 전 남편이 원인불명으로 하반신이 마비돼 백방으로 치료법을 찾던중 귀건강관리법을 알게 됐고, 이를 통해 2개월 만에 남편은 다시 뛸 수 있었다고 간증하는 이교수(대전 침례신학대학과 대전신학대 교수)는 그 후 귀 건강관리법에 더욱 심취, 귀 관리 기술로 많은 이들을 찾아다니며 귀병을 고치며 예수 그리스도의 복음을 전파하고 있다고 한다.

이교수는 그의 저서에서 만병은 혈맥이 막혀 발생한다고 하면서 단 1분이면 암을 확인할 수 있는 방법과 귀 마사지법과 자궁종양, 자궁암, 위암, 폐암, 대장암, 비만, 중풍, 치매, 녹내장, 백내장, 불임증, 차멀미, 뱃멀미, 지네에게 물린데, 불면증, 알레르기, 대머리 등 온갖 질병의 치유사례와 피부를 아름답게 만드는 비법을 공개하고 있다.

'이혈요법' 또는 '이침요법'을 숙달하자면 적지 않은 시간과 노력이 필요하지만 바로 내가 체험한 위의 방법을 포함한 몇 가지 간단한 귀 마사지법만을 실천하여도 귀를 늘 건강하게 잘 관리할 수 있다는 것을 알게 되어 여기에 소개한다.

귀에 이상이 있을 때에는 아침저녁으로 귀속에 면봉으로 오줌을 넣으면서(웬만한 귀의 병은 이 방법만으로도 치유된다!) 귀 마사지를 함께 행하면 큰 효과를 볼 것이다.

다음은 인터넷에 올라와 있는 귀 마사지법 중에서 가장 체계적이고 종합적이며 이해하기 쉬운 것이어서 여기서 소개한다.

* 귀 마사지법

귀를 문지르고 당기고 눌러서 자극을 주면 신진대사가 활발해져서 몸에 있는 독소가 배출되고 피부미용에도 좋다.

① 귓볼 당기기

귓볼을 엄지손가락과 검지손가락으로 잡고 천천히 잡아당긴다. 귓불을 살며시 돌려주는 것과 섞어서 10회 정도한다.(집중력향상 효과)

② 귀 접고 펴기

귀 위와 아래를 접어 누르고 2~3초간 있다가 펴주기를 10회 정도 반복하면 척추와 어깨건강에 특히 좋다.

③ 귀 꼭꼭 누르기(필자가 놀라운 효과를 본 방법이다!)

손가락 끝 지문 부위를 이용하여 귓바퀴, 귀 구석구석을 눌러 주면 신진대사가 원활해지고 소화기능 강화에 효과적이다.

④ 귀 문지르기

귀를 양 손가락(둘째와 셋째 손가락) 사이에 넣고 귀를 비벼주고 안쪽에서 바깥으로 나가면서 귀 전체를 비벼 골고루 마찰한다. 20회 이상 반복하면 몸의 독소가 배출된다. 특히 무기력하거나 짜증이 날 때 하면 좋다.

⑤ 귀 잡아당기기

귀의 가장자리를 잡고 귀 윗부분은 위로, 귀 옆은 옆으로, 귀 아래는 아래로 적당한 힘으로 바깥으로 당겨준다. 10회 정도 한다. 알레르기나 편도선질환에 유효하다.

⑥ 귀 걸어 당기기

귓구멍에 손가락을 걸어 10회 정도 당겨주면 생식기와 관련된 기능이 원활해진다.

⑦ 귀 돌려주기

귀 전체를 손으로 잡고 밖으로 5바퀴, 안쪽으로 5바퀴 돌려준다.

⑧ 마무리

귀를 잡고 바깥쪽으로 당겨 스트레칭 해주고 귀를 접어 진공 상태로 눌렀다가 지그시 떼고 마무리한다.

참고로 귓볼 바로 뒤쪽 목이 시작되는 부분에 움푹 들어간 곳인 '예풍혈'을 지그시 눌러주면 두통, 치통, 이명, 노안, 멀미, 중풍에 효과적이다.

(14) 코골이 및 코의 질환 치료법

우리나라에서 습관적으로 코를 고는 사람이 1,000만 명이나 된다고 한다.(2012년 건강보험심사평가원 자료)

코를 고는 원인은 숨길(기도)이 막히는데 있으며 숨길이 막히면 산소가 부족하여 뇌졸중, 당뇨, 치매, 만성폐질환, 협심증, 부정맥, 성 기능 장애 등의 질환을 초래하며 심한 경우 심장마비로 사망하는 수도 있다.

그러나 대다수의 사람들이 코골이를 소음 문제, 수면방해 정도로만 생각 하는 것이 문제이다.

평상에서 반달베개를 베고 취침하면 잘못된 경추가 교정되어 막힌 숨길이 뚫리게 되는 수가 있고(코골이를 비롯한 축농증 등 코질환의 실제 치유사례 : 반달베개 항목〈101p〉 참조) 반달베개로 치유가 안 되는 경우에는 다음과 같은 방법으로 콧속의 고장을 고치도록 할 것이다. 이대로 하면 콧물감기, 축농증, 비염, 코막힘, 후각 마비 등 다른 콧속의 질환도 치유, 예방할 수 있다.

첫째, 오줌이나 물로 콧속을 세척한다.

나는 23년 전(2000년)부터 매일 오줌을 마시고 아침마다 오줌으로 전신마사지를 하면서 오줌을 귀와 눈에 넣고 오줌으로 콧속을 세척하는데 물론 콧속이 아주 건강하다.

오줌을 컵에 가득 담아 양 콧구멍으로 동시에 빨아들여 목으로 넘겨 아주 마셔 버리거나 마시기 싫은 이는 입을 통하여 뱉어버릴 것이다. 오줌은 만병통치약이고 최고의 보약이므로 가급적이면 마시는 것이 좋다.

오줌으로 하기 싫은 이는 냉수나 미지근한 물로 하되 다음과 같이 한다.

① 두 손을 비빈 다음 두 가운뎃손가락을 코 양옆에 대고 코를 위아래로 18회 비빈다.(이것만으로도 막힌 코가 뚫리고 마비된 후각이 회복될 수 있다. 코가 나쁜 사람은 몇 번이고 반복할 것)

② 왼손으로 왼쪽 콧구멍을 막고(누르고) 오른손바닥에 물을 떠서 오른쪽 콧구멍으로 물을 빨아들여 입으로 내보내기를 3회 한 후 반대로 3회 한다. 도중에 콧물이 나오면 깨끗이 풀면서 한다.

둘째, 위의 ①과 비슷한데 코 옆을 혈관 마사지하는 것이다.

코 옆에는 동맥이 달리고 있는 것을 의식하며 두 손가락을 코 양옆의 피부와 뼈를 살짝 누르듯이 밀며 상하 좌우로 움직인다.(피부를 비비는 것이 아니다)

(15) 손발 마비, 결림과 통증, 피부트러블 등은 마사지로

위에서 설명한 대로 나의 93세 치매, 사지마비 노모를 기도와 숟가락 발마사지, 전신마사지 등으로 30일 만에 완전히 회복게 한 경험도 있거니와 모관운동, 붕어운동 등 6대 법칙을 매일 열심히 실천하면 그런 일이 없지만 분주한 사정으로 며칠 이를 행하지 못하면 손이나 발에 마비증상(쥐나는 증상)이 나타나는 경우가 있는데 이럴 때 모관운동을 하면서 그 부위를 손으로 주물러 주며 마사지하여 주면 속히 회복되는 것을 나는 오래전부터 많이 체험한 바 있다.
　그런데 2013년 여름, 노화를 막고 병에 걸리지 않게 돕는 혈관마사지(세노오 사치마루 교수 저, 도서출판 지식여행, 2012.4.1)라는 책을 구해 읽어보고 저자가 그동안 내가 이와 같이 손발마비증상을 마사지로 손쉽게 해소할 수 있었던 것을 이론적으로 명쾌하게 설명하여 놓은 것과 이 방법으로 여러 가지 건강, 미용 문제를 해결한 사례들을 곁들여 가며 주름살, 시력 약화, 난청, 탈모 등 노화를 막고 고혈압, 당뇨병, 암, 류머티즘 등 생활습관병을 예방할 수 있는 원리를 이해하기 쉽게 적어놓은 것을 발견하고 기쁨을 금할 수 없었다.
　그동안 나는 혈관마사지, 경락마사지, 스포츠마사지, 발마사지, 맨손요법 등 손으로 마사지 또는 피부마찰로 질병을 다스리는 방법을 전혀 모르는 상태에서 이미 오래전부터 혈관마사지 비슷한 마사지건강법을 실천하여 오고 있었던 것이다.
　몇 년 전에 어느 농촌의 할아버지가 발에 쥐가 자주 나는데 그때마다 손으로 주물러 주는데 좋은 방법이 없느냐고 물어서 혈액순환이 안 되어 그런 현상이 나타나는 것이니 혈액순환 촉진 효과가 있는 모관운동을 평소에 열심히 하면 좋다고 가르쳐드려 나중에 큰 효과를 보아 감사하다는 말을 들은 적이 있다.
　이런 사례를 보면 나뿐만 아니라 많은 사람들이 손이나 발에 쥐가 날 때 너무나 고통스러워 어찌할 바를 모르고 본능적으로 그 부위를 주무르며 마사지하는 경우(혈관마사지와 비슷한 마사지)를 하는 경우가 많을 것이라고 생각된다.

내가 잘 아는 어느 부부의 이야기

남편이 2018년(당시 57세)에 중풍으로 한쪽 팔과 다리가 마비되어 잘 걷지 못하는 처지가 되었다. 처음에는 의약에 의지하여 치료하였으나 시간이 흘러도 개선의 기미가 보이지 않았다. 아내가 안타까운 마음으로 매일 남편의 마비된 팔과 다리를 주물러 주었다.

그러자 남편의 상태가 많이 좋아졌다.

그러던 중 1년 전에 아내가 발사랑봉사단에 가입하여 발혈치유법(발마사지)을 배워 남편에게 발마사지를 해주었더니 정상인과 다름없을 정도로 쾌유되었다.

다음은 죽어가는 청설모를 간단한 마사지로 살려 함께 행복하게(?) 사는 분에 관한 이야기다.

2015년 5월 22일 방영된 TV 프로그램 '세상에 이런 일이'에서 소개된 내용이다.

어느 식당을 경영하는 아저씨가 차를 운전하고 가다가 길에 쓰러져 있는 청설모를 발견하였다. 아저씨는 혹시나 하며 의식을 잃고 죽어가는 그 청설모의 가슴을 손가락으로 몇 번 문질러 주었더니 뜻밖에도 깨어난 것이다. 그날부터 그 청설모는 아저씨 가정의 막내둥이가 되었다. 늘 아저씨의 등 위에서 놀며 잠시라도 떠나지 않고 애교를 부려 아저씨 내외와 식당손님들의 사랑을 독차지하며 살아가고 있다. 아저씨 부부의 말도 잘 알아들을 뿐만 아니라 아저씨가 마련해준 예쁜 그의 집(방) 앞에서 아저씨가 기타를 쳐주면 둥지 위에 가로 놓여 있는 횃대에 올라가 길고 풍성한 꼬리를 흔들며 좌우로 오가면서 온몸으로 신나게 춤을 추는 등 아저씨 가정의 막내둥이의 역할을 톡톡히 하는 정말 귀여운 청설모, '청이!'(효녀 심청이에서 따 온 이름이라고 한다.)이다.

위의 부부와 죽어가다 마사지로 살아난 이 '청이'에 관한 이야기를 보더라도 마사지건강법은 누구나 생활 속에서 쉽게 활용하여 효과를 볼 수 있는 건강법임을 알 수 있다.

* **누구나 쉽게 응용할 수 있는 마사지 : 혈관마사지**

경락마사지, 스포츠마사지, 발마사지, 맨손요법 등 손으로 몸을 마사지 또는 마찰하는 건강법들은 대부분이 경락이라든가 반사구 등을 알아 질병과 관계된 경락 또는 반사구를 마사지하는 건강법들로서 복잡한 경락이나 반사구들을 잘 알아야 실천할 수 있는 방법들이지만 혈관마사지는 이들보다 훨씬 수월한 마사지건강법이다.

전신 건강을 위하여서는 머리부터 발끝까지 차례로 손으로 지그시 누르면서 마사지하고 몸의 일부의 건강(손발마비나 몸 일부의 결림이나 통증 등의 치유)을 위해서는 그 부위와 주변을 마사지 해주면 되기 때문에 누구나 쉽게 실천할 수 있는 건강법이다.

앞에서 언급한 책 「혈관마사지」의 저자 세노오 사치마루 교수(1915년 일본 오카마야현 출생, 국제세포학회회장, 일본병리학회회장 역임, 현 오카야마대학 명예교수 시게이의학연구소 명예소장)는 혈액순환을 정상 상태로 지키는 것이 노화방지와 건강유지의 비결이라는 데 착안, 70세부터 하루 15분의 혈관마사지를 행하여 얼굴에 많이 있었던 검버섯도 제거하였고 100세가 거의 다 되어가는 지금까지 심신의 건강을 유지하며 저술, 강연 등 활발한 사회활동을 하는 등 노익장을 과시하고 계신 분이다.

혈관마사지는 간단한 마사지로 노화를 막고 많은 질병과 피부트러블을 치유, 예방할 수 있는 건강법이다.

특히 몸의 어느 부위든지 결림이나 통증이 나타날 때나 손발 마비(쥐날 때) 또는 피부트러블이 발생할 때 두 손바닥을 비빈 후 환부와 그 주위 피부를 손가락이나 손바닥으로 살짝 누르고(비비는 것이 아니라 그 밑을 달리는 동맥을 의식하며 지그시 누르고) 상하좌우로 움직이며 마사지하여 주면 혈관의 막힌 곳이 뚫어지고(어혈 해소) 혈행이 잘 되어 통증이나 마비증상이 사라지고 피부 문제가 해결되는 것이다.

누구든지 이 건강법을 잘 활용하면 특히 결림이나 통증, 손발마비 해소에 손쉽게 빠른 효과를 볼 수 있다.

뿐만 아니라 얼굴 부위를 장기간 마사지하면 검버섯과 주름살도 없어진다고 세노오 교수는 과학적인 이론과 자신의 체험담을 근거로 주장한다. (자세한 것은 혈관마사지 책을 참조할 것)

* '할머니 약손'의 과학적인 근거

내가 어렸을 때부터 수없이 들었던 이야기 중에 할머니가 손자의 아픈 배를 "할머니 손은 약손, 할머니 손은 약손"하면서 손으로 마사지하여 주면 나았다는 이야기가 있는데 알고 보면 과학적인 근거가 있는 것이다.

여러해 전 어느 TV프로에서 환부에 손을 대어 온갖 병을 고치는 초능력 여인에 관하여 방영하는 것을 보았다. 그녀가 손을 대면 몸이 떨리면서 각종 질병이 치유되는데 그녀의 몸의 방전량을 측정하여 보니 보통 사람보다 4배 이상이나 되었다.

이와 같이 인체에서는 누구에게나 다소간의 전기가 발생하는 손으로 방전하여(마사지하여) 병을 고칠 수 있다는 사실과 이 혈관마사지건강법이 전래의 '할머니 약손'의 치유 효과를 이론적으로 잘 설명해 준다.

특별히 하나님의 자녀나 하나님의 존재를 인정 또는 사모하는 분은 마사지건강법을 행할 때 몸에 질병 등 이상이 있으면 환부에 손을 얹고 기도하라고 하는 하나님 말씀대로 환부에 손을 얹고 마사지하면서 기도하면 더욱 확실하고도 신속한 쾌유의 기쁨을 맛보게 될 것이다.

(16) 건강과 장수의 비결 – 외발서기, 서기, 걷기

성인들은 하루 평균 8시간 앉아서 생활한다고 하는데 각종 연구결과에 의하면 오래 앉아 있는 것은 대장암, 직장암, 당뇨병, 혈전증, 폐색전증, 심장마비 위험과 전반적인 사망률을 높인다고 한다.

특히 피가 끈적해지면서 뭉친 덩어리가 폐의 혈관을 막는 폐색전증은 증상이 나타난 지 30분 안에 사망할 수 있으므로 자주 의자에서 일어나 가볍게 움직여 주고 걷기를 생활화하여야 한다.

지진 발생 시 사람들이 차 속에 앉아서 며칠 대피 생활을 하다 보면 사망자가 속출한다는 사실과 피시방에서 며칠 동안 계속 쭈그리고 앉아서 게임하던 청년이 게임하다가 사망하는 사건이 종종 발생하는 것을 생각할 때 장시간 앉아 있는 것이 얼마나 나쁜지 잘 알 수 있다.

영국 레스터 대학 연구진의 연구결과에 의하면 책상에서 일을 하다 30분에 한 번씩 일어나 5분가량 걸어 다니는 것이 체육관에서 열심히 운동을 하는 것보다 당뇨병 예방에 도움이 되며 중 고강도로 운동을 하는 것보다도 앉아 있는 시간을 줄이는 것이 건강에 더욱 도움이 된다고 한다.

나는 이 책을 쓰느라고 5년여 동안 거의 매일 의자에 앉아 밤을 새운 끝에 하반신 마비증상과 손가락 마비, 잇몸약화, 어금니 발치 위기, 치질 재발 등의 큰 고통을 겪었던 터라 이를 극복하고부터는 앉아 있는 시간을 줄이려고 힘껏 애쓰고 있는데 이때 걷기와 서서 일하기 그리고 외발 서기가 참으로 큰 도움이 된다.

* 서서 일하라.

비만은 물론, 대장암, 고혈압, 고콜레스테롤, 당뇨병, 치매, 심혈관 질환 발병 위험을 크게 낮추는 걷기! 걷기가 건강에 좋다는 걸 모르는 이는 없다.

 그러나 직장인들이 주중에 운동을 할 짬을 내기란 쉽지 않다. 그래서 평상시에 엘리베이터나 에스컬레이터를 이용하지 말고 되도록 걸어 다니는 것이 좋다.

 그리고 영국 스포츠와 운동건강연구소의 수석 컨설턴트인 마이크 루스모어 박사는 직장에서 하루 3시간씩 일주일에 5일간 서서 일하면 1년에 마라톤을 10회 뛰는 것과 같은 효과가 있으므로 직장에서 일할 때 가급적이면 서서 일하라고 권한다.

 스탠딩 워크(Standing Work : 서서 일하기)가 이렇게 좋다는 것을 벌써 알았는지 처칠은 항상 서서 일을 하였다고 한다.

 그리고 인구가 550만 명에 불과하지만 1인당 국민소득이 57,000달러나 되는 덴마크는 2001년부터 모든 사업장에서 서서 일하도록 근무환경을 바꿨다. 오랫동안 앉아서 일하는 근무 환경 때문에 여러 가지 만성질환이 늘어나 국가적 차원에서 근무환경에 대한 법 조항을 제정, 직원들이 원하면 높낮이를 조절할 수 있는 책상과 의자를 제공하여 서서 일할 수 있도록 하고 있는 것이다.

 우리나라에서도 얼마 전부터 서서 일하는 사람들이 늘어나고 있는데 얼마 안 가서 대세가 될 것으로 예상된다.

 하루 종일 앉아서 일하면 온몸의 근육과 관절이 뭉치고 굳어져 목, 허리디스크, 척추, 관절 통증, 견비통, 근막동통증후군 등을 유발하지만 서서 일하면 위와 같은 증상을 치유, 예방할 뿐만 아니라 서서 일하면서 틈틈이 가벼운 스트레칭을 곁들이면 피로예방 및 회복에도 도움이 되기 때문이다.

 서서 일할 때 주의할 것은 옆에서 봤을 때 발목부터 무릎, 엉덩이, 목까지 일직선이 되도록 한다.

* 서서 일할 때 외발 서기를 곁들여라.

외발 서기는 체중을 한쪽 발에 싣고 다른 발은 지면에 살짝 대고 서는 것을 말하는데, 5~20분씩(필자의 경험으로는 5분씩이 좋음) 좌우 교대로 한 발로 서면 피로회복, 치질 치유, 다리 강화, 젊음 유지, 100년 장수 등의 효과가 있다.

왼쪽 다리로 서면 동맥순환 촉진 및 소화기능 강화, 오른쪽 다리로 서면 정맥순환 촉진 및 해독기능 강화의 효과가 있다.

30분 이상 외발 서기를 하면 치질도 치유된다.

나는 아침마다 냉온욕과 오줌마사지를 하는데 2016년 2월 25일 아침에 냉온욕과 오줌마사지를 끝낼 때쯤 치핵(혹)이 항문 밖으로 튀어나왔다. 이럴 때가 간혹 있는데 이럴 때마다 손가락으로 눌러 항문 안으로 밀어 넣고 가급적 서서 얼마 동안 활동하면 아주 들어가 버리곤 하였다.

그러나 이날은 그렇지 않았다. 집어넣으면 나오고 집어넣으면 나오고 계속 나오는 것이 반복되었다. 하루 종일 불편하게 지냈다.

치질이 또 재발한 것이다.

생각해보니 대변 볼 때 힘을 주지 말 것과 5분 이내에 끝내고 나올 것 등의 주의사항을 또 어긴 것이다.

이때 외발 서기를 30분 이상 하면 치질도 치유된다는 것이 기억나서 과연 외발 서기 30분만으로 치질이 치유될까 하는 의심이 들었지만 이번에 한 번 시도해보자는 생각이 들었다.

놀랍게도 20분 만에 하루 종일 나를 괴롭혔던 치핵이 들어가버렸다.

기쁜 마음에 계속하여 도합 1시간 반을 하였다. 신문이나 책을 읽으면서 하였기 때문에 조금도 지루하지 않았다.

이때 나는 앞으로는 주일뿐 아니라(그때까지는 주일 오전만 외발 서기를 하며 주일예배를 준비하였음) 평일에도 외발 서기를 하기로 마음먹었다. 1년 365일을 매일 외발 서기로 서서 일이나 독서를 하기로 결심한 것이다. 단 매일 외발 서기로 일을 하되 너무 오래 서서 일하면 하지정맥류에 걸릴 우려가 있으므로 1일 총 3~4시간 정도 서서 일하되 이때 가급적 외발 서기로 하기로 하였다.

그날부터 지금(2023년 2월)까지 종전의 낮은 책상 위에 가벼운 탁자를 올려놓고서 가급적 외발로 서서 생활하고 있는데 외발 서기를 할 때마다 100년 장수의 비결이라는 항문축소운동(항문괄약근운동, 케겔운동)을 하는 효과가 있음을 느낄 수 있다.

항문축소운동을 하는 것이 습관이 된 사람이라면 몰라도 그렇지 않은 사람이 일부러 시간을 내서 항문축소운동을 하기는 참 힘든데 외발 서기를 습관화하면 항문축소운동을(여성은 질축소운동까지) 자동으로 하게 되는 것이다.

버스나 전철에서 서서 갈 때나 집이나 사무실에서 서서 일할 때 또는 신문을 읽을 때나 독서할 때나 기도할 때 좌우 5분 정도씩 외발 서기를 교대로 하면서 하면 피로하지도 않고 회춘, 장수 등의 효과를 누릴 수 있다.

2015년 10월 11일 방송된 MBN '천기누설'에서는 자연치유력을 높이는 방법으로 '외발 서기 운동법'을 소개하면서 외발 서기 자세를 20초 이상 하지 못하는 경우 뇌졸중이나 치매를 의심해 봐야 한다고 하였다.

외발 서기 자세는 한 발로 서서 앉는 듯한 느낌으로 다리를 구부려 주는 자세(단순히 한쪽 발(다리)에 체중을 싣는 위의 외발 서기보다 훨씬 더 힘이 드는 자세이다)를 말하는데 한쪽 다리로 균형을 잡기 위해서 힘을 강하게 사용을 하기 때문에 다리와 허리에 강한 힘이 들어가므로 대퇴사두근 뿐만 아니라 허리와 척추기립근까지 강하게 해준다. 그래서 허리 건강에도 도움을 준다.
  치매나 알츠하이머병이 있는 사람들은 특별히 평형감각이 떨어져 20초 이상 외발 서기를 하지 못하는 노인은 뇌졸중이나 치매에 걸릴 확률이 높다는 연구가 있다.
  예로부터 오래 산다고 믿어왔던 열 가지를 한데 모아 불로장생(늙지 않고 오래 삶)의 상징물로 삼은 십장생의 하나인 학은 외발 서기를 즐겨 하는 것으로 묘사된다.
  힘이 많이 들어가므로 남자는 40분, 여자는 25분, 50세 이상 된 사람은 15분 기준으로 한다.

* 정리

  가급적 매일 3~4시간 서서 일(또는 독서)하도록 할 것이다. 단 장시간 의자에 앉아 일해야 할 때는 30분~1시간 간격으로 일어나 5분 이상 걷거나 서서 일(또는 독서)하되 서서 일(또는 독서)할 때는 가급적이면 외발로 서서(5분 정도씩 좌우 교대로 남자는 40분, 여자는 25분, 50세 이상 된 사람은 15분 한도로) 하면 큰 건강증진 및 업무(독서) 능률 제고 효과를 얻을 수 있다.

(17) 다리 길이 교정법(긴다리 교정법) : 무릎굴신운동법

* 방법

  벽면을 향하여 서되 발가락 끝이 벽에서 20~30cm 떨어지도록 선다.
  이때 좌우 어느 쪽 다리가 긴지 모를 때에는 두 엄지발가락 끝을 나란히 붙이고 서고(이때 두 발의 뒤꿈치의 각도는 약 30도) 왼쪽 다리가 긴 경우에는 왼쪽 다리를 10cm 정도 뒤로, 오른쪽 다리가 길 때는 오른쪽 다리를 10cm 정도 뒤로 내밀고 선다.

이때 넘어지지 않도록 두 손을 벽에 대고 엉덩이는 뒤쪽으로, 배는 앞쪽으로, 두 어깨는 뒤쪽으로 내밀고 가슴을 펴고 두 무릎은 붙인다.

이상과 같은 자세로 무릎굴신(굽히고 펴기) 운동을 한다.

처음에는 조금 굴신하다가 나중에는 무릎이 직각이 되도록 굴신하되 가끔 엉덩이가 바닥에 닿기 직전까지 깊이 굴신한다.

너무 힘들면 중지하고 무리하지 말 것이다.

1회에 500~3,000번, 1일 3회 하도록 하되 처음부터 많이 하지 말고 서서히 횟수를 늘리도록 한다.

운동속도는 처음에는 천천히 하다가 차츰 속도를 내어 빨리하다가 끝낼 때는 다시 천천히 하다가 마친다.

* 효과

두 다리의 길이를 같게 할 뿐 아니라 전신 근육의 정상발육, 혈액순환 촉진, 다리 강화 및 다리노화 방지, 폐와 심장기능 강화, 식욕조절 등에 효과가 있다.

걷기도 다리노화 방지에 효과가 있으나 평탄하지 않은 길을 걷는 것보다 평면에 서서 굴신운동하는 것이 더 효과적이다.

식욕 부진 시는 왼발을 뒤로 5~10cm 내밀고, 식욕 과잉 시는 오른발을 뒤로 5~10cm 내밀고 할 것이다.

* 주의사항

운동 중 관절에서 소리가 나도 상관없다.

운동 중 무릎이 아플 때는 무릎 아픈 발을 조금 뒤로 하고 운동하다가 통증이 사라지면 다시 원위치할 것이다.

중풍 등의 이유로 한쪽 다리에 힘을 줄 수 없을 때는 두 무릎을 끈으로 묶고 한다.

 운동 중에 손가락에 힘이 없거나 감각이 마비되거나 어지럽거나 어깨가 뻐근할 때는 어깨가 앞으로 나왔기 때문이므로 두 어깨를 충분히 뒤로 젖히고 할 것이다.

 이 운동은 피로할 때나 기상 직후, 식사 전, 목욕 직후, 취침 전에 하는 것이 좋다.

(18) 비타민 D와 일광욕(sunbath), 일광요법(helio therapy)

* 비타민 D의 중요성

 보스턴 대학 의료센터 마이클 홀릭 교수의 저서 「건강 솔루션 비타민 D」(비타민 D 정보센터 번역, 푸른 솔, 2014.11)에 보면, 미국인의 4명 중 1명이 비타민 D 결핍이고 적도에 가까운 인도, 호주, 브라질에서 조차 소아와 성인의 40%가 비타민 D 결핍이며 한국 남성의 86.8%, 여성의 93.3%가 비타민 D 결핍 또는 부족으로 나타났다고(2008년도 한국 국민건강영양조사 추산) 하면서 비타민 D의 중요성을 강조한다.

 연구자들은 오래전부터 '햇빛 비타민(비타민 D)'이 인체가 칼슘을 흡수하도록 촉진해 뼈를 강화한다는 사실을 알고 있었으나 최근에 와서야 우리는 비타민 D가 인체의 모든 계통과 세포의 건강을 유지하는데 얼마나 광범위한 영향을 미치는지 이해하게 되었다는 것이다.

 예를 들어 비타민 D는 뼈의 건강뿐 아니라 심장과 뇌의 건강에도 중요하며 고혈압에서 척추 통증까지, 당뇨병에서 관절염까지, 상기도감염에서 생식력 강화, 기억력 향상, 체중 조절 등에도 유효하다는 것이다.

 마이클 홀릭 교수는 또 이렇게 중요한 비타민 D를 인체에 충분히 공급하기 위해서는 햇볕 쬐는 것보다 더 나은 방법이 없다며 햇볕 쬐기의 중요성을 강조한다. 햇볕을 쬐면 피부에서 비타민 D가 만들어지는데 피부에서 만들어진 비타민 D는 식사에서 섭취한 비타민 D보다 혈액에서 2배 이상 더 오래 지속되며 우리가 햇볕을 쬐면 식사나 보충제에서 얻지 못하는 5~10가지의 광합성 물질도 만들어지는데 이렇게 좋은 것이 무료라는 사실이다.

* 매일 햇볕 쬐기

기분을 조절하는 세로토닌은 햇볕을 받아야 활발히 작용한다. 햇볕을 쬐면 기분이 좋아질 뿐더러(행복하게 함) 비타민 D가 생성되는 등 건강에도 좋다. 전문의들은 일주일에 최소 2번 정도는 걷기 등 야외활동을 통해 햇볕을 쬐라고 조언한다.

건강보험 심사평가원에 의하면 햇빛 부족으로 인한 비타민 D 결핍증 환자가 4년 새 9배 증가(국민일보 2012.12.14) 하였으며 거의 같은 기간 동안 햇빛 과다노출로 인한 흑색종(피부암) 환자도 5년간 36% 증가했다고 한다. (헬스조선 2014.08.22)

햇볕을 쬐어야 하는데 어떻게 쬐어야 과하지도 부족하지도 않게 적당할까?

'비타민D 결핍증'은 흔히 '구루병'이라고 불리는 병으로 골밀도가 낮아져 뼈가 부러지기 쉬운 상태가 되는 질환이다.

'비타민 D 결핍증'은 햇빛 부족으로 인한 질환으로서 햇빛에 과도하게 노출되면 피부암 등의 질병이나 화상, 주름살이나 기미 등 피부 트러블, 심한 경우에는 사망을 초래할 수 있으나 반대로 미용을 위한 햇빛 차단이나 자외선 차단제의 과용, 옥외활동의 부족 등으로 인한 햇빛 부족이 '비타민D 결핍증'을 유발할 수 있다.

그러므로 매일 오전 10시부터 오후 2시 사이에 30분(여름)~60분(겨울) 정도 햇볕을 쬐는 것이 좋다(여름 15분, 겨울 30분이 적당하다고 주장하시는 분도 있음). 이때 보통 유리는 자외선을 흡수하므로 옥외에서 직사광선을 찍도록 하되 식사 30분 전후와 공복 시, 자외선이 센 여름철의 12시~오후 1시 사이는 피할 것이다. 그러나 자외선이 거의 없는 겨울철에는 오히려 이 시간에 햇빛을 적극적으로 쬐어야 한다.

비타민 D는 햇빛에 노출된 피부를 통한 체내합성으로 우리 몸에 필요한 비타민 D의 90%가 공급되는데, 우리나라처럼 북위 35도 이상인 지역의 겨울에는 비타민 D를 충분히 생성할 만큼의 자외선이 지표면에 도달하지 못하므로 겨울철에는 일광욕 외에 비타민 D가 많은 연어, 참치, 고등어 등 생선과 간, 달걀, 치즈, 대구의 간유(肝)나 표고버섯 등의 음식이나 비타민 D가 첨가된 시리얼, 우유, 비타민 D 보충제로 비타민 D를 보충해야 한다.

눈은 피부보다 민감하므로 선글라스를 착용, 자외선으로부터 눈을 보호해야 하는데, 선글라스는 UV 마크가 있는 제품으로서 가시광선 투과율은 30% 이상, 자외선 차단율은 70% 이상인 제품을 선택하는 것이 좋다. 색상이 진하다고 자외선을 잘 차단하는 것은 아니며 지나치게 색상이 짙은 선글라스는 시력 저하의 원인이 될 수 있으므로 피하는 것이 좋다.

얼굴뿐 아니라 탈모 예방을 위해 모자를 쓰되 피부가 약한 사람은 넓은 챙 모자와 긴 소매 옷을 착용하도록 한다.

전신쇠약이 심하거나 진행성의 결핵(폐결핵이나 투베르쿨린반응의 자연양전자(陽轉者) 등), 심장병, 신장병 및 흥분성의 정신병환자들은 일광욕을 하지 말 것이다.

* **일광욕의 효능**
  - 비타민 D 생성 : 심장병, 고혈압, 당뇨병, 감염병, 다발성 경화증, 결핵성질환(뼈, 관절, 피부 등의 결핵), 류마티스, 관절염, 척추 통증,

구루병, 곱사병(어린이), 골수염(성인), 충치, 안짱다리, 골연화증, 골다공증, 섬유근육종, 전립선암, 대장암, 결장암, 유방암, 식도암 등 각종 암, 상기도감염, 호흡기질환, 우울증, 인지능력 감소, 치매의 예방, 치유, 기억력 및 사고력 증진, 체중 조절에 효능이 있다.
  - 살균, 소독 및 백혈구 생성 빈혈증, 만성창상, 궤양 그 밖의 회복기질환에 유효
  - 갑상선 기능 및 생식 기능 강화
  - 인슐린 분비 향상
  - 유아의 경우, 피부나 점막을 강화하여 감기 예방 효과가 있다. (만 2개월경부터 시작하도록 하며, 특히 미숙아의 경우는 구루병이 되기 쉬우므로 비타민 D의 투여와 함께 일광욕을 꼭 시켜야 함)

 * 요점
  매일 오전 10시~오후 2시 사이에(여름에는 12시~오후 1시 이외의 시간에) 30분(여름)~60분(겨울)간 모자 쓰고 옥외에서 햇볕을 쬐도록 하되 피부가 약한 사람은 넓은 챙 모자와 긴 소매 옷을 착용하도록 한다. 선크림도 바르고 눈 위나 모래사장에서는 선글라스를 쓰도록 한다.

(19) 거북목증후군과 척추질환 치료기 (척추사랑)

  스마트폰 보급률이 2014년 현재 80%까지 높아졌다고 하는데 컴퓨터와 스마트폰 인구가 증가함에 따라 특히 젊은 층을 중심으로 거북목증후군 환자들이 격증하고 있다고 한다.
  거북목증후군은 머리가 거북이처럼 구부정하게 앞으로 나오는 자세를 오래 취해 뒷목, 어깨, 허리 등에 통증이 생기는 것을 말한다. 거

북목증후군을 방치하면 근막통증증후군으로 발전해, 만성통증과 두통이 생겨 잠을 못 이룰 수도 있다.

위에서도 힐링 코드를 설명하면서 잠깐 거북목증후군에 대하여 언급하였지만 여기서 전문가들이 권유하는 방법들 중에 필자가 효과를 보았던 방법을 몇 가지 소개하고자 한다. (헬스조선, 2013.10.14)

거북목증후군을 예방, 치유하기 위해서는 먼저 전자기기를 사용하는 자세부터 바르게 해야 한다.

스마트폰을 사용할 때는, 스마트폰을 최대한 팔을 올린 채 눈높이와 비슷한 높이에서 사용하는 것이 좋다. 목이 앞으로 푹 꺾이는 자세가 오래 유지되면 목뼈가 휠 수 있기 때문이다. 컴퓨터를 사용할 때도 모니터 밑에 책 등을 받쳐서, 모니터 화면을 바라볼 때 고개가 밑으로 꺾이거나 앞으로 쭉 나오지 않도록 하는 것이 좋다.

장시간 앉아서 컴퓨터 작업 등을 할 때는 30분~1시간 간격으로 큰 기지개를 하여 뭉친 어깨 근육을 풀어주도록 하고 다음과 같은 스트레칭을 통해 거북목을 예방하도록 한다.

① 양손으로 턱을 잡고 턱을 아래로 잡아당긴다.
② 목을 좌우로 기울이면서 위쪽으로 쭉 끌어당긴다.
③ 좌우 어깨를 바라보면서 목을 좌우로 돌린다.
④ 턱을 거북이처럼 앞으로 쭉 내민다.
⑤ 양손으로 뒤통수를 감싼 뒤, 턱이 가슴에 닿도록 고개를 앞으로 푹 숙인다.
⑥ 팔꿈치를 구부려 가슴을 활짝 펴고 등 뒤 날개 뼈가 서로 닿도록 한 후, 머리를 뒤로 최대한 젖힌다.

이 동작을 각각 10초씩 3~4세트 반복하고, 하루에 2~3번 정도 행한다.

거북목증후군은 IT기기를 잘못된 자세로 사용하여 경추 등 척추가 거북목처럼 휘어져 발생하는 증상이므로 물론 앞서 설명한 대로 경침을 베고 평상에서 취침하면서 위의 사항과 다음에 소개하는 '척추사랑'이라는 척추 교정기를 실시하여야 치유 효과를 극대화할 수 있다.

* 거북목증후군 등 척추질환의 치료기(척추교정기) : 척추사랑

힐링 코드 항목에서 언급한 바와 같이 2013년 가을에 거북목증후군으로 어깨에 큰 고통을 당하다가 힐링 코드로 10분 만에 완치된 후 그동안 아무 이상이 없다가 몇 년 후에 다시 거북목증후군으로 인한 어깨통증이 왔다. 그래서 특히 어깨 통증의 쾌유를 갈망하는 기도를 하면서 힐링 코드를 계속 열심히 하였다. 그러나 지난번엔 단 10분 만에 기적같은 쾌유를 맛보게 하신 하나님께서 이번에는 응답을 해주시지 않는 것이었다. 오히려 갈수록 통증이 심해지는 것이었다. 도대체 이게 웬일인가? 무언가 새로운 좋은 것을 가르쳐 주시려는 뜻이라고 생각하며 계속 열심히 기도하는 나에게 하나님께서는 그동안 몰랐던 사실과 잊어버렸던 사실을 깨닫게 하셨다.

그동안 몰랐던 것은 의자의 중요성이다.

* 의자를 바꿔라!

나는 지난번에 하나님께서 힐링 코드를 통하여 거북목증후군을 고쳐주신 다음에도 스마트폰 사용시나 컴퓨터 작업시 고개를 가급적 푹 숙이지 말고 시선이 수평이 되도록 하라는 등의 주의사항은 지키도록 노력하였으나 의자에 대하여는 전연 신경을 쓰지 않았다.

나는 양평으로 이사 온 후 5년째 될 때까지 사정상 큰 식탁과 식탁용 의자를 사용했다. 이 의자는 10분 혹은 20~30분간 식사할 때만 잠깐 사용하는 것인데 나는 매일 이 의자에 앉아서 하루 종일 그리고 밤을 새워가며 독서 또는 컴퓨터 작업 등을 해왔다. 이 의자는 머리를 뒤에서 받쳐주는 것이 없기 때문에 나도 모르게 고개를 앞으로 푹 숙이고 1~2시간 또는 밤새도록 졸거나 잠을 자는 일이 매일 있었던 것이다. 그것도 5년 동안이나! 그러니 목이 성할리가 있겠는가?

그래서 나는 인터넷을 검색하여 보았더니 아닌 게 아니라 피곤하거나 잠이 올 때 뒤로 누워 잠도 잘 수도 있고(베개가 달려 있다!) 거북목증후군 예방을 위하여 수시로 앉은 채 뒤로 기지개도 할 수 있는 척추요추보호용 의자들이 판매되고 있다는 것을 알았다. 그래서 재활용센터에 갔더니 바로 내가 원하는 것이 있어서 5만 원에 구입하여 사용해 보니 정말 좋았다. 피곤할 때 뒤로 젖히고 누워 있으면 마치 구름 위에 누워 있는 기분이었다. 지금까지 사용했던 의자와 비교가 되어서인지 정말 환상적이었다.

그런데 의자를 사용하였는데도 조금 나아지기는 하였지만 시원하게 통증이 사라지지 않는 것이었다. 고민하며 기도하였더니 그동안 잊어버렸던 사실 두 가지를 깨닫게 하여 주셨다.

하나는 취침습관의 잘못이다. 경침을 사용할 때는 밤새도록 똑바로 누워서 자도록 하고 옆으로 눕지 말아야 한다는 것이다. 나는 이 사실을 알아 경침 사용 초기에는 이 주의사항을 지켰는데 언젠가부터는 취침 도중 나도 모르게 옆으로 누워 자는 경우가 많았다.

그래서 나는 다시 밤새도록 똑바로 누워서만 취침하는 습관을 들이려고 노력하고 있는데 이렇게 해도 통증이 조금 가라앉기만 하고 역시 시원하게 해소되지 않는 것이었다. 고민하며 기도하자 그동안 잊어버렸던 것이 하나 생각났다. '척추사랑'이라는 척추교정기 내지 척추질환 치료기였다. 그때로부터 10년 전쯤에 3년 동안이나 어깨 통증으로 고통 중에 결국 이것으로 완치되었다는 사실도 새롭게 깨달게 되었다.(그동안 나을 때가 되어서 나았었다고 알고 있었다.)

나는 그동안 한구석에 방치해 두었던 '척추사랑'을 꺼내어 치료하였다. 물론 잘못된 척추가 교정되느라고 처음엔 무척 아프고 고통스러웠다. 이 '척추사랑'으로 치료하면서 통증이 시원스럽게 완화되더니 얼마 후에 완치 되었다.

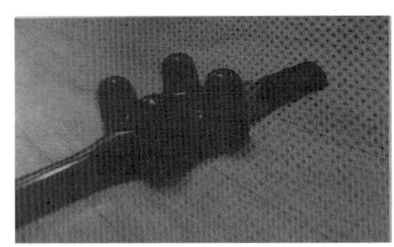
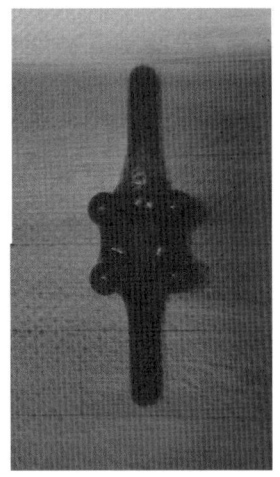

'척추사랑'은 옥으로 된 것으로서 약 40cm 길이의 옥 막대 위에 약 5cm 높이의 돌기 4개가 서로 약 2cm의 간격을 두고 정사각형을 이루며 솟아 있는 아주 간단하고 단순하게 생긴 것이지만 거의 모든 척추교정에 다대한 효과가 있는 것이라는 것을 나는 그때에 다시 한 번 깨달았다.

'척추사랑'으로 척추질환 치료 또는 척추교정을 할 때는 척추 중 잘못된 부위 밑에 '척추사랑'을 놓고 그 위에 똑바로 누워 있으면 되는데 이때 환부를 중심으로 어느 정도 여유 있게 위와 아래 부위까지 치료 내지 교정하도록 하라는 것이다.

여기서 한 가지 주의할 것은 그렇다고 힐링 코드를 경시해서는 절대 안 된다는 것이 원인 모를 통증이나(지난번에 나는 거북목증후군이라는 단어도 몰랐다. 그래서 10분 만에 고쳐주셨지만 이번엔 알만한 또는 알아야 하는 주의사항을 지키지 않았기 때문에 이를 깨닫게 해주시려고 안 고쳐 주신 것이다!) 암, 당뇨, 혈압, 우울증. 불면증 등 모든 심신의 질환과 그 외의 모든 인생의 문제들에 대한 마스터키이기 때문에 힐링 코드는 매일 열심히 하여야 한다. 나도 이번에 힐링 코드를 한 번도 빠지지 않고 매일 열심히 하였더니 결국 고쳐주시고 새로운 사실과 그동안 잊어버렸던 것을 새로 깨닫게 해주신 것이다.

(20) 비만과 다이어트

비만은 만병의 원인이다. 비만은 고지혈증, 고혈압, 동맥경화, 중풍 등 심혈관질환과 당뇨병, 만성소화불량, 담석증, 암, 우울증, 대인기피증 등 온갖 질병을 유발하며 치매의 위험을 80%나 높인다고 한다. 그래서 비만인 사람은 최대 19년간 병으로 골골하다가 끝내는 적정 체중의 사람들보다 1~8년 일찍 세상을 떠난다고 한다.(캐나다 맥길대학교의 스티븐 그루버 교수연구팀의 연구결과, '건강을 위한 정직한 지식'〈코메디닷컴, 2014.12.6.〉)

그런데 문제는 체중을 감량하는 것이 쉽지 않다는 것이다. 좀 쉬우면서도 확실한 방법이 없을까?

* 체중감량방법(다이어트)

앞에서 설명한 붕어운동, 조식 폐지, 채식, 금식(단식), 오줌 음용 등 외에 비교적 손쉬운 다이어트 방법들이 있어 소개한다.

반달베개 항목에서 소개한 노완우 건강체조법(척추교정법) 중 2가지를 비롯해 비만 해소에 효과가 있는 방법들이다.

① 흉추 7번 경침(반달베개) 대기

이에 대하여는 반달베개 항목〈104p〉에서 설명하였다.

② 걷기 운동법

오랫동안 굽어 있던 허리와 등을 세워주어 척추가 S자로 만곡을 이루게 해주는 운동이다. 뿐만 아니라 가슴과 어깨를 펴주어 심장과 폐의 기능을 향상시키고 오장육부로 통하는 신경이 트이게 하여 고관절 주변의 근육을 강화시켜주고 필요 없는 근육은 없어지게 한다. 이 운동은 살을 빼는데도 효과가 탁월해서 매일 아침에 일어나 걷기 운동법을 20분 이상 하면 살찔 걱정은 할 필요가 없다.

- 어깨를 으쓱하여 들어 올린 몸 뒤로 양손을 깍지를 껴서 밑으로 내린다.
- 이 상태에서 어깨에는 힘을 빼고 팔꿈치를 뒤로 가볍게 당겨준다.
- 고개를 살짝 들어(15도 각도) 시선이 먼 곳을 향하게 하고 20분 동안 걷기 운동을 한다.
- 주의할 점 : 힘을 뺀 상태로 운동을 해야 한다. 일부러 힘을 주지 않아도 위의 동작을 따라 하면 자연스럽게 척추가 만곡을 이루게 되어 있다. 여기서 더 힘을 주면 오히려 어깨가 지나치게 뒤로 젖혀지게 되고, 배를 앞으로 내밀게 되어 부자연스러운 자세가 된다.

③ 거꾸로 다이어트

주부 이수현 씨(40세)는 밥 먹는 순서를 바꾸는 이른바 '거꾸로 다이어트'로 놀라운 감량 효과를 봤다고 하는데, 이 씨는 보통 사람들이 맨 마지막에 먹는 과일부터 시작해 반찬→국→밥 순서로 먹음으로써 배불리 먹고도 5개월 만에 19kg을 뺐다고 한다.

④ **수면 다이어트**(게으름뱅이 다이어트)
 수면만으로 살을 빼는 방법이라기보다는 '올바른 취침습관을 통한 숙면'으로 스트레스를 해소하고, 신진대사를 활발하게 하여, 다이어트하기에 최적의 상태를 만드는 방법이다.

⑤ **냉동 밥상 다이어트**
 밥은 끼니때마다 지어 먹는 것이 맛이 좋고 영양 만점이라는 것이 상식이다. 그런데 나의 안 사람이 얼마 전에 어느 TV프로에서 어느 전문가가 출연하여 냉동 밥상 다이어트를 소개하는 것을 보았다고 하는데 괜찮은 방법인 듯하여 여기서 소개하고자 한다.
 그의 주장인즉, 밥을 지어서 즉석에서 먹는 것보다는 냉동실에 넣어 얼려 두었다가 해동하여 먹는 것이 맛도 좋고 다이어트 효과가 크다는 것인데 밥뿐만 아니라 양파도 갈아서 얼렸다가, 그리고 두부도 썰어 얼렸다가 찌개에 넣는 등 다른 식품도 냉동 보관하였다가 녹여 먹는 것이 좋다는 것이다. 말할 것도 없이 밥을 끼니때마다 지어 먹는 것보다는 한꺼번에 밥을 많이 지어 냉동 보관하여 두었다가 식사때마다 조금씩 꺼내어 덥혀 먹는 것이 훨씬 수월한 일인데 이렇게 하는 것이 맛, 영양, 다이어트 등 여러 가지로 좋다고 하니 특히 다이어트에 관심이 있는 분이라면 한 번 시도해볼 만하다고 생각한다.

⑥ **최고의 영양 식품이자 다이어트 식품인 고구마와 달걀**
 고구마는 맛도 좋지만 고혈압, 당뇨병, 간기능 장애, 변비, 대장암, 설사, 영양 부족, 만성소화불량 등 생활습관병과 혈액순환촉진, 건위, 건장, 숙취 해소, 피부미용에 좋으며 탄수화물, 칼슘, 칼륨, 인, 비타민 A · C · E와 섬유소 등이 풍부하고, 각종 성인병과 노화의 원인이 되는 활성산소를 없애는 항산화 능력이 탁월하다. 고구마는 잎과 줄

기까지 모두 먹을 수 있는 완전식품이어서 영양 간식으로도 좋다.

특히 칼로리가 낮고 포만감을 느끼게 해주어 다이어트 식품으로도 아주 좋다. 비슷한 식품으로 감자가 있지만, 고구마의 GI지수는 감자의 절반 수준이라 당뇨병 환자도 안심하고 먹을 수 있다. GI지수는 혈당지수를 말하는데, GI가 높을수록 췌장에서 인슐린이 많이 분비되어 당뇨병을 유발할 수 있다.

고구마의 보라색 껍질에는 항산화 물질인 안토시아닌이 많아 고구마는 껍질째 먹는 게 좋다.

고구마 외에는 달걀이 최고의 다이어트 식품이라고 하는데, 이는 아침에 고단백 식품인 달걀로 단백질을 보충하면 포만감으로 인해 하루 종일 간식을 덜 찾게 돼 체중을 감량할 수 있다는 것이다.

달걀은 다이어트 식품일 뿐만 아니라 한 생명이 태어나는 데 필요한 영양성분을 모두 함유한 완전식품으로 지방질, 인, 칼슘, 철분 등 무기질과 비타민 $A \cdot B_1 \cdot B_2 \cdot D \cdot E$ 등 사람의 생명 유지에 필요한 영양소가 고루 들어 있다. 또 몸에 좋은 콜레스테롤이 있어서 혈관 벽에 쌓인 중성지방과 나쁜 콜레스테롤(LDL)이 축적되는 것을 막아주며 눈에 좋은 루테인과 두뇌 발달에 필요한 레시틴이 있을 뿐만 아니라 피로회복, 성 기능 강화 효과도 있다고 하므로 특히 노인은 하루 1~2개의 달걀을 먹는 것이 좋다.

⑦ '헬스걸' 권미진 50kg 감량비법, 누구나 쉽게 만들 수 있는 해독주스

'헬스걸'로 유명한 개그우먼 권미진 씨가 '해독주스'를 먹고 체중을 50kg이나 감량했다고 하는데 권 씨가 효과를 봤다는 해독주스를 일찌감치 고안해 내 환자들의 치료에 적극 활용해온 의사가 있다. 바로 서재걸 포모나 자연의원 대표 원장(45세)이다.

자연치료의학회 회장이기도 한 그는 미국 하버드 의대 통합동양의

학 전문 과정을 수료한 뒤 고려대 의대 대학원을 졸업했다. 그 후 포모나자연의원을 열어 해독주스를 환자들에게 권하며 자연치유력을 높이고 면역력을 강화하는 진료를 해왔다. 그가 공개한 해독 주스 제조법 및 음용 방법을 소개한다.

* 해독주스 만드는 법과 먹는 방법

양배추, 브로콜리, 당근, 토마토를 준비해 잘게 썬다. 채소가 물에 잠길 정도로만 물을 붓고 10~15분 정도 적당히 끓인다. 양배추 쌈을 해 먹을 수 있는 정도로 삶는다. 삶은 물은 버리지 않는다. 믹서기에 4가지 삶은 채소와 삶은 물, 사과와 바나나를 넣고 간다.

여기에 기호에 따라 자기가 좋아하는 채소나 과일을 첨가해도 되고, 홍초나 매실초를 약간 섞어도 좋다. 우유나 요구르트를 넣어 같이 갈아 마셔도 된다. 한 번 먹을 때 200cc 기준으로 하루에 두 번 마시는 것이 좋다. 다이어트를 한다면 식사 전이 좋고, 식사 후에 먹어도 상관없다. 최소 3~6개월은 마시는 게 좋다. 스트레스를 많이 받고, 술, 담배, 기름진 음식에 많이 노출됐다면 섭취량을 2~3배로 늘리면 좋다.

많은 의사들은 생채소와 과일을 많이 먹으라고 권하나 생채소를 많이 먹기는 쉽지 않아서 좀 더 쉽게 채소와 과일을 많이 먹을 수 있고, 흡수율을 높일 수 있는 방법을 고민하다 해독주스를 생각해냈다고 서재걸 원장은 말한다. 생채소의 흡수율은 높아야 10% 정도나 해독주스는 채소, 과일에 들어있는 각종 항산화 성분, 항암물질, 식이섬유를 18배 더 많이 흡수할 수 있으며 소화기가 약한 사람들도 채소를 삶으면 훨씬 부담이 덜 되어 누구나 쉽게 먹을 수 있다는 것이 해독주스의 장점이다. 해독주스는 건더기를 쪼개서 흡수율을 높이는 것이 중요하므로 즙으로 내리지 말고 건더기까지 모두 먹는 것이 중요하다.

우리 몸에 해로운 노폐물과 독소는 잘 배설하고, 해로운 병균이나 물질이 들어오면 잘 막아내야 하는데 해독주스는 바로 해독의 기본이라고 할 수 있는 소화, 배설, 면역 기능을 돕는 채소와 과일로 만든 것이다. 따라서 대사장애, 위장기능 저하, 대장질환, 염증질환, 만성피로, 생리불순, 간 기능 장애, 변비, 손발 저림, 피부질환, 부종, 비염, 아토피, 한포진, 가려움증, 천식 등에 효과가 있다.

만 2살 이후 아이들도 먹으면 좋은데 하루 100cc 정도를 나눠서 먹이면 아이들의 장도 튼튼해지고 면역력도 높아진다. 과민성대장증후군 환자나 아이를 갖기 전이나 가진 후, 출산 후의 산모는 물론 당뇨 환자도 채소와 과일 안의 항산화 성분이 도움이 된다.

해독주스를 마시면 몸속 노폐물이 제대로 제거되기 때문에 건강해지면서 다이어트가 된다.

하루 한 끼 정도는 밥 대용으로 먹어도 괜찮다.

서 원장은 과거 어머니가 삶고 갈아서 만든 채소를 드시면서 하루에 10알씩 먹던 진통제 부작용이 줄어들고 몸이 많아 좋아지셨으며 자기도 먹자 6개월 뒤 12kg이나 체중이 감량되고 만성두통과 피로가 없어졌다고 한다.

해독주스는 당일 마시는 것이 아니라면 반드시 냉장 보관을 해야 하며 약 3~5일 정도 냉장 보관이 가능하다. 외출할 때도 싸가서 마셔도 상관없다.

⑧ 달리기와 음파운동기

2015년 4월 초, 오래전부터 잘 알고 존경하던 정민철 박사님의 대체의학 세미나에 참석하였더니 각종 불치병, 난치병의 신속한 치유방법뿐만 아니라 500만 원 상당의 음파운동기를 무료로 얻을 수 있는 길을 알려주셨다.

정 박사님이 알려주신 대로 독산동 홈플러스 옆의 현대지식인산업

빌딩(20층 빌딩)의 3층에 있는 필레오 회사의 J국장을 찾아갔더니 친절하게 안내를 해준다. 그 위에 서서 손잡이를 잡고 스위치를 누르면 온몸을 세게 흔들어주어 5분만으로도 1시간의 달리기 운동 효과가 있다는 음파운동기를 체험할 수 있었다.

나는 '누워서 손과 발을 들고 손끝과 발끝을 흔들어주는 모관운동(앞에서 설명하였음)도 효과가 매우 큰데 이 음파운동은 모관운동보다 훨씬 더 강력하게 온몸을 구석구석 흔들어주니 정말 5분만으로도 달리기 1시간 이상의 효과가 있겠구나. 이곳에 정말 잘 왔다'고 흐뭇하게 생각하며 체험단 가입 계약서에 서명하였다.

계약서를 작성하면서 우리 집의 정수기도 바로 이 회사의 정수기인 필레오 정수기라고 하자 J국장님이 반가워하면서 1개월 이상 냉장고 안의 식품의 신선함을 유지하게 할 뿐 아니라 맛을 더 좋게 해 주는 필레오 싱싱(시중가격 165만 원)이 설치되어 있는 냉장고 속의 달걀도 맛보게 하고(한 달 정도 된 것이라는데 아주 신선한 맛을 유지하고 있었다!) 이것까지도 체험단에 가입시켜 주었다.

거기 가기 전에 정박사님 세미나에 참석하면 500만 원 상당의 음파운동기를 무료체험 및 획득할 수 있게 하여 준다고 친한 목사님께 말하였더니, 그 목사님이 하는 말이 얼마 전 목회자수련회에 참석하였었는데 거기서 누가 와서 90만 원 짜리 음파운동기를 판매하고 있었다고 하셔서 J국장님께 "혹시 이 회사에서 판매하시는 것 아니냐?"고 물어보았더니 "우리 회사는 사장님 이하 모든 직원이 독실한 크리스천이기 때문에 478만 원짜리 정품만 취급한다"고 하였다.

체험단 계약을 체결하고 내려와 인근 교회 목사님께 음파운동기를 무료체험하게 되었다고 자랑하며 목사님도 체험단에 가입하시라고 권유하였다. 그러자 그 목사님이 "내가 아는 어느 분이 잘 걷지를 못하였었는데 음파운동기로 얼마 동안 치료하여 아주 잘 걷게 되었다"고 하며 음파운동기가 큰 효과가 있다는 말이 과장이 아니라고 하는 것이었다.

뿐만 아니라 그로부터 몇 주 후인 2015년 5월 20일, (우리와 옥외계단으로 연결된 2층의 방을 쓰시는 어머니 방에 손님이 오셔서 갔더니 텔레비전이 켜져 있었는데 마침 다이어트에 성공한 여인에 대한 프로그램을 방영하고 있었다). 손님들과 대화를 나누면서 TV를 보았는데, 4~5살 아들과 딸을 둔 30대의 비만 여성이 어느 비만 전문의원의 몇 주 만의 치료로 25kg을 감량하여 20세 정도로 보이는 늘씬한 절세의 미녀로 바뀌어(정말 미녀 영화배우 뺨치는 미녀였다!) 아들이 몇 주 만에 만나게 된 엄마를 몰라보고 "엄마 아냐, 누나야!"라고 하는 것이었다.

그런데 의료진이 소개되고 병원비(비만 치료비 및 양악 수술비가 5,600만 원이 들었다고 함)와 의료진 처방이 잠깐 소개되었는데 우리가 잘 알고 있는 대로(식이요법과 운동요법이었다. 식이요법이야 채식 위주의 식단이었겠지만 이 부분은 보지 못하였음) 운동요법을 보고 나는 깜짝 놀라며 기뻐하였다.

그녀가 서서 손잡이를 잡고 운동하고 있는 모습을 보니 그 운동기계는 바로 얼마 전에 배달되어 우리 집에 있는 그 음파운동기였다. 잠깐 보였기 때문에 그것이 우리 집에 있는 478만 원짜리 정품 필레오 음파운동기인지 아니면 190만 원짜리인지 확실히 알 수는 없었지만, 그것이 90만 원짜리라 하더라도 '90만 원짜리도 이 정도의 효과가 있다면 478만 원짜리는 얼마나 효과가 클 것인가?'는 생각이 들어서 나는 그 손님들에게 이 운동기에 대하여 설명하며 홍보하였다.

앞에서 걷기가 다이어트에 좋은 효과가 있다고 언급하였다. 운동량으로 볼 때 달리기는 걷기보다 더 다이어트 효과가 클 것이다. 그러나 비만인 사람은 사실 달리기는커녕 잘 걷지도 못한다. 비만인 사람에게 달리라고 하는 것은 앉은뱅이에게 일어나 걸으라고 하는 것과 다름이 없다.

이런 경우 음파운동기로 운동을 하면 쉽게 1~2시간, 2~3시간 달리기를 하는 효과가 있어 앞의 여성처럼 단기간 내에 큰 다이어트 효과를 볼 수 있을 뿐만 아니라 달리기는 건강에도 좋으므로 건강증진 효과도 함께 얻을 수 있을 것이라고 생각된다.

(21) 일과 휴식(안식)과 잠

2002년 12월 27일 국내 모 명문대 홈페이지 교수 소식란에 보면 '논문왕 김 아무개 교수 별세'라는 제하에 교수재직 14년간 463편의 논문 및 24권의 저서를 집필, '논문왕'으로 불린 김모 교수가 이틀 전 향년 47세의 나이로 지병인 담도암으로 별세했다는 소식이 실려 있다. 그의 왕성한 연구욕의 결정인 그의 논문 중 20여 편을 국제적으로 인정받는 국제과학기술논문색인(SCI)급 학술지에 게재한 고인은 타계하기 몇 주 전 한국정보처리학회의 제1회 학술대상 수상자로 선정돼 연구업적을 인정받았다.

그는 1년에 평균 35편의 논문과 2권의 책을 저술, 교수 평가합격점(80)의 50배에 가까운 점수를 받았다고 한다. 논문을 쓰고 책을 저술하는 것이 얼마나 힘든 일인지 아는 사람은 알겠지만 이와 같은 그의 업적은 밤낮없이 달려간 초인적인 노력의 결과라고 하겠다. 그러나 적당한 쉼 없이 과로한 탓으로 지병을 얻은 그는 결국 아까운 나이에 세상을 떠난 것이다.

논문 쓰기가 취미였던 어느 교수도 비슷한 케이스, 성실하기 그지없던 그가 어느 날 무단외박(?)을 하였다. 심상치 않은 일이 발생한 것을 직감한 부인이 학교에 연락, 관계자들이 교수실 문을 열고 들어가 보니 의자에 앉은 채 죽어 있었다. 그는 가족도, 친구도, 취미도, 휴일도 없이 오직 일(논문 쓰기)에만 매달렸다고 한다. 결국 일에 치여 과로사 한 것이다.

이와 같은 경우를 보면 사람이 평생 할 수 있는 일은 한정되어 있어서 너무 빨리 일을 많이 하면 일찍 죽는다는 말이 진리라는 생각이 든다. 헨리 포드의 말대로 일만 알고 휴식을 모르는 사람은 브레이크가 없는 자동차와 같이 위험하기 짝이 없다.

사람은 기계가 아니다. 기계도 지나치게 굴리면 망가지기 쉽다. 하물며 연약하기 그지 없는 인간이랴!

적당한 휴식은 어느 보약보다 낫다. 약한 자를 강하게 하고 피곤한 자에게 새 힘을 준다. 적당한 휴식 없이 일에 매달리며 과로할 때 인체에 초래하는 파괴적인 결과에 관한 연구결과가 최근에 나왔다.

하루 13시간 이상 일하면 뇌출혈 발생 위험이 94% 높아진다는 연구결과가 국제 뇌졸중 저널에 발표됐다. 분당서울대병원 뇌신경센터 김범준 교수팀이 출혈성 뇌졸중 환자 940명과 정상인 1,880명의 직업, 근무시간 근무 강도 및 교대 근무 여부를 수집해 비교 분석한 결과다. 우리나라 직장인의 대부분이 해당하는 9~12시간 노동자의 경우에도 그 위험이 38% 가량 증가하는 것으로 나타났다.

근무시간 뿐만 아니라 근무 강도도 뇌출혈 발생과 연관이 있는 것으로 나타났다. 육체적으로 격한 근무를 1주일에 8시간 이상 지속하는 사람은 그렇지 않은 사람보다 뇌출혈 발생 위험이 77% 높았다. 이 경우 격한 근무를 1시간만 줄여도 위험도가 30%로 떨어졌다. 또 사무직에 비해 신체 움직임이 많은 생산직 종사자는 뇌출혈 발생위험이 약 33% 더 높았다.

김범준 교수는 "과로하지 않는 것이 가장 좋으며 퇴근 후 적당한 운동과 휴식으로 에너지를 충전하고 충분한 수면시간을 확보하는 것이 중요하다"고 조언했다.

* **지금은 쉴 때이다.**

① 아름다운 음악을 들으면서도 마음에 감동이 흐르지 않는다면 지금은 쉴 때이다.

② 방글방글 웃고 있는 아기를 보고도 마음이 밝아지지 않는다면 지금은 쉴 때이다.

③ 식구들 얼굴을 마주 보고도 살짝 웃어 주지 못한다면 지금은 쉴 때이다.

④ 아침에 눈을 떴을 때 아침 햇살이 눈부시게 느껴지지 않는다면 지금은 쉴 때이다.

⑤ 친구의 전화를 받고 바쁘다는 말만 하고 끊었다면 지금은 쉴 때이다.

⑥ 사랑하는 사람의 하루가 궁금하지 않다면 지금은 쉴 때이다.

⑦ 슬픈 영화를 봐도 눈물이 나오지 않는다면 지금은 쉴 때이다.

⑧ 사랑하는 사람의 뒷모습을 한 번 더 보지 않는다면 지금은 쉴 때이다.

⑨ 친구가 보낸 편지를 받고 끝까지 읽지 않거나 답장을 하지 않는다면 지금은 쉴 때이다.

⑩ 아침과 저녁, 맑은 날과 비 오는 날의 느낌이 같다면 지금은 쉴 때이다. (마음이 쉬는 의자, 정용철 저)

* **잠(수면)에 대하여**

세르반테스는 수면은 피로한 마음의 가장 좋은 약이라고 하였는데, 수면은 마음뿐 아니라 피로한 육체에도 가장 좋은 약이다. 하지만 사람에게 좋은 약이 그렇고 좋은 것이 다 그렇듯이 수면도 부족해도 안 되고 지나쳐도 안 된다.

서울의대 유근영 교수팀 연구결과 한국인의 적정 하루 수면시간은

7~8시간인 것으로 밝혀졌다. 7~8시간 수면을 취하는 사람군에서 사망 위험이 가장 낮은 것으로 조사됐기 때문이다. 7~8시간에 비해 수면시간이 짧거나 길수록 사망률은 증가하여 수면시간에 따라 U자형 위험도를 보인 것으로 나타났는데 특히 7시간 수면군에 비해 5시간 이하 수면군은 21%, 10시간 이상 수면군은 36% 사망률이 높았다.

8시간을 잔다고 할 때 밤 9시~새벽 5시 또는 밤 10시~새벽 6시에 자는 것이 가장 이상적이라고 한다.

몇 가지 이유가 있다.

첫째, 이유는 오후 10시부터 새벽 2시 사이에 수면촉진제 또는 신경안정제 역할을 하는 멜라토닌이라는 호르몬이 분비되기 때문이다.

둘째, 이유는 사람은 심부체온(내장의 체온)이 낮아질 때 잠이 오고 높아질 때 잠에서 깨어나는 속성이 있는데, 이 심부체온이 하루 중 새벽 4시경 가장 낮아지고 이후 서서히 상승하여 오후 4~6시경에 가장 높아졌다가 새벽 4시까지 계속 낮아지기 때문에 오후 9시~새벽 5시 또는 오후 10시~새벽 6시에 취침하여야 쉽게 잠들고 쉽게 일어날 수 있다는 것이다.

셋째, 이유는 이와 같은 생체리듬을 깨뜨리는 생활을 할 때 면역력과 기억력, 집중력, 주의력이 약화되어 질병에 걸리거나 사고를 당하기 쉽기 때문이다. 밤새워 일하는 사람들이 낮에 일하는 사람들보다 암, 당뇨, 고혈압, 두통, 어지럼증, 견비통, 월경불순, 식욕저하, 피부 트러블, 우울증 등의 심신의 질환에 걸리거나 고통사고, 산업사고를 당할 확률이 훨씬 높다는 것이 수없이 밝혀진 바 있다.

넷째, 이유는 '미인은 잠꾸러기'라는 말도 있는 것처럼 미용상의 이유이다. 밤 10시~새벽 2시까지는 세포 재생활동이 가장 왕성해지는 시간대이기 때문에 이 시간에 잠을 푹 자야 특히 피부미용에 좋다.

누구보다도 피부가 고운 미인으로 소문난 서정희 씨(전 개그맨 서세원 목사의 전부인)는 이혼하기 전 부부싸움을 하다가도 10시가 되면 무조건 취침한다고 말한 바 있다.

이외에 꼭 위와 같은 시간대가 아니더라도 매일 충분한 수면을 취하지 못할 때 다음과 같은 질병을 초래하게 된다.

첫째는 미용의 최대의 적이며 당뇨, 고혈압, 관절염, 잇몸질환 등 온갖 질병의 원인이 되는 비만증이다.

하루에 7~9시간씩 충분히 잠을 잔 사람들 보다 수면이 부족한 사람들의 체중이 훨씬 무거웠는데, 4시간 이하 자는 사람은 73%, 5시간 자는 사람은 50%, 6시간 자는 사람은 23%가 많다는 결과가 나왔다고 한다. 잠이 부족하면 식욕억제호르몬의 분비량이 줄어들고 식욕촉진호르몬이 늘어나므로 잠을 충분히 자는 사람보다 더 많이 먹게 되기 때문이다.

둘째는 여러 가지 잇몸질환이다.

잇몸질환의 원인은 첫째는 치석(플라크), 둘째는 흡연이고, 셋째는 수면부족이다. 수면 부족 시 인체의 면역력이 약화되어 여러 잇몸질환들이 발생하는 것이다.

그러므로 잠을 충분히 자고 담배를 끊고 올바른 칫솔질(칫솔질을 좌우 방향이 아닌 윗니는 위에서 아래로, 아랫니는 아래에서 위로)과 치간칫솔과 치실을 사용하여 이를 항상 청결하게 유지하며 정기적인 스케일링(1년에 1회 이상)으로 치석을 제거하고 앞에서 설명한 잇몸마사지를 매일 행하여 잇몸을 단단하게 하여 주면(잇몸의 골밀도를 높여주면) 모든 잇몸질환에서 해방될 수 있다. (잇몸질환에 대하여는 해당 항목에서 상술함)

셋째, 이외에 수면 부족 시 발생하는 질병은 고혈압, 심장동맥질환, 뇌졸중, 대사증후군, 당뇨병 등 만성질환, 암의 악화, 피부노화, 치매, 알츠하이머병 등이다.

이와 같이 충분한 수면의 중요성은 우리의 건강을 위하여, 행복한 삶을 위하여 아무리 강조해도 지나치지 않은데 문제는 잠 못 이루는 한국인이 늘고 있다는 것이다.

건강보험심사평가원의 2012년 자료에 의하면 수면장애 환자 수가 지난 5년 사이(2007~2011년) 20만 7,000명에서 38만 3,000명으로 85%나 증가하였다고 한다.

여기서 불면증에 대하여 알아보기 전에 적당한 수면시간과 낮잠에 대하여 잠깐 생각해보도록 한다.

* 최고의 보약 : 중식 후의 낮잠

서울시가 2014년 8월부터 휴식이 필요한 시청 직원에게 점심시간 이후의 업무 효율성을 높이기 위해 점심시간 후 1시부터 6시 사이에 30분에서 1시간 동안 낮잠시간을 허용하고 있는데 낮잠은 업무 능률을 높일 뿐 아니라 피로회복과 심장발작 등 심혈관질환의 예방에 도움이 되며 정신을 맑게 하고 기분을 좋게 해 행복을 촉진하는데 효과적이다.

뿐만 아니라 낮잠은 다음과 같은 이유로 시간이 부족한 사람에게 시간을 벌게 해주는 좋은 방법이다.

앞에서 말한 바와 같이 보통 성인의 경우 하루 7~8시간이 적정 수면시간이라고 하지만 사람에 따라서는 4~5시간으로도 충분한 경우가 있다.

어떤 분은 주장하기를 적당한 수면시간을 일률적으로 정할 수는 없고 개인마다 달라 쾌적한 장소에서 오후 9~10경 취침하고서부터 저절로 기분 좋게 잠에서 깰 때까지가 그 사람에게 적당한 수면시간이라고 한다. 그러니까 밤잠 4~5시간으로도 충분한 사람이 있다는 것이다.

밤잠 4~5시간으로 충분하지는 않지만 밤에 4~5시간만 자고 낮잠으로 부족한 수면을 채우는 것도 시간 절약을 위한 좋은 방법이라고 생각한다. 낮잠은 3배의 밤잠 효과가 있기 때문이다.

가령 나의 경우를 말한다면 1988년에 38세의 늦은 나이에 하나님의 부르심을 받고 신학 공부를 시작한 데다 내가 목표로 한 장로회 신학대학교는 국내 신학교 중 가장 입시 비율이 높아 5~6수, 6~7수를 하는 이들도 적지 않았던 학교였기 때문에 비상한 각오로 잠을 대폭 줄여가며 입시공부를 하였다. 「나폴레옹수면법」, 「4시간 수면법」 등의 책을 보았더니 4시간만 자고 낮잠 1시간 정도로 부족한 잠을 보충하면 충분하다고 하여 그렇게 하기 시작하였다.

처음에는 4시간 만에 일어날 때 눈이 쓰리고 아팠으나 얼마 지나고부터는 알람시계 없이도 저절로 4시간 만에 일어나게 되었다. 지금도 아주 피곤한 날이 아니면 대개 취침 후 4시간 정도 되면 상쾌한 기분으로 일어나게 된다. 대신 1시간 안팎의 낮잠으로 보충하여야 한다.

밤에 3시간만 잤다는 나폴레옹도 낮에 막사에서나 마차에서나 기회 있을 때마다 잠을 자 부족한 수면을 보충하였다고 한다.

낮잠 1시간은 밤잠 3시간의 효과가 있다.

그러니까 밤에 4~5시간 자고 낮에 1시간 정도 낮잠을 잔다고 하면 결국 하루에 7~8시간 자는 효과를 얻을 수 있고 2시간의 여유 시간을 확보할 수 있는 것이다. 하루 2시간이면 한 달이면 60시간, 1년이면 720시간을 절약할 수 있는 것이다.

이와 같이 낮잠은 엄청난 시간 절약 효과가 있다.

뿐만 아니라 낮잠처럼 좋은 보약은 없다고 한다.

2차 대전을 승리로 이끈 영국의 명재상 처칠은 말하였다.

"내 활력의 근원은 낮잠이다. 낮잠을 자지 않는 사람은 뭔가 부자연스러운 삶을 살고 있는 것이리라."

실질적으로 볼 때 빌 게이츠의 13배의 부호였다는 역사상 세계 최대의 재산가였던 존 D. 록펠러. 그도 아흔 아홉 살까지 장수하였는데, 그는 매일 낮 12시부터 한 시간 동안 낮잠을 자는 습관을 가지고 있어서 그 시간에는 대통령도 그와 통화를 할 수가 없었다고 한다.

점심 식사 후 30~60분의 낮잠을 습관화하면 피곤하고 나른해지기 쉬운 오후를 더욱 활기차게 보낼 수 있고 장수의 복을 누릴 수 있음을 많은 사람들이 증언한다.

점심 식사 후나 눈이 피로하다든지 심신이 피곤할 때, 때와 장소가 허락하는 대로 단 몇 분이라도 눈을 감고 잠을 청하라. 비록 깊은 잠을 자지는 못한다 하더라도 짧은 시간 내에 피로를 해소하고 새 힘을 얻는 효과를 얻게 될 것이다.

이상과 같이 낮잠을 잘 활용하면 늘 반짝반짝 빛나는 눈, 튼튼한 몸과 건강한 마음으로 활력이 충만한 삶을 살 수 있을 것이다. 단, 불면증 환자는 낮잠(특히 오후 3시 이후의 낮잠)을 절대 피하도록 할 것이다.

* 불면증에 대하여(원인과 치유책)

의학적으로 한 달 이상 잠을 제대로 이루지 못할 때 불면증으로 보는데 불면증을 비롯한 수면장애(잠을 못 자거나 깊은 잠을 잘 수 없는 것)의 원인은 불안, 근심, 걱정, 울분, 분노 등의 스트레스, 우울증, 야경증, 악몽, 몽유병, 각종 질병으로 인한 통증, 비만으로 인한 기도의 협착화, 무호흡증, 야간작업 등 불규칙적 생활로 인한 생체리듬, 수면패턴의 파괴, 고령화, 습관성 약물의 복용 중단, 부적한 숙소환경 등 여러 가지이다.

* 잠과 싸우지 마라.

허트포드셔대학원에서 철학과 언어학 석사학위를, 이스트런던대학원에서 선사인류학 박사과정을 수료한 후 허트포드셔대학에 출강하던 중 15년 만에 불면증을 극복하고서 수면 테라피스트로 전업, 상담, 저술, 강연활동 중인 사샤 스티븐스(Sasha Stephens)가 저술한 「잠과 싸우지 마라(The Effortless Sleep Method: The Incredible New Cure for Insomnia and Chronic Sleep Problem, 김수미 역, 2012 부키)」에 보면 그는 다음과 같은 힐링수면법을 권장한다.

- 누워 있는 시간을 줄이고 시간을 확인하지 마라.
- 잠이 오지 않을 때는 다른 일을 하라.
- 매일 일정한 시간에 일어나라.
- 수면제를 줄이거나 끊어라.
- 잠에 관한 부정적인 말을 하지 말고 '좋아진다. 잠을 잘 잔다'는 확신의 말을 하고 적어본다.
- 기적의 치유법을 추구하지 마라.
- 자신에게 맞는 이완요법을 찾아 실행하라.
- 자기만의 안심표어를 정하라.
- 불면증보다 삶을 더 중시하라.

* 불면증 등 수면장애의 치유책
- 수면장애의 최대원인인 근심, 걱정과 스트레스를 날려 보내라.

사람이 근심, 걱정하며 불안해 잠 못 이루는 문제들은 나중에 알고 보면 대부분이 이미 지난 일이거나 결국 일어나지 않을 일 등 전연 걱정할 필요가 없는 일이라고 한다.

성경에도 "너희 염려를 주께 맡겨라. 그가 너희를 돌보시리라(베드로전서 5:7)", "수고하고 무거운 짐 진 자들아. 다 내게로 오라. 내가 너희를 쉬게 하리라(마태복음 11:28)"고 말씀한다.

　모든 염려, 걱정거리를 전능하신 주님께서 해결해 주실 줄 믿고 그분께 맡겨라. 분을 품는 것은 독을 품는 자살행위라는 것을 명심하여 나를 분노하게 하는 자를 용서하라. 매사에 감사의 조건을 찾아 항상 기뻐하며 감사하는 삶을 살도록 하라. 이와 같이 살아갈 때 편안한 마음으로 잠자리에 들 수 있게 될 것이다.

　- 부작용은 없으면서 불면증, 우울증, 암, 당뇨, 고혈압 등 거의 모든 심신의 질병에 강력한 치유 효과가 있는 힐링 코드와 2대 생수요법을 행하라. 놀라운 효과를 본다.

　- 옆으로 누워 자면 척추나 고관절 등의 고장과 이로 인한 여러 가지 질병을 초래하므로 평상 위에서 반달베개를 베고 반듯하게 누워서 잔다.

　처음에는 통증으로 악몽에 시달리며 잠을 잘 자지 못하는 경우도 있으나 적응 기간이 끝나면 오히려 이것 없이는 잠을 잘 수 없게 된다.

　수면 중 사망을 초래하기도 하는 코골이도 평상과 반달베개를 사용함으로 치유되는데 비만, 음주, 수면제 복용 등에 기인한 코골이는 각각 체중 조절, 금주, 수면제 복용 중단의 조치를 취하여야 한다.

　- 숙소환경을 쾌적하게 한다.

　숙소에 시계를 치워 조용하게 하고 적당한 온도(겨울 : 16~18℃, 봄, 가을: 20~22℃, 여름 : 24~26℃)와 습도(50~60%), 조도(조명 : 20~30룩스)를 유지하도록 한다. 침실의 조명은 가급적 핑크빛이나 붉은색을 띤 꼬마전구를 이용하는 것이 좋다.

　- 취침 시간과 기상 시간을 철저히 지키고 낮에 잠자리에 오래 누워있지 마라, 특히 기상 시간을 잘 지켜라.

　전날 늦게 취침하였다고 해서 기상 시간을 늦추면 생체리듬이 깨지고 수면패턴이 파괴된다. 매일 같은 시간에 일어나도록 하되 부족한

* **강력한 잇몸마사지의 방법**

손을 잘 닦은 후 오른손 엄지와 검지(둘째 손가락) 끝에 자기 오줌(강력한 살균제이며 잇몸강화제이다. 오줌양치질로 풍치가 나은 이도 있다)이나 오줌으로 하기 싫은 이는 치약을 조금 묻힌다.(세균 감염이 염려되는 사람은 깨끗한 천으로 두 손가락을 감싸고 치약을 묻힌다)

이 두 손가락으로 왼쪽 윗잇몸을 안(엄지)과 밖(검지로)에서 힘껏(고통을 느끼게 되면 참을 수 있는 데까지 힘을 다하여 눌러가며) 마사지해준 다음 아랫잇몸을 힘껏 누르며 마사지해 주기를 3~5분간(더 오래 해도 좋음) 반복한다.(오줌으로 마사지할 때는 자주 오줌을 묻혀 가면서 행한다)

반대로 왼손 두 손가락에 오줌이나 치약을 묻히고 오른쪽 위, 아랫잇몸을 힘껏 누르며 마사지 한다.

이와 같이 상하좌우의 잇몸을 골고루 마사지하기를 아침마다 6~10분 이상 행하되 풍치 등 잇몸 환자는 점심, 저녁 식사 후에도 3분 이상 행한다.

두 손가락으로 잇몸을 힘껏 누르며 마사지를 하면 풍치 등 잇몸환자는 피가 나며 통증을 느끼게 되나 고통을 참을 수 있는 데까지 힘껏 잇몸마사지를 하다 보면 잇몸이 견고하게 되어 흔들리던 이도 고정되고 통증도 사라지며 잇몸질환이 치유된다. 그리고 계속 매일 강력한 잇몸마사지를 하면 잇몸질환으로 고통을 겪는 일이 없어지게 된다.

* **강력마사지로 잇몸질환을 치료한 예 (남, 49세, 회사원)**

저는 중년의 나이에 치아가 매우 약했습니다. 충치로 인해 위 어금니를 뺐으며, 그 옆의 이마저 흔들리고 또 다른 치아들도 부실하고 잇몸이 안 좋다고 생각되어 치과를 찾아갔습니다.

의사는 일단 스케일링을 하고 몸을 잘 관리하고 한 달 후에 다시 와서 점검하자고 했습니다. 비록 젊은 나이지만 부분 틀니를 해야 하는

– 잠이 오지 않을 때는 초조하게 생각하지 말고 누운 채로 기도하거나 성구(성경 구절)를 암송할 것 아니면 잠이 올 때까지 일어나 성경을 읽는다.

＊ 행복한 불면의 밤 – 성구암송의 즐거움

나도 간혹 밤새도록 잠이 안 오는 날이 있는데 이런 날일수록 오히려 행복하다. 밤새도록 마음껏 성구를 암송할 수 있기 때문이다. 만물이 잠든 고요한 시간에 성구를 암송하다 보면 형언할 수 없는 행복감을 맛보다가 나도 모르게 꿈나라에 들어가게 된다. 혹 한잠도 못 자고 정말로 밤을 하얗게 새우게 되어도 걱정할 것이 없다. 최고의 보약인 낮잠으로 보충하면 되기 때문이다.

여기서 성구 암송에 관하여 잠깐 언급하고자 한다.

솔직히 말하면 필자는 목사안수를 받은 후에도 오랫동안 성구를 암송하지 않았다. 목사로서 암송할 수 있는 성구가 별로 없어 늘 부끄럽게 여기다가 10여 년 전부터 주로 자투리 시간을 이용, 한 구절 한 구절 암송하기 시작하여 지금은 약 400성구 5,000절 정도 암송하고 영어성구도 약 200구 1,500절 정도 암송한다.

어떤 분은 성경 전체를 암송한다고 하니 이 정도는 별것 아니라고 할 수 있지만 위에서 말한 바와 같이 잠이 안 오는 밤이나 걸어 다니거나 등산할 때나 지하철에서 서서 가야 할 때 등 할 일 없이 낭비하기 쉬운 시간에 성구를 암송하면 얼마나 좋은지 모른다.

필자의 경우 무엇보다도 두뇌기능이 대학교 입학 전후인 50년 전, 한창때보다 더 강화되어 있음을 느낀다. 늘 머리를 쓰고 무언가를 암송하는 것이 치매 예방 등 정신건강에 좋다고 하는데 정말 성구 암송을 하면 이를 피부로 느끼게 된다.

치매 환자가 날이 갈수록 증가하고 있어서 국가적, 사회적 문제가 되고 있는 이때 기독교인들을 중심으로 온 국민이 성구 암송을 하도록 하면 뇌 기능을 활성화하여 치매를 예방하고 심신의 건강을 증진하며 행복감을 높여 세계에서 가장 하위권에 있는 우리나라 사람들의 행복감 지수를 한층 더 높일 수 있을 것이라고 확신한다.(성구 암송용 소책자가 여러 가지 나와 있음)

* 휴일(안식일)에 대하여

영국의 리즈대학교(Liz University)의 화이트(White) 교수는 인체의 부신에서 분비되는 호르몬으로서 스트레스를 해소하는 스테로이드 호르몬(Steriod Harmone)이 7일 주기로 분비되는데 제7일째 가장 적게 분비되는 것을 발견하였다. 그러므로 제7일은 스트레스를 이길 힘이 가장 약하므로 휴식하여야 한다는 것이다.

이와 같은 사실은 하나님이 모세를 통하여 주신 10가지 계명(십계명) 중 제4계명 즉 "제7일은 너의 하나님 여호와의 안식일인즉 너나 네 아들이나 네 딸이나 네 남종이나 네 여종이나 네 소나 네 나귀나 네 가축이나 네문 안에 머무는 객이라도 아무 일도 하지 말라(신명기 5:14)"하신 계명의 과학적 타당성을 입증하고 있어 주목된다. 이와 같이 사람과 가축이 1주일에 하루는 반드시 쉬도록 되어 있는 성경의 안식일 제도의 타당성을 뒷받침해 주는 재미있는 이야기들이 많이 있는데 여기서는 세 가지만 소개하고자 한다.

* 당나귀에게도 필요한 안식일

런던의 한 행상인은 말하기를 1주일 중에 하루를 쉬게 하는 당나귀는 짐을 지고서 하루에 30마일 이상을 갈 수 있다고 하였다. 반면에 1주일 중에 하루도 쉬지 않고 일하는 당나귀는 하루에 겨우 15마일밖에 가지 못한다는 것이다. 그러므로 하루도 쉬지 않고 일하는 당나귀는 그만큼 손해가 더 크며 병들고 초라해 보이나 1주일 중에 하루를 쉬면서 일하는 당나귀는 그렇지 못한 당나귀보다 더 많이 일을 하고도 생김새가 아주 활기차 보인다고 하였다.

십계명을 당나귀에 연관시킨다는 것이 이상하다고 생각하는 사람들도 있지만 앞에서 언급한 바와 같이 사람과 당나귀를 만드신 하나님께서는 그들에게 유익한 것이 무엇인지를 잘 아시기 때문에 사람과 당나귀 모두에게 1주일에 하루를 쉬라는 계명을 주신 것이다. 하나님을 모르는 이들은 당나귀를 혹사하지 않으면서도 잘 이용할 수 있는 방법을 모르는 것이다.

* 안식일과 작업능률

스위스의 해글러 박사는 산소량에 대한 실험을 통해 안식일이 사람에게 꼭 필요한 날임을 입증하였다. 평일에는 밤에 휴식을 취하면서 얻게 되는 산소의 양보다 낮에 일을 하여서 잃게 되는 산소의 양이 더 많다는 것이다. 그러나 평일 동안에 수고하여 잃게 된 산소의 양은 안식일에 모두 보충할 만큼 축적이 된다고 말하였다. 1주일 내내 일을 계속하면 사람은 견디지 못한다는 사실이 입증된 셈이다.

헨리 포드 자동차 회사는 일찍부터 주일에는 근무를 하지 않았다. 작업량이 부족해서 그런 것이 아니라 근무하는 사람들의 건강 상태를 고려해서였다. 그 회사 대변인은 1주일 내내 일하는 사람들에게는 병이 자주 생긴다고 하였다.

* 안식일이 준 이득

미국 캘리포니아에 초기에 황금러쉬가 있었다. 사금이 발견되고 이 사금은 캘리포니아 도처에 널려있다는 소문이 동부에 알려져서 서부로만 가서 누구든지 말뚝만 박으면 자기 땅이 되고 그 땅에서 무진장한 사금을 캘 수 있다는 소문 때문에 동부에 사는 사람들이 서부로 서부로 광활한 대평원을 가로질러 몰려들기 시작했다. 황금에 눈이 어두운 많은 사람들이 주일에 쉬는 휴식도 없이 빨리 먼저 가서 많은 땅을 차지하여 보다 많은 황금을 채취하겠다는 오직 그 한 생각으로 달리고 또 달렸다.

그런데 이들 중에 청교도 무리들이 있어 이들은 칠일 만에 하루를 꼭 쉬되 '네 집 안에 있는 가축마저도 쉬게 하라'고 성경에 말씀하신 대로 말도 쉬고 사람도 쉬면서 주일에는 하나님께 예배드리는 것을 멈추지 않았다. 목적지에 도착해 보니까 쉬지 않고 달렸던 사람들보다 청교도들이 먼저 도착한 것을 알게 되었다.

쉬지 않고 달리던 사람들은 무리해서 오다가 중간에서 말이 지쳐 병이 났든지 사람이 병들었든지 해서 모두 중지하거나 늦게 도착하였다.

그러나 7일째마다 쉬면서 하나님께 예배드린 사람들은 말이나 사람이 모두 건강하고 오히려 더 생기발랄해서 더 빨리 도착했을 뿐만 아니라 일도 먼저 해서 남보다 많은 사금을 채취했다는 유명한 일화가 있다.

일과 휴식, 안식에 대하여 어느 분이 익명으로 인터넷에 올린 글에서 명쾌하게 결론을 내리고 있다.

"삶에 있어 균형의 중요성은 아무리 강조해도 지나치지 않다. 건강을 잃으면서 얻은 성공, 가족의 희생 위에 일구어낸 성과, 친구들 사이에서 왕따가 되면서 거둔 결실은 진정한 의미의 성공이 아니다. 일과 휴식 사이의 균형, 일과 가정 사이의 밸런스, 다양한 취미와 일의 조화, 지적인 일과 육체적인 일의 적절한 섞임, 논리적인 부분과 감성적인 부분의 어울림, 우뇌와 좌뇌의 알맞은 역할… 이런 균형의 중요성을 잊지 말아야 한다. 그런 의미에서 성경에서 제7일에 안식하는 안식일 제도나 7년에 한 번씩 갖는 안식년 제도는 현명한 제도란 생각이다. 어떤 목사님의 말씀이 생각난다. '인간이 안식일을 지키는 것이 아니라, 안식일이 인간을 지키는 겁니다.'"

무신론자들이 많아 안식일이 없는 파리의 사람들은 안식일을 잘 지키는 기독교 국가인 다른 나라의 도시에서 보다 더 높은 자살율을 보이고 있다고 한다.

세계에서 자살율이 가장 높아 '자살공화국'이라는 오명을 갖고 있는 우리나라도 온 백성이 일주일에 하루, 주일(일요일)마다 모든 일을 멈추고 교회에 나가 하나님께 예배드리는 삶을 산다면 '자살공화국'이라는 그 불명예스러운 별명을 속히 벗어 버릴 수 있을 것이라고 생각한다.

세상만사의 대해결사이신 하나님께서 건강문제라든지 경제문제, 자녀문제, 인간관계문제 등 자살로 이끄는 우리의 모든 문제들을 해결해주실 것이기 때문이다.

제 7 장

감사요법과 웃음요법

제7장 감사요법과 웃음요법

1. 감사요법(Thank-you Therapy)

2차 세계대전 후의 일이다. 전쟁에 나갔던 일본해군 장교 가와가미 기이치가 고국으로 돌아왔다. 말할 수 없이 피폐해진 조국의 현실 앞에 그는 사사건건 불평하며 하루하루를 지냈다. 그러자 소화도 안 되고 온몸이 점점 굳어지기 시작하더니 급기야는 조금도 거동을 할 수 없는 처지가 되고 말았다.

병원을 찾은 그에게 의사가 좀 이상한 처방을 주었다. 하루에 만 번씩 '감사합니다'라고 말하면 병이 낫게 될 것이라고 하였다. 그는 그때부터 자나 깨나 일할 때마다 무조건 "감사합니다"라고 되뇌며 지냈다. 감사할 것이 없어도 억지로 "감사합니다"라고 늘 중얼거렸다. 그러자 세상을 보는 눈이 서서히 달라지기 시작하였다. 모든 일을 적극적, 긍정적인 안목으로 보게 되었다. 불평불만이 사라지고 마음속 깊이에서부터 진정으로 감사하는 마음, 기뻐하는 마음이 우러나왔.

어느 날 아들이 건네주는 감 두 개를 보고 "감사합니다"하며 자기도 모르게 손을 내밀어 받았다. 그때부터 마비되었던 온몸이 풀리고 병마의 손에서 완전히 벗어났다.

감사요법의 놀라운 효과를 말해 주는 또 다른 이야기이다.

메디 로빈슨이라는 트럭운전자가 어느 날 운전 중 큰 사고를 당했다. 사지는 온전했으나 실명과 귀가 먹는 불구의 몸이 되었다. 그는 사고 후 큰 사고에서 살아남은 것만으로도 감사하였다. 불치의 불구자가 되었음에도 그는 감사하며 기도하는 가운데 불구의 아픔을 감내하며 지냈다. 그러자 3개월 후 놀라운 일이 일어났다. 눈과 귀가 기적 같이 회복된 것이다!

중세기 유럽에는 흑사병으로 3분의 1이 죽었다. 그러나 유대인은 거의 흑사병에 걸리는 일이 없었다. 그래서 유대인이 흑사병을 퍼트린다는 소문이 돌기도 하였다. 그 원인은 물론 다른 데 있었다.

당시 유럽사람들은 야만적이어서 목욕하는 일이 없었으나 유대인들은 하나님 신앙규칙에 따라 옛날부터 목욕과 식사 전후에 손을 씻는 생활습관이 있었다. 이것이 그들이 흑사병에 걸리지 않은 첫째 원인이었다. 둘째 원인은 감사하는 습관이다. 유대인들은 아침에 일어나 이를 닦는 습관을 배우기 전에 하나님과 부모님께 감사하는 것부터 배운다. 유대인들은 태어나서부터 하나님과 부모님께 감사할 줄 모르는 자는 인간으로서의 가치가 없다는 것을 배우며 자란다. 그래서 그들은 기쁠 때나 슬플 때나 언제 어디서나 하나님과 부모님께 감사하는 것을 몸에 익히게 된다.

유대인의 이 감사습관과 청결습관이 중세의 흑사병에서 그들을 보호해준 것이다. 그렇다! 감사하면 만병이 치유되고 예방된다.

감사는 최고의 항암제요, 해독제요, 방부제다(존 헨리). 감사하면 스트레스를 이기고 역경을 극복한다. 감사하면 문제가 해결되고 좋은 일이 생긴다. 감사는 감사를 불러온다.

작가 Don Baker는 자신의 책 「감사요법(Thank-you Therapy)」에서 감사요법에 대하여 다음과 같이 설명한다.

"나는 최근 내 밑에서 일하는 직원들의 월급을 지불하지 못할까 봐 걱정하고 있었다. 아내가 최근 오른쪽 팔꿈치에 혹이 만져져서 MRI 사진을 찍었는데 그 결과가 어떻게 나올지 몰라 걱정하고 있었다. 아내가 또 호르몬 불균형으로 고생하고 있는데 아직 마땅한 치료법을 못 찾아서 걱정하고 있었다. 요즘 오랫동안 집안 청소를 못 해서 언제 시간을 내 대청소를 해야 할지 걱정하고 있었다.

나는 물론 이런 모든 문제에 대하여 예수님이 하신 말씀을 잘 알고 있다. '너희는 아무것도 염려하지 마라.' 그러나 나는 그 말씀을 생각할 때마다 염려를 떨쳐버리지 못하는 나 자신이 더욱 염려된다.

나는 이런 증세가 염려하는 증세가 어떻게 내 관절을 아프게 하는지, 어떻게 내 침을 마르게 하는지, 어떻게 내 손바닥에 땀이 나게 하는지, 어떻게 호흡곤란을 일으키는지, 어떻게 소화불량과 위경련을 일으키는지, 어떻게 우울증을 유발시키는지 잘 알고 있다.

나와 아내는 우리들의 문제에 대한 너무나 완벽하고 강력한 치료책을 찾아냈다. 이 치료제의 효율성은 거의 기적적인 것이다. 나와 아내를 포함한 수많은 사람들이 이 치료제의 효과를 실제로 경험했다. 이 치료제는 식전이나 식후에 복용하면 된다. 호흡곤란을 느낄 때 가슴에 통증이 느껴질 때 수시로 복용할 수도 있다. 물과 함께 드실 수도 있다. 이것은 특별한 의사 처방전이 필요 없다. 이 치료제는 절대로 부작용이 없고 안전하다. 더구나 이 치료제는 무료이다.

이 치료책을 일컬어 나는 '땡큐 테라피(Thank-you therapy)'라 부른다. 그렇다. 감사요법은 모든 병에 기적 같은 효과가 있으면서도 부작용이 없는 무료의 치료법이다."

* 감사의 과학적 효과

여러해 전부터 학자들에 의해 '감사의 놀라운 과학적 효과'가 밝혀지고 있다. 로버트 에먼스 교수는 10주간 참가자들을 두 집단으로 나누어 한 집단에는 매주 다섯 가지의 감사를, 다른 집단에는 걱정거리를 기록하게 했다. 결과는 매우 놀라웠다.

감사집단은 불평집단에 비해 삶의 만족도가 상승하고 건강이 좋아졌다. 두통, 기침, 어지러움 등이 줄었다. 운동도 더 많이 하면서 행복지수가 높아진 것이다. 또 다른 만성질환자 집단 실험에서도 기쁨과 자부심 같은 긍정적인 감정이 많아지고 이웃들을 돕고 깊은 숙면을 취하면서 건강이 좋아졌다. 에번스는 "사람이 은혜를 저버리면 자아가 위축되는 반면 감사하는 마음을 가지면 자아가 확장된다"고 말한다.

M 셀리그먼 교수는 대학원 강의시간에 '감사의 밤'을 가졌다. 그 감동적인 내용을 조금 소개하면 다음과 같다.

패티가 어머니를 모시고 감사장을 읽는 동안 강의실 안에 있던 사람들의 눈에는 눈물이 그렁그렁 했으며 감격한 어머니는 목이 메어 "넌 언제나 박하처럼 향기로운 내 딸이야"라고 말했다. 한 학생은 이 일을 "감사장을 주는 사람도, 받는 사람도, 지켜보는 사람도 모두 울었어요. 주체할 수 없이 눈물이 나오더군요. 왜 우는지조차 모르면서…"라고 회상했다.

셀리그먼 교수는 "강의실에서 운다는 것은 지극히 이례적인 일인데 더욱이 모든 사람이 울었다면 그건 인간성의 가장 깊은 근원의 울림이었을 것이다. 교수로서도 한 인간으로서도 내게 정말 소중한 체험이었다"라고 말한다. 그해 학기 말 '감사의 밤'을 평가하는 시간에 학생들은 모두 "10월 27일 금요일은 내 생애 최고의 하루였다"고 말했다고 한다.

그런데 최근에 의학계에서 발견한 호르몬 중에 '다이돌핀(didorphin)'이라는 것이 있는데, 엔돌핀이 암을 치료하고 통증을 해소하는 효과가 있다는 것은 이미 잘 알려진 사실이지만 이 다이돌핀의 효과는 엔돌핀의 4,000배라는 사실이 밝혀졌다.

좋은 노래를 들었거나 아름다운 풍경에 압도되었을 때, 전혀 알지 못했던 새로운 진리를 깨달았을 때, 엄청난 사랑에 빠졌을 때 전혀 반응이 없던 호르몬 유전자가 활성화되어 안 나오던 엔돌핀, 도파민, 세로토닌이라는 아주 유익한 호르몬들을 생산하기 시작하는데 특히 굉장한 감동이 왔을 때 바로 이 '다이돌핀'이라는 호르몬이 생성되며 이 호르몬들이 우리 몸의 면역체계에 강력한 긍정적 작용을 일으켜 암을 공격한다는 것이다.

미국 언론 매체 허핑턴포스트가 감사하는 마음을 가지면 정신과 육체가 건강해지는 이유 5가지를 소개했다.

- 다른 사람에게 좋은 친구가 되게 한다.

'성격 및 사회심리학저널(Journal of Personality and Social Psychology)'에 실린 연구에 따르면, 감사의 마음은 문제가 있는 사람들을 돕거나 다른 사람에게 정서적 도움을 주는 등의 친 사회적 행동을 증진시키는 것으로 나타났다.

- 잠을 더 잘 자게 한다.

'응용심리학저널(Journal of Applied sychology)'에 실린 연구에 따르면, 잠자기 전에 감사하는 것들에 대해 쓰게 했을 때 더 잠을 잘 자는 것으로 나타났다. 연구결과, 잠자리에 들기 전에 15분 동안 감사하는 것들에 대해 쓴 사람들은 더 일찍 잠들고 더 오랫동안 깊은 수면을 취하는 것으로 나타났다.

- 인간관계를 강화시킨다.

'대인관계저널(Journal of Personal Relationshipe)'에 실린 연구에 따르면, 파트너가 한 작은 일에 대해서도 감사를 하면 둘 간의 관계가 한층 강화되는 것으로 나타났다.

- 심장건강에 좋다.

'미국심장학저널(American Journal of Cardiology)'에 실린 연구에 따르면, 감사와 긍정적 정서는 심박동 변이에 있어서 좋은 변화들과 연관이 있는 것으로 나타났다. 이런 변화들은 고혈압 치료에 좋은 효과를 발휘하고 결국 울혈성 심부전이나 심장동맥질환으로 돌연사할 위험성을 감소시킨다.

- 면역 체계를 향상시킨다.

감사하는 마음은 낙천주의와 연관이 있으며 이는 면역 체계를 더 좋게 하는 것과 연관이 있다. 미국 유타대학교 연구팀에 따르면, 낙천적인 학생들은 비관적인 학생들에 비해 면역력을 강화하는 혈액 세포를 더 많이 가진 것으로 나타났다.

이와 같이 그동안 종교계나 철학계에서 주로 강조하는 미덕이었던 감사가 이제 만병의 예방과 치유 및 이에 따른 노화저지 효과가 탁월하다는 사실이 과학적으로도 입증이 되었다.

그렇다. 감사하는 사람은 심신이 건강하며 늙지 않는다.(칼 힐티 저, 「잠 안 오는 밤을 위하여」)

감사하는 사람은 건강과 젊음과 싱싱함과 아름다움을 유지할 수 있다.

감사는 건강과 젊음, 행복의 열쇠이다.

감사는 건강과 행복을 불러오나 불평은 질병과 불행을 불러온다.

위대한 설교가 찰스 스펄전의 말이다.

'하나님께서 별빛을 주신 은혜를 감사하면, 달빛을 주실 것이요, 달빛을 주신 은혜를 감사하면 햇빛을 주실 것이요. 햇빛을 주신 은혜를 감사하면 하나님은 햇빛도 소용없는 신비의 광채를 우리 마음속에서 영원히 빛나도록 축복해 주실 것이다.'

그러므로 모든 일에 감사하자. 기쁠 때나 슬플 때나 즐거울 때나 괴로울 때나 감사하자.

창조주께서 장미에 가시를 두신 것을 불평하지 말고 가시들 사이에 장미를 두신 것을 감사하자.

내 위를 보며 불평하지 말고 내 아래를 보며 감사하자. 나보다 잘된 사람을 보며 불평하지 말고 나보다 안 된 사람을 보며 감사하자. 나보다 부유한 사람을 보며 불평하지 말고 나보다 가난한 사람을 보고 감사하자.

내 삶이 고달플 때 불평하지 말고 나보다 더 힘든 일을 하면서도 소득이 적은 이를 생각하고 감사하자.

내 몸이 아플 때 불평하지 말고 몇 십 년 병석에 누워있는 이를 생각하고 감사하자.

감사할 줄 모르는 인간은 독사와 같다. 감사를 잃은 인간은 모든 이에게 해를 끼친다. 최고학부까지 교육을 시켜주고 버젓한 직장까지 얻게 해주고 적잖은 재산을 물려준 부모를 더 많은 재산을 탐내 죽인 인간이 있다.

참말로 '감사할 줄 모르는 자녀를 가지는 것은 독사의 이빨보다 더 날카로운 것을 갖는 것과 같다.' (셰익스피어 / 리어왕)

감사는 고결한 영혼의 얼굴이며 위대한 교양의 열매다.(토머스 제퍼슨)

그 사람이 얼마나 행복한가는 감사의 깊이에 달려 있다.(존 밀러)

왜 호랑이를 만들었는지 신께 불평하지 말고, 호랑이에게 날개를 달지 않은 것에 감사하라. (인도 속담)

다리가 부러졌다면 목이 부러지지 않은 것에 대해 감사하라.(웨일스 속담)

다음은 성경학자 매튜 헨리가 강도를 당한 뒤 하나님께 드린 감사이다.
- 전에 이런 일을 당한 적이 없는데 대해 감사합니다.
- 돈만 빼앗고 목숨을 빼앗지 않은데 대해 감사합니다.
- 가진 것을 모두 잃었지만, 잃은 것이 많지 않은데 대해 감사합니다.
- 내가 아니라 그가 강도인데 대해 감사합니다.

M. J. 라이언이라는 사람은 「감사」라는 책에서 인생을 변화시키는 감사의 힘에 대하여 이런 말을 하고 있다.

"감사하면 기쁨이 넘치며, 감사하면 언제나 생기가 있고, 감사하면 우울증이 치유되며, 감사하면 건강해지고, 감사하면 걱정 근심이 없어지며, 감사하면 매력적인 사람이 되고, 감사하면 고통과 분노가 사라지며,

감사하면 부족함을 받아들일 수 있고, 감사하면 공허하지 않으며, 감사하면 지금 이 순간이 소중하게 되고, 감사하면 상처받더라도 사랑하며, 감사하면 무엇이든 나누어 주고 싶고, 감사하면 모든 생명체와 교감할 수 있으며, 감사하면 평범한 일상도 은총으로 받아들인다."

그리스의 철학자 아리스토텔레스는 "인간의 마음 중에 가장 쉽게 늙는 부분이 있다면 그것은 감사하는 마음"이라고 했다. 감사하는 마음은 쉽게 늙어버려 감사 불감증에 걸리기 쉽다.

오늘날 질병 중에서 모든 사람들이 앓고 있는 것이 바로 감사 불감증이다. 감사를 모르고 늘 불평과 원망을 하며 산다. 욕구 불만이 가득하여 만족하지 못하는 소유욕의 노예가 되어 있다.

초대 교회의 교부였던 크리소스톰은 "사람에게 근본적인 죄가 하나 있는데 그것은 감사하지 않는 죄"라고 했다

괴테는 "이 세상에서 가장 쓸모없는 인간은 감사할 줄 모르는 인간"이라고 했다. 영국 격언에 "지옥이란 감사할 줄 모르는 사람들이 가득 찬 곳이고 천국이란 감사할 줄 아는 사람들로 가득찬 곳"이라고 했다. 우리는 늘 감사하는 마음을 간직하기 위해 노력해야 한다.

영어의 'think(생각하다)'와 'thank(감사하다)', 독일어의 'denken(생각하다)'과 'danken(감사하다)'의 어원은 같다고 한다.

무엇을 의미할까?

언제 어디서나 어떤 일을 만나든지 생각해보면 감사할 수 있다는 것이요, 따라서 생각이 없는 사람은 감사할 줄 모르고 생각이 깊은 사람은 감사할 줄 안다는 뜻이 아니겠는가?

다음에 소개하는 몇 편의 시들을 기억하며 앞으로 어떤 힘든 상황, 역경에 처하더라도 감사하자. 그러면 어려움을 쉽게 이기고 좋은 일,

감사할 일을 맞게 될 것이다.
  당신이 많은 세금을 내야 하더라도 감사하라.
  당신에게 안정된 직장과 사업장이 있다는 말이기 때문이다.
  당신의 몸무게가 늘어 옷이 맞지 않는다 하더라도 감사하라.
  당신은 먹을 것이 넉넉한 인생을 살아온 결과이기 때문이다.
  세탁할 옷이 집안에 쌓여 있더라도 감사하라.
  당신에게는 적어도 갈아입을 옷의 여유가 있다는 뜻이기 때문이다.
  당신의 집에 대청소가 필요하고 문고리를 갈아야 하고 창문을 갈아야 하더라도 감사하라.
  당신에게 집이 있다는 뜻이기 때문이다.
  주차할 공간을 먼 곳에 찾았더라도 감사하라.
  잠시라도 걸으면서 운동할 기회가 생겼기 때문이다.
  대통령 때문에 괴로워하며 불평할 일이 있더라도 감사하라.
  당신은 언론의 자유가 보장된 나라에 살고 있기 때문이다.
  교회 뒷자리에 앉아 있는 교우의 찬송 음정이 엉망으로 들려오더라도 감사하라.
  당신의 청각은 정상이기 때문이다.
  아침에 울리는 알람 소리가 고통스럽더라도 감사하라.
  당신에게 일어나 일해야 할 하루가 기다리고 있기 때문이다.
  하루해가 저물어 온몸이 나른하고 피곤하더라도 감사하라.
  당신이 오늘 하루를 열심히 살았다는 뜻이기 때문이다.

(Jay Dennis)

  때때로 병들게 하심을 감사합니다.
  인간의 약함을 깨닫게 해 주시기 때문입니다.
  가끔 고독의 수렁에 내던져 주심도 감사합니다.
  그것은 주님과 가까워지는 기회입니다.

일이 계획대로 안 되게 틀어 주심도 감사합니다.
그래서 나의 교만을 반성할 수 있습니다.
아들 딸이 걱정거리가 되게 하시고 아내와 남편이 미워질 때도 있게 하시고 부모와 동기가 짐으로 느껴질 때도 있게 하심을 감사합니다.
그래서 인간 된 보람을 깨닫기 때문입니다.
먹고 사는데 힘겹게 하심을 감사합니다.
눈물 젖은 빵을 먹는 심정을 이해할 수 있기 때문입니다.
때로 허탈하고 허무하게 하심을 감사합니다.
영원에 접근할 수 있는 기회이니까요.
불의와 허위가 득세하는 시대에 태어난 것도 감사합니다.
하나님의 의가 분명히 드러나기 때문입니다.
땀과 고생의 잔을 맛보게 하심을 감사합니다.
그래서 주님의 사랑을 깨닫기 때문입니다.

(최효섭 / 묵상록)

감사만이 꽃길입니다.
누구도 다치지 않고 걸어가는 향기 나는 길입니다.
감사만이 보석입니다.
슬프고 힘들 때도 감사할 수 있으면 삶은 어느 순간 보석으로 빛납니다.
감사만이 기도입니다.
기도 한 줄 외우지 못해도 그저 고맙다 고맙다 되풀이하다 보면 어느 날 삶 자체가 기도의 강으로 흘러 가만히 눈물 흘리는 자신을 보며 감동하게 됩니다.

(이해인 수녀 / 감사 예찬)

누군가가 쓴 아래의 글을 읽어보면 특히 우리나라 사람들 거의 모두가 감사한 마음으로 하루하루를 살아야 할 것이다.

사실 우리가 가진 것이 없다고 말해도 우리의 손에는 많은 것이 있다.

세계 인구를 100명으로 볼 때 50명은 식량이 부족하여 늘 배고프고 굶주리는 상황이고, 30명은 충분한 식량을 보유하고 있으며 이 중 15명은 비만이다. 그러나 20명은 영양실조이다. 1명은 빈사 상태이다.

이런 관점에서 보면 집에 살고, 먹을 게 충분하고, 글을 읽을 수 있는 사람이라면 아주 선택된 사람이라고 해야 할 수 있다. 그리고 좋은 집, 먹을 것이 있는 데다 글을 읽을 수 있고 컴퓨터를 가지고 있다면 아주 엘리트라고 해도 무방할 것이다. 또 만약에 전쟁의 위험, 감옥에서의 고독, 고문에 의한 고뇌, 기아의 괴로움 등을 경험해보지 않은 사람이라면 세계 인구 상류의 삶을 사는 사람 중의 한 사람인 셈이다. 만약 고통, 체포, 고문 혹은 심지어 죽음의 공포 없이 매주 교회를 다닐 수 있는 사람이라면, 이는 곧 지구 상 30억 인구가 누리지 못하고 있는 것을 누리는 행운아이다. 냉장고에 먹을 것이 있고, 몸엔 옷을 걸쳤고, 머리 위로는 지붕이 있는 데다 잘 곳이 있는 사람이라면 이 세상 75% 보다는 풍요로운 생활을 하고 있는 것이다. 은행에 돈이 있고 지갑에도 돈이 있고, 동전통도 있는 사람이라면 지구상에서 상위 8%의 부자에 속하는 사람이다.

그렇다면 나는 어떤 사람입니까? 우리가 대부분 힘들다 힘들다 그렇지만, 사실은 우리 모두 대부분은 전 세계에서 상위 10% 안에 드는 사람입니다.

그러니까 내게 없는 것 생각하지 말고 가진 것을 감사하고 나의 것을 어떻게 주님을 위해 다른 사람을 위해 가치 있게 쓸 것인가를 한 번쯤 생각해 보았으면 좋겠다.

* 대한민국 국민된 것을 감사하자.

필자는 특히 우리 대한민국 국민들은 북한이 아닌 남한의 대한민국 국민된 것을 늘 감사해야 한다고 생각한다. 북한이 어떤 나라인가?

　20여 년 전인 1990년대에 300만 명이 굶어 죽었으며 2013년 초에도 많은 사람들이 굶어 죽은 나라. 요즘도(2023년 3월) 아사자가 속출하고 있는 나라. 수많은 백성이 굶어 죽는데도 이에 전연 아랑곳하지 아니하고 오직 핵무기 등 가공할 무기 개발, 보유와 한 줌밖에 안 되는 집권층의 호사 생활을 위해 돈을 물쓰듯 쓰는 나라, 남한에서는 상상조차 할 수 없는 '살인 열차'로 악명 높은 나라이다.

　북한 열차는 목숨을 걸고 타야하며 탑승객 전원이 목적지에 무사히 도착하는 경우가 드물어서 '살인 열차'라는 악명까지 붙었다.

　열차가 도착하면 서로 먼저 타려다가 일어나는 압사 사고, 북한에서는 정전이 흔하다 보니 인적 드문 산골에서 열차가 멈춰서 기한없이 연착되기도 한다.

　이런 때 식량을 넉넉히 준비하지 못해 굶어 죽는 사람, 객차에 들어가지 못하여 열차 지붕에 올라가서 여행을 하다가 급커브에서 떨어져 죽거나, 졸다가 미처 고개를 숙이지 못해 터널에 부딪혀 죽는 사람, 무임승차 후 단속을 피하려 달리는 열차에서 뛰어내리다 참변을 당하는 사람 등 안타까운 죽음이 이어지고 있다. 북한에서는 열차가 정시에 출발해 아무런 인명피해 없이 목적지에 제때 도착하면 '뉴스거리'가 된다.(북한 전문매체 뉴포커스, 2013.2.28)

　세계에서 인권이 가장 유린당하고 짓밟히는 나라. 제2의 실권자마저 체포된 지 며칠 만에 잔인하게 죽임을 당하는 나라, 세계에서 종교, 특히 기독교가 가장 혹심하게 탄압받고 있는 나라, 자살율이 세계 제일이라는 한국보다 훨씬 더 자살율이 높은 나라가 북한이 아닌가?

　우리는 남한에 태어난 것 혹은 대한민국 백성된 것을 한 가지만으로도 큰 감사의 조건이라는 것을 잊지 말아야 한다.

특히 주님의 자녀들은 기쁠 때나 슬플 때나 즐거울 때나 괴로울 때나 항상 기뻐하며 감사해야 한다.

성경에 보면 "항상 기뻐하라, 범사에 감사하라"(데살로니가전서 5:16, 18)고 말씀한다.

또 하박국 선지자는 다음과 같이 고백한다.

"비록 무화과나무가 무성하지 못하고 포도나무에 열매가 없으며 감람나무에 소출이 없으며 밭에 먹을 것이 없으며 우리에 양이 없으며 외양간에 소가 없을지라도 나는 여호와로 말미암아 기뻐하고 나의 구원의 하나님으로 말미암아 즐거워하리로다. 주는 나의 힘이시니 나의 발을 사슴과 같이 하사 나로 나의 높은 곳으로 다니게 하시리로다" (하박국 3:17~18)

* 불치병에 걸려도 감사하자

그러므로 주의 자녀들은 어떤 나쁜 일을 만나고, 어떤 나쁜 환경에 처한다 하더라도 감사해야 할 것이다. 심지어는 불치병, 죽을병에 걸렸더라도 감사해야 한다.

사막 같은 인생의 나그네 길을 끝내고 하나님 아버지께서 기다리시는 영원한 본향으로 갈 때가 왔기 때문이다.

하나님 아버지의 따뜻한 사랑의 품에 영원히 안길 때가 되었기 때문이다.

우리가 죽을 병에 걸렸음에도 감사할 때 기적 같은 쾌유의 은혜를 체험하거나 기쁜 얼굴로 천국에 가서 영생복락을 누리게 될 것이다.

2. 웃음요법(Laughter Therapy)

　이상과 같이 감사에는 질병의 치유, 예방 효과와 노화억제 효과가 있다고 하였는데 왜 이런 효과가 있을까?
　감사하는 마음에 기쁨이 깃들고 웃음의 꽃이 피며 기쁨과 웃음은 건강과 행복의 열매를 가져오기 때문이다.
　사람이 기뻐하며 웃으면 건강해지고 젊어지며 예뻐진다. 그 이유는 무엇일까?
　사람의 뇌 속에서 여러 가지 뇌파가 나오는데 깨어있는 동안에는 몸에 해로운 베타파가 나오고 잠자는 동안엔 몸에 이로운 알파파가 나온다고 한다. 피곤하고 몸이 안 좋을 때 푹 자고 나면 빨리 회복되는 것은 이 때문이다.
　그런데 낮에도 알파파가 나올 때가 있다. 웃을 때와 사랑할 때이다. 그래서 웃음이 건강을 가져다 준다는 것이다.
　웃음이 건강에 좋은 또 다른 이유는 팍팍한 우리의 삶에 여유를 주고 뇌에 산소를 공급하여 심신의 활력을 증진하기 때문이다. 웃음요법의 존재 이유다.
　감사와 기쁨, 웃음은 실로 하나님이 주신 만병의 특효약이다.
　감사요법과 동전의 양면과 같은 웃음요법에 관하여 알아보자.
　웃음요법은 한마디로 말하면 웃음으로 질병을 치료하고 예방하는 방법을 말한다.
　웃음은 양약이다. 웃음은 여러 가지 질병으로 인한 통증을 직접적으로 완화할 뿐 아니라 만병의 근원이 되는 스트레스를 해소하여 암을 비롯한 온갖 질병의 치유와 예방에 큰 효과가 있다.

다음은 웃음이 질병의 치유, 예방 등 건강에 좋은 이유들이다.

- 웃음은 우리 몸에서 세균과 종양과 싸우는 T세포의 활동을 활성화시켜 면역력을 높인다.
- 웃음은 혈압과 스트레스 호르몬인 코르티솔 수치를 낮춰준다. 고통을 완화하고 혈당을 안정시키기도 한다.
- 웃음은 스트레스가 쌓여 영향을 받는 인체의 완충작용을 하도록 뇌의 화학적 변화를 자극한다.
- 웃음은 여분의 칼로리를 태운다. 한 대학의 연구에 따르면 하루 10~15분의 낄낄거림으로 40칼로리 정도를 태울 수 있다.
- 웃음은 엔돌핀이 나오게 한다. 엔돌핀은 격렬한 운동 뒤 기분이 좋아지게 하는 화학물질이다.
- 웃음은 인체의 염증을 줄여준다. 심장, 두뇌, 순환계 건강에 좋다.
- 웃음은 내부 장기를 마사지해 준다. '내부 조깅'이라고 말하듯이 운동과 비슷한 효과를 가진다.
- 웃음은 심장, 폐, 횡격막, 복부에 가벼운 운동을 한 효과를 준다.
- 그래서 웃음은 다이어트 효과를 가진다. 어떤 이는 웃음으로 체중을 14kg이나 뺐다고 한다. 다이어트를 위해서는 온몸의 근육을 이용하여 크게 웃을 필요가 있다.

이상과 같이 웃음은 만병의 치유, 예방 효과가 있으므로 이에 대하여 유사 이래 많은 이들이 연구하며 임상에 활용하여 왔다.

현대의 웃음요법의 발상지라고 할 수 있는 미국을 비롯한 프랑스 등 구미 각국에서는 분장한 피에로나 유명한 배우, 야구선수 등 유명인사들과 웃음치료사들이 백혈병이나 임파선암 등 불치병, 난치병을 앓고 있는 어린이들과 성인환자들을 찾아 웃음과 기쁨을 선사하여 질병의 치유를 돕고 꿈을 갖게 해준다.

웃음요법은 병의 치료를 도울 뿐 아니라 병이 완쾌된 후에도 어린이의 성격 형성에 좋은 영향을 미치며 성인들의 삶에 활력과 보람이 넘치게 하여 원만한 인간관계를 맺게 하고 행복한 삶을 살게 해준다.

현대의 웃음요법의 원조는 미국의 Saturday Review의 편집장이었던 Norman Carsons이다. 그는 몸에 이상이 있어 병원을 찾았는데 강직성 척수염이라는 현대의학으로 고칠 수 없는 불치병을 선고받았다. 온몸의 근육과 뼈가 굳어져 가는 고통 중에 죽어가던 그는 몬트리올대학의 한스셀리(Hans Selye) 박사가 쓴 「삶의 스트레스」라는 책에서 '마음의 즐거움은 양약이 된다' 라는 성경구절(잠 15:13, 10:24)을 읽고 큰 깨달음을 얻었다.

이때부터 그는 적극적으로 웃기 시작하였는데 웃음이 통증을 경감시키며 15분 동안의 웃음이 2시간 동안 고통을 사라지게 한다는 사실을 발견하였다. 뿐만 아니라 그동안 극심한 통증으로 잠을 잘 수가 없었으나 통증이 사라지니 단잠을 잘 수 있게 되었고 얼마 후에는 그는 그를 죽음의 벼랑으로 몰았던 질병에서 완전히 해방되었다.

그 후 그는 본격적으로 '웃음학'의 연구에 매달려 현대웃음의학, 웃음치료법의 아버지라고 불리게 되었다. 캘리포니아대학병원에 근무하며 연구를 계속하고 있는 그는 웃음으로 불치병을 치료한 자신의 체험을 바탕으로 「질병의 해부」라는 책을 썼는데, 이 책에서 그는 '웃음은 인류의 방탄조끼' 라고 선언한다. 웃음은 만병에서 인류를 보호해주는 방탄조끼라는 것이다.

그는 코미디물을 보고 난 사람들의 혈액을 검사한 결과, 병균을 막는 항체와 질병에 대한 면역력과 스트레스를 이기는 힘이 200배나 증가한다는 사실을 발견하였다.

실로 웃음은 창조주가 주신 만병통치약이다.

Norman Carsons를 비롯한 웃음연구자들의 연구결과를 보면 이 말을 쉽게 이해할 수 있을 것이다.

* 웃음의 효능
- Norman Carsons 박사

웃음은 백혈구를 증가시키고 면역기능을 강화하며 암세포를 죽이는 NK(Natural Killing) 세포를 활성화한다.

웃음은 엔돌핀(endorphine) 같은 통증 해소물질을 증가시키고 스트레스 유발호르몬인 코티졸을 감소시킨다.

웃음은 혈액순환을 촉진하고 호흡기능을 강화하여 산소이용도를 높여준다.

- 윌리엄 플라이(William Fly) 박사

(미국 스탠퍼드대학 교수 : 40년 동안 웃음학 연구)

웃음은 심장병의 치료, 예방에 탁월한 효과가 있으며, 10초 동안 크게 웃으면 3분 동안 보트의 노를 젓는 것과 같은 운동 효과가 있다.

- 레이먼드 A. 뮤디(의사)

웃음은 두통을 비롯한 각종 통증을 완화, 해소할 뿐 아니라 중증의 우울증에도 유효하다.

- 로이진 박사(미국 뉴욕주립대 의대 교수)

잘 웃는 사람은 8년 더 살 수 있고 자주 감사하고 칭찬을 잘하고 긍정적으로 사는 사람은 6년 더 회춘할 수 있다.

이외에도 웃음에 의한 고혈압, 동맥경화, 당뇨병, 알레르기 등 각종 불치병, 난치병 치유사례가 무수하다.

웃음은 질병의 치유, 예방뿐 아니라 늙지 않게 하는 묘약이다.

예로부터 일노일노(一怒一老) 일소일소(一笑一少), '한 번 화내면 한 번 늙어지고, 한 번 웃으면 한 번 젊어진다'고 했다.

웃음은 웃는 사람을 매력적으로 보이게 만들어주어 사람을 끄는 힘이 있게 한다. 그래서 많이 웃는 사람일수록 성공할 가능성이 크다.

뿐만 아니라 전통적인 축귀법(逐鬼法: 귀신 쫓는 법)에 의하면 웃음은 귀신도 무서워 한다고 한다. 우리가 두려워 하거나 짜증 내지 아니하고 웃을 때 귀신도 멀리 달아난다는 것이다.

이렇게 좋은 웃음을 어린이 때는 하루에 300번씩 웃다가 어른이 되어서는 17번밖에 안 웃는다고 한다.

"기뻐서 웃는 것이 아니라 웃으면 기뻐지고 행복해지는 것이다."
(윌리엄 제임스)

기쁘지 않아도 웃자. 우습지 않아도 웃자. 조금 우습더라도 많이 웃자. 웃을 일이 없으면 우스운 일을 찾아서라도 웃자.

지루하고 따분한 병원 대합실에서 생긴 일이다. 올망졸망한 세 아이를 데리고 온 젊은 엄마가 차례를 기다리고 있었다. 그런데 막내는 엄마 젖을 빨고, 둘째는 오줌을 싸고, 큰놈은 빽빽 울어 대고, 누구라도 그런 경우를 당한다면 참을 수 없을 것 같은 상황이었다. 드디어 젊은 엄마의 얼굴이 무슨 일이 터지고야 말 것 같았다.

그런데 그 순간 여인은 핸드백을 열더니 조그만 종이쪽지를 꺼내 들었다. 그리고 그 쪽지를 펴보더니 금방 얼굴이 활짝 펴지면서 미소를 짓는 것이었다. 도대체 그것이 무엇이기에 저 여인의 표정을 단번에 바꿔놓은 것일까? 하도 신기하고 궁금해서 옆에 있던 이가 그게 뭐냐고 물어보았다. 여인이 보여준 것은 어떤 책에서 오려낸 쪽지였다.

그것은 세계적인 기록만을 뽑아놓은 기네스북에서 따온 기사로 한 여자가 쌍둥이를 열여섯 번, 세 쌍둥이를 일곱 번, 네 쌍둥이를 네 번, 모두 합해 69명의 아이를 낳아 세계 최고의 출산기록을 세웠다는 내용이었다.

이 여인은 참으로 지혜로운 여인이다. 3명의 자녀를 키우느라 힘든 가운데서도 웃음을 잃지 않으려고 노력하는 여인, 우리도 언제 어디

서나 웃음을 잃지 않도록 노력하자.

　실험 결과, 살짝 미소 짓는 것도 효과가 적지 않고 억지웃음도 진짜 웃음의 90% 효과가 있다고 한다. 억지로라도 웃자. 억지로라도 감사하자. 그러면 진짜 감사할 일, 진짜 웃을 일이 생길 것이다.

　늘 웃는 얼굴로 "감사합니다"란 말을 입에 달고 사는 미국, 일본 등 선진국 국민들은 모든 면에서 앞서 가며 잘 살지만 못 사는 후진국 중에는 '감사'라는 단어 자체가 없는 나라도 있다고 한다.

　도산 안창호 선생은 우리 민족이 상호 질시, 증오가 많고 상애(相愛 : 서로 사랑함), 상경(相敬: 서로 존경)하는 화기(和氣)가 부족함을 늘 한탄하면서 영어의 'Smile(미소)'이라는 단어를 즐겨 사용하였다.

　'갓난이의 방그레', '늙은이의 벙그레', '젊은이의 빙그레' 모두 얼마나 아름다운 행복의 표정인가? '웃는 집에 울음이 못 온다', '웃는 낯에 침 못 뱉는다', '한 번 웃음에 백 년 액이 사라진다'고 하니 한 세상 웃고 지내자. 우리 민족은 빙그레 웃는 민족이라는 별명을 얻도록 하자고 도산은 항상 말하였다.

　도산은 웃음의 중요성을 일찍이 깨닫고 '군자는 희로애락(喜怒哀樂)을 얼굴에 나타내서는 안 된다'는 공자의 교훈, '인간은 모름지기 피도 없고 눈물도 없는 목석 같은 인간이 되어야 한다(?)'는 민족 전래의 잘못된 가르침에 과감히 도전한 위대한 선각자이다.

　이하 대한민국 제일의 웃음전도사, 고 황수관 박사님이 인터넷에 올린 글 중 재미있고 감동적인 내용 일부를 소개함으로 웃음요법과 감사요법의 결론으로 삼고자 한다.

　- 여자들이 남자들보다 수명이 긴 것은 많이 웃기 때문이라고 한다.
　우리 인간은 동물에게 없는 것이 몇 가지 있는데, 그중에 하나가 '웃음보'다. 동물은 웃음보가 없기 때문에 웃을 줄을 모른다.

　창조주께서 왜 우리 인간에게만 웃음보를 주셨을까? 많이 웃고 건강하라고 주신 것이다.

- 영어 단어 중에 가장 긴 단어는 Smiles이다.

S와 S사이에 1mile(1.6km) 거리, 이것은 바로 길게~ 길게~, 오래~ 오래~ 웃으면서 건강하라는 뜻이 아니겠는가?

- 환한 웃음은 행복의 저금통장이며, 밝은 표정은 성공의 계약서이다.

돼지머리도 웃어야 값이 나간다고 한다. 미소로 하루를 시작하고 미소로 잠자리에 들자.

다음 콩트로 한바탕 웃어보자.

한 팔이 없는 분이 장애를 비관하여 옥상에서 투신자살하려는 순간! 옆 건물 옥상에서는 두 팔이 없는 분이 춤을 추고 있었다.

"여보시오! 무엇이 좋아서 춤을 추시오?"

"항문이 가려워서요."

"!!!!!!!!!"

자살을 포기했다. 갖고 있는 한 팔에 감사했다.

두 팔이 없는 분에게 더욱 감사했다.

생명을 구해준 은인이기 때문이었다.

* 웃음 제조 이렇게!

① 거울을 접할 때마다 수시로 미소 지어라, 미소 짓기도 연습이다.

② 나만의 웃음노트를 만들어라. 신문이나 잡지 등에서 본 웃긴 이야기를 웃음노트에 적어보자. 우울할 때 한 번씩 들춰보면 기분전환이 된다.

③ 웃을 시간을 정해두자. 하루의 피곤함에 웃을 일이 없어도 억지로 웃으면서 웃음을 습관화 하자.

④ 우울한 뉴스는 NO. 이는 피어나는 웃음을 쫓아내는 적이다.

⑤ 웃음에 시와 때를 가리지 말자. 식사할 때도, 처음 만난 사람과

눈을 마주쳤을 때도, 심지어 화장실에서 볼 일을 볼 때도 웃자.

⑥ 저절로 미소 짓게 만드는 나만의 사진을 눈에 잘 띄는 곳에 둔다. 가족사진도 좋고 재미있는 사진도 좋다.

⑦ 인기 코미디 프로그램의 한 부분을 그대로 따라 해 보거나 개그맨을 흉내 내보자. 나뿐만 아니라 주변 사람들에게도 웃음을 줄 수 있다.

⑧ 과거에 있었던 일, 미래에 일어날 일 등 수시로 즐거운 생각을 떠올리며 웃어라.

* 감사요법과 웃음요법에 관한 나의 체험담

1998년 9월 13일, 그날은 주일이었지만 내 일생 최대의 지옥 같은 날이었다. 그날 새벽에 무녀독남인 외아들 배섭이(당시 20세)가 교통사고로 하늘나라에 간 것이다.

당시 잠실교회에서 각각 부목사와 교사, 성가대원으로 봉사하고 있던 나와 아내는 그 소식을 듣고 하늘이 무너지는 충격을 받았다.

이 세상에 태어나서 이처럼 큰 충격을 받은 적이 없었다. 지옥이 따로 없었다. 그때부터 우리는 정말 지옥 같은 나날을 보내야 했다.

당시 우리는 50세가 거의 다 된 나이였기 때문에 아기를 다시 낳을 수도 없었다. '데려가시려거든 차라리 좀 더 일찍 데려가셨다면 늦둥이라도 볼 수 있었을 텐데… 도대체 내가 무슨 큰 잘못을 저질렀다고 이런 저주스러운 일을 당하게 하셨을까?

비록 여러 가지로 부족하지만 항상 진실되고 성실하게 일하며 그리스도의 사랑을 실천하고자 노력하였고 주님께 나중에 잘 했다고 칭찬받고자 최선을 다하려 발버둥을 쳤던 나에게 왜 이런 청천벽력 같은 시련을 주신 것일까? 정말 하나님은 살아계신 것일까? 살아계신다면 왜 나에게 이런 일이 있게 하셨다는 말인가?' 이런 생각이 밤낮없이 뇌리에서 떠나지 않고 나를 괴롭혔다.

성도들이나 세상 사람들이 모두 "신목사는 겉으로는 경건하게 사는 것 같은데 뒤에서 얼마나 엉터리로 살았길래 하나님이 저런 큰 벌을 주셨을까?" 수군거리며 손가락질하는 것 같았다.

억울하고 분하여 어떤 때는 미칠 것 같은 생각이 들 때도 있었다. 사랑하는 자녀를 잃고 괴로워하다가 미쳐버린 또는 자살한 부모의 심정을 충분히 이해 할 수 있었다.

나는 '미쳐서는 안 되지 욥처럼 믿음으로 승리해야지. 그러면 욥처럼 시험 후 갑절의 축복을 주실 것이 아닌가?' 생각하고 어떻게 하든지 이 시련을 이겨야겠다고 굳게 결심하였다. 그리고 미칠 것 같은 생각이 들 때마다 무조건 "예수, 예수, 예수님, 감사, 감사합니다"하고 운율에 맞춰 중얼거리거나 마음속으로 되뇌었다. 불치병이나 큰 어려움을 무조건 감사하는 감사요법으로 극복한 이들의 경우가 생각났기 때문이다.

그리고 억지로 웃어도 기뻐서 웃는 것과 거의 같은 효과가 있으며 웃음은 만병의 특효약이라는 것을 알고 있었기에 웃을 기분이 안 되지만 가능한 한 자주, 가능한 한 오래, 가능한 한 크게 웃도록 노력하였다.

이 감사요법과 웃음요법, 특히 감사요법은 정말 큰 효과가 있었다. 시시때때로 아들 일이 생각나 미쳐 버릴 것 같은 생각이 들 때마다 "예수, 예수, 예수님, 감사, 감사합니다"를 되뇌면 신기하게도 금방 마음이 평안해지며 안정을 찾을 수 있었다.

이 감사요법을 계속하자 미칠 것 같아 어찌할 바를 모르는 발작현상이 차츰차츰 뜸하게 나타나더니 1년쯤 지나자 거의 사라져 버렸다. 어쩌다 아들 일이 생각나거나 누가 자녀에 관하여 물어봐도 담담하게 넘길 수 있었다.

그 후부터 나는 혹시 이런저런 일로 불안하거나 초조하거나 화가 나거나 괴로워 미칠 것 같을 때마다 "예수, 예수, 예수님, 감사, 감사합니다"를 마치 주문처럼 되뇌인다. 그러면 그럴 때마다 "평안을 너희에게 끼치노니 곧 나의 평안을 너희에게 주노라. 내가 너희에게 주는 것은 세상이 주는 것과 같지 아니 하니라 너희는 마음에 근심도 하지 말고 두려워하지도 말라(요한복음 14:27)"고 하신 예수님이 놀라운 평안과 안정을 주신다.

메이요 클리닉의 공동 설립자인 찰스 H. 메이요 박사는 이렇게 말했다.

"근심은 순환기관과 심장, 임파선 및 모든 신경계통에 영향을 주어 건강을 크게 해칩니다. 나는 지금까지 과로로 인하여 죽은 사람은 거의 못 보았지만 근심으로 인하여 죽은 사람은 많이 보았습니다."

누구든지 근심, 걱정, 불안, 초조, 긴장, 우울, 울화 등의 스트레스로 괴로워할 때 무조건 "감사합니다"를 되뇌이기 바란다. 그리고 가능한 한 자주 억지로라도 웃으시기 바란다. 정말 놀라운 효과를 볼 것이다.

그리고 이왕이면 하나님의 아들이시면서 평강의 왕이신 예수님께 감사하시기 바란다. "예수님, 감사합니다" 또는 나처럼 "예수, 예수, 예수님, 감사, 감사합니다"를 되뇌이면 반드시 세상이 주는 것과는 다른 놀라운 평안과 기쁨을 맛보게 될 것이다.

무엇보다도 영원한 천국의 주인공이 되는 영원한 평안과 기쁨을 누리게 될 것이다.

제 8 장

음악 요법

제8장 음악 요법

 성경에 보면 다윗이 수금을 타면 사울을 괴롭히는 악귀가 떠나갔다고 말씀하는데, 이와 같이 음악요법이란 노래를 부르거나 악기연주, 음악감상, 무용 등을 통하여 통증을 완화하거나 심신의 질병을 치료하고 건강을 유지 또는 증진하는 요법을 말한다.
 음악요법의 원리는 음악자극이 음악중추인 구피질에 전해져 긴장을 완화하여 유쾌한 감정을 불러일으키고 정신을 통일시키며, 집중력, 사고능력, 기억력을 향상시키고 생의 의욕을 고취하고 엔돌핀 분비를 촉진하여 심신의 질병을 치유, 예방하는 것이다.
 음악이 인체에 미치는 영향은 과학적으로도 증명되었는데, 한국식물학회지에 게재된 이완주 박사의 논문이 그 한 예이다. 농촌진흥청 잠사곤충부 연구관인 그는 미나리, 오이, 양란 등 10여 가지의 식물을 대상으로 소리진동에 대한 식물의 반응을 연구했다.
 그가 식물에게 들려준 음악은 그린음악인데, 그린음악이란 주파수가 2~2Hz, 100Hz의 동요풍 경음악으로서 새소리, 물소리, 소의 울음소리 등이 어우러져 전원적 느낌을 주는 음악이다. 그 결과 그런 음악을 들려준 식물군은 그렇지 않은 식물군에 비해 무려 30% 이상의 생육촉진을 가져왔다.
 또한 음악을 들려주면서 잎에 양분을 뿌려주었을 때는 질소나 철, 마그네슘 등의 성분이 음악을 듣지 않은 식물보다 66%나 더 많이 흡수된 것으로 분석되었다. 음악을 들려주면 식물세포에 공명을 일으켜 잎 뒷면의 기공이 열리고 광합성이 증대돼 생육촉진은 물론 양분도 많이 빨아들이게 된다는 것이다.
 그렇다고 모든 음악이 다 좋은 결과를 낳은 것은 아니다. 소음이나 록음악 또는 헤비메탈 등을 틀어주었을 때는 발아율과 생장률이 현저하게 떨어지고 잎사귀가 음악 소리의 반대방향으로 틀어져 버렸다.

　재미있기도 하고 놀라운 결과인데 대전대학교 한의학과 송태원 교수는 그린음악과 자연음악이 알코올 중독 흰쥐의 요산 및 간 대사 효소에 미치는 영향이라는 논문을 발표했다. 그린음악을 알코올 중독 쥐에게 들려주었더니 혈액 속의 독소인 요산이 빠져나가고 알코올 중독 스트레스에서 벗어났다는 것이다.

　미국 Temple Buell college의 리탈락 박사가 실시한 '록음악이 식물에 미치는 영향을 조사하는 실험'에 의하면 하루 3시간씩 록음악을 어린 호박과 토마토와 옥수수에 들려준 결과 어린 호박은 주름살이 생겼고 토마토는 납작해졌으며 옥수수는 구부러진 반면에 왈츠나 세레나데를 들려준 식물들은 모두 생기가 있었고 싱그럽게 자랐으며 열매가 알차고 윤기가 있었다. (Temple Bucll college 홈페이지 참조)

　이 사례들은 모두 음악의 위력을 과학적으로 증명한 사례들이다.
　음악요법은 치매, 우울증, 불면증, 자폐증, 정신지체, 알콜중독, 고혈압, 귀울음, 위장병 등 신체적, 정신적 질환의 치유와 출산 시나 화상, 수술환자, 치과 환자의 통증 완화에 효과가 커 구미 각국에서는 벌써 오래전부터 각광을 받고 있으며 많은 음악치료사들이 활약하고 있다.

　우리나라에서도 일찍이 동아일보 1937년 10월 12일 자에 난치의 모든병을 음악으로 치료한다고 소개된 바 있는 음악치료를 1983년에 서울 복음병원에서 국내에서는 처음으로 시도하여 자폐증, 알콜중독 등에 큰 효과를 보았으며 이후 많은 전문병원이나 요양원 등에서 갖가지 심신의 질병을 치료, 예방하는데 음악요법을 적극 활용하고 있다.

1997년에는 음악치료를 연구하고 전문음악치료사를 양성하기 위하여 숙명여대에 음악치료대학원이 설립되었으며 이후 이대를 비롯한 전국 여러 대학교에 음악치료대학원 또는 음악치료학과가 설립, 개설되었다.

  음악요법은 최근에는 서브리미널 음악(잠재력활성화 음악 스트레스를 해소하는 음악, 집중력을 향상시키는 음악, 학업성적 및 업무능률을 올리는 음악, 다이어트 음악, 피부가 깨끗해지는 음악, 숙면 및 피로해소 음악 등)을 통하여 사람을 위하여서 뿐만 아니라 벼, 채소, 과수 등 농작물 경작 및 축산 등 다방면에 활용되고 있다.

* 음악요법과 냉온욕

  음악요법을 앞서 설명한 냉온욕과 병행하면, 시너지 효과상승을 얻을 수 있어 더욱 큰 효과를 볼 수 있다.

  어느 분이 아침에 샤워하면서 콧노래를 부를 때 참 행복한 순간이라고 고백하는 글을 읽은 적이 있다.

  나도 찬송가를 부르면서 냉온욕을 할 때 '참으로 행복하구나!' 하는 생각을 할 때가 종종 있다.

  냉온욕을 할 때 가급적 아침이나 하루 중 이른 시간에 냉온욕을 하면서 찬송가나 복음성가나 건전하고 명랑한 노래를 부르면 늘 상쾌하고 행복한 하루하루를 보낼 수 있다.

  나는 매일 냉온욕과 오줌마사지를 1회에 70분씩 매일 1~5회(70분에서 350분)를 하는데, 냉온욕과 오줌마시지 70분 중 처음 10분 동안은 중요한 성경 구절을 암송한 다음 나머지 15분 동안은 내가 좋아하는 찬송가와 복음성가를 부른다.

  찬송가는 곡조가 있는 기도이다.

  에모토 마사루 박사는 그의 저서 「물은 답을 알고 있다」에서 물을 향하여 사람들이 기도하기 전과 기도 후의 물의 결정의 모습이 극적으로 아름답게 달라진 사진을 보여주면서 기도가 보통의 수돗물을 아주 깨끗한 물로 변화시킨 실험결과를 공개하였다. 이에 대하여는 '기도와 치유' 항목⟨393p⟩에서 상술한다.

그러므로 우리가 냉온욕을 하면서 찬송가를 부르면, 찬송가는 음표가 붙은 기도이므로 냉온욕할 때의 목욕물과 우리 몸속의 물(혈액, 임파액 등 우리 몸의 70%가 되는 모든 물, 체액)이 깨끗한 물, 아름다운 6각수의 물로 변화하여 우리 몸을 더욱 건강하고 아름답게 만들어 주는 것이다.

그러므로 냉온욕을 할 때나 하루하루 살아갈 때 이왕이면 심신을 퇴폐하게 하는 저속한 노래나 단순한 그린음악보다는 창조주 하나님, 전능하신 하나님, 사랑의 주님을 찬양하는 노래(찬송가나 복음성가나 클래식⟨대부분이 기독교 음악임⟩)를 부르거나 들기 바란다. 그러면 만복의 근원되는 그분이 주시는 심신의 건강의 복과 하늘의 신령한 은혜와 땅의 기름진 복을 차고 넘치도록 받게 될 것이다.

제 9 장

기도(신앙)와 질병 치유

제9장 기도(신앙)와 질병 치유

　기도란 피조물인 인간이 창조주이고 역사의 흥망성쇠와 인간의 생사화복을 주관하시는 절대자(하나님)를 믿고 그분께 감사하며 그분의 뜻을 찾으며 원하는 것을 구하는 행위를 말한다.
　무신론자들은 물론 절대자(하나님)의 존재 자체를 부인하므로 이러한 행위를 한낱 부질없는 짓으로 생각한다. 혹시 기도 후에 어떤 눈에 띄는 결과가 있더라도 이를 절대자의 응답의 결과가 아니라 자기최면 또는 긍정적인 사고훈련 또는 위약 효과(플라시보 효과 : 밀가루 같은 가짜 약도 진짜 약이라고 믿고 먹으면 병이 치유되는 효과)의 결과라고 말한다.
　그러나 70억 전 인류의 3분의 1 정도나 되는 23억 명의 기독교(개신교인 + 천주교 등 구교인)들이 기도응답의 체험을 통하여 증언하기도 하지만 기도(신앙)의 치유 효과가 탁월하다는 것이 과학적으로도 수없이 입증된 바 있고 또 입증되고 있다.
　과학적으로 입증된 사례를 비롯한 감동적인 사례들을 몇 가지 들어보고자 한다.

* 기도자들을 상주시키는 미국의 병원들
　미국 전체 의과대학교 중에 상당수가 환자의 신앙체계, 즉 영성과 신앙에 따른 자기 치료요법을 필수과목으로 선정하거나 연구하고 있다. 당연히 환자들의 치료를 위해 전문적으로 기도하는 분들을 의사처럼 대하는 병원들도 있다.
　그런 학교와 병원들은 학교 이사장들과 병원장들이 하나님을 믿는 사람들이기 때문에 단지 자신들의 정체성 고백 차원에서 목회자들을 상주시키는 것이 아니다. 그들 특히 병원들은 의사들의 의료행위와 더불어 기도가 실제 환자들의 치유에 큰 영향을 미치는 것을 확인했기 때문에 기도자들을 상주시키는 것이다.

* 엘리자베스 타그 박사의 실험

미국 엘리자베스 타그 박사는 에이즈가 상당히 진행된 환자 40명을 대상으로 실험했는데 20명씩 두 그룹으로 나누었다. 그리고 한 그룹의 환자들 이름과 혈구 수와 사진을 기도하는 사람들에게 전달하여 그들도 기도하게 하였다.

다른 한 그룹의 사람들은 기존 치료를 그대로 진행하였는데, 그렇게 10주가 지나 차이를 비교했더니 괄목할 만한 차이를 보였다. 기도를 받은 환자들은 기도를 받지 않은 환자들보다 새로운 병에 덜 걸렸고 병의 상태도 덜 심각했으며 의사를 찾거나 입원하는 횟수도 더 적었다. 한 마디로 기도를 받은 환자들이 그렇지 않은 환자들보다 더 나은 상태를 유지한 것이다.

미국국립보건연구원은 타그 박사에게 두 번에 걸쳐 143만 4천여 달러를 연구비로 지급하여 종교와 영성이 건강에 미치는 역할을 연구하게 하였다.

타그 박사의 연구를 인정한 것인데 여러 병원들이 의사만큼 기도자들을 의지하고 그들의 도움을 원하는 이유가 여기 있는 것이다.

* 불임부부를 위한 기도의 결과

동아일보(2012.10.4)에 미국 생식의학전문지에 실렸다고 보도된 포천 중문의대와 미국 컬럼비아대 산부인과의 공동연구결과이다. 연구팀이 1998~1999년 한국의 199명의 불임 치료 부부의 사진을 본인들이 모르게 미국, 캐나다, 호주의 기독교인들에게 주고 기도를 부탁한 결과, 평균임신율의 2배의 임신율이라는 황당한(?) 결과가 나와 연구를 주도한 로보 박사는 이를 발표할 것인지 고민하며 주저하다가 너무 뚜렷한 차이에 발표할 수밖에 없었다고 한다.

불임 부부 자신들이 전혀 모르는 사람들의 중보기도를 받은 그룹이 중보기도를 받지 않은 그룹의 2배의 임신율을 기록한 것은 기도의 응답이 단순한 자기최면이나 적극적인 사고훈련이나 위약 효과가 아니라는 것을 명확하게 입증한 사례라고 하겠다.

* 물과 기도

에모토 마사루 박사가 저술한 「물은 답을 알고 있다 1,2」에 보면 과학자들은 자연의 질서정연한 아름다움을 보고 이 세상을 창조한 이의 존재를 느끼게 된다고 하는데, 그는 물 결정에 의하여 창조주의 존재를 느끼게 되었다고 한다. 그는 물에게 여러 가지 말을 들려주고, 워드프로세서로 친 여러 가지 글들을 보여주고, 클래식 등 아름다운 음악과 헤비메탈(시끄러운 음악) 등 여러 가지 음악을 들려주고, 영하 섭씨 약 25도에서 얼린 다음 그 결정을 관찰한 결과를 밝히고 있다. 오랫동안 물과 파동에 대해 연구를 해온 저자는 어느 날 눈(雪) 결정은 하나하나가 모두 다르다는데 착안하여 5년간의 연구 끝에 120여 컷의 물 결정 사진을 얻었는데, 그 결과는 정말로 놀라웠다.

그는 테이블 위에 놓여 있는 컵 속의 물과 호수의 물과 런던의 소독물과 뉴욕의 삼나무 급수통으로 공급하는 물 등 여러 가지의 물을 향하여 여러 사람이 함께 기도하기 전의 물과 기도 후의 물의 결정의 모습이 아름답게 달라지는 사진을 보여준다.

그는 또 사람의 말과 마음이 시공을 초월하여 전달되어 영향을 끼친다는 것을 입증해주는 실험결과를 공개했다. 그는 500명의 학생들에게 각자 자기 집에서 교수 방의 수돗물이 깨끗해졌다고 생각하고 감사하는 마음으로 "감사합니다"라고 말하게 하였더니 물의 결정이 아름답게 변하였다고 한다. 500명의 마음과 말이 시공을 초월하여 교수 방의 보통의 수돗물을 깨끗한 물로 변화시킨 것이다.

그는 물의 결정을 가장 아름답게 변화시킨 것은 '감사' 또는 '사랑'이라는 단어인데, 이는 '감사'와 '사랑'이라는 말이 곧 기도의 말이기 때문이라고 한다. 이와 같이 기도가 세계를 바꾸게 한다는 것을 뚜렷이 보여준 것이 물이며 기도는 인류에 대한 구원의 손길이므로 우리 한 사람, 한 사람의 기도가 세계를 바꾼다는 것을 온 인류에게 전하여 온 인류가 멸망의 길로 달려가고 있는 지구와 인류를 구하고 세계를 평화롭고 아름답게 변화시키기 위하여 함께 기도하자고 그는 제창한다.

* 물과 치유

물 결정 사진들 중 유난히 맑고 깨끗한, 이보다 더 맑은 결정을 낼 수 없는 완전한 결정이 두 가지 나왔는데, 바로 '사랑' '감사'라는 글씨를 보여주고 얼린 물 결정이었다.

에모토 마사루 박사는 물 결정 사진처럼 인간을 이루는 물도 그렇게 된다고 한다.

우리 인간의 몸의 약 70%는 물로 되어 있으므로 인간에게도 어떤 말을 해주느냐에 따라 달라지는데, '사랑' '감사'를 전하면 사람의 영과 마음과 몸도 맑고 깨끗하며 건강해진다는 것이다.

왜 이와 같은 현상이 일어날까? 그는 다음과 같이 설명한다.

모든 물질과 감정, 의식은 파동으로 이루어져 있고 파동이 물에 영향을 주어 파형에 상응하는 결정구조를 만들며 글자 역시 고유한 파동이 있기 때문에 물이 거기에 반응한다는 것이다.

물 결정 사진 가운데 가장 정갈하고 아름다운 결정을 보인 것이 바로 '사랑'과 '감사'라는 말에 반응한 결정이다. 인간의 몸도 70%가

물임을 고려하면 우리가 서로 어떤 말을 하고, 어떻게 살아야 할지를 생각하게 한다. 즉, 사랑과 감사처럼 긍정의 에너지를 주고받으면 몸속 물도 건강하고 맑고 아름답게 정화될 수 있다는 것이다.

그러므로 우리가 분노와 슬픔, 원한 같은 감정을 치유하는데도 파동의 법칙을 이용할 수 있다. 좋지 않은 감정과 정반대의 파동을 내면 된다는 것이다. 예를 들어 원한이란 부정적인 감정을 치유하기 위해서는 용서와 사랑, 감사의 마음을 가지라는 것이다.

화에는 다정함을, 공포에는 용기를, 불안에는 안심을, 초조에는 안정을, 압박감에는 평상심을 가지면 된다. 이런 원리로 원한의 감정으로 병에 걸린 사람은 사랑으로 용서하며 감사의 마음으로 기도함으로써 병을 고칠 수 있다고 한다.

* '미국 최고의 의사' 김의신 박사의 간증

세계 최고의 암 전문병원인 미국 텍사스주립대 MD앤더슨 암센터에서 31년 간 근무하며 '미국 최고의 의사상'을 두 차례나 받은 바 있고, 이건희 삼성 회장 등 수많은 정·재계인사들의 암 치료 참여로 유명한 의사이며, 현재 가천대 의대와 서울대, 경희대에서 석좌교수 등으로 바쁜 나날을 보내고 있는 세계 최고의 암 전문의 김의신 박사(71세)가 '암의 치유와 믿음, 기도' 등에 대한 기자의 질문에 대답한 내용을 소개한다.(국민일보 2012.10.22, 29면)

- 암 환자 중 하나님을 믿는 사람들은 죽고 사는 문제는 하나님밖에 모른다는 믿음이 확고하다. 나는 이런 환자들 가운데 건강을 되찾은 이들을 많이 목격했다. 또 신앙이 있는 사람은 암에 대한 저항력도 높다는 게 이미 연구결과로 증명되고 있다. 교회 성가대원들과 일반인들을 비교해보니 성가대원들의 면역세포(일명 NK세포) 수가 일반인보다 몇 십 배도 아닌 1,000배나 많은 것으로 측정되었다.

면역세포가 많으면 암 치료도 잘 되고 암에 잘 걸리지 않는다. 내 경험으로도 믿는 사람이 믿음 없는 사람보다 암을 이기는 힘이 강하다.

- 중보기도(타인을 위한 기도)의 힘은 실험을 통해서도 확인되었다. 200~500명 정도 되는 교회의 중보기도 팀원들이 같은 교회 교우인 암 환자를 위해 6개월~1년간 기도하게 했다. 암 환자 본인은 모르게 진행했다. 그 결과 중보기도를 받은 암 환자 그룹은 그렇지 않은 그룹에 비해 치료 효과가 월등히 높았다.

- 나는 기적을 믿는다. 치료과정에는 과학적으로 설명되지 않는 부분이 있다. 방사선 치료와 항암 치료 모두 거치고 약이란 약은 다 썼는데도 암세포가 뇌까지 퍼진 환자가 있었다. 5년 정도 투병한 분인데 마지막으로 삶을 정리하라고 호스피스 병동을 추천해서 보냈다. 그런데 더 이상 세포가 자라지 않아 나중에 집으로 돌아갔다. 이건 현대의학으로는 설명할 수 없다. 내가 경험한 이런 한국인 환자만 20명이 넘는다.

- 인생에서 가장 가치 있는 건 예수 믿는 것이라고 생각한다. 믿음 덕분에 죽음이 삶으로, 절망이 희망으로 바뀌는 기적의 현장을 30년 넘게 두 눈으로 보고 확인했다.

이상과 같이 믿음과 기도의 효과는 명명백백하다. 과학적으로도 부인할 수가 없다. 단순한 자기최면이나 적극적 사고훈련 또는 위약 효과가 아니다.

기도 또는 신앙(믿음)이 단순한 자기최면이나 적극적 사고훈련 또는 위약효과라고 믿는 사람은 자기가 믿는 대로 그 정도의 효과밖에 얻을 수 없다. 그러나 우주 만물을 창조하고 다스리시는 하나님, 전지전능하신 하나님, 모든 불치병, 난치병, 희귀병을 능히 고치시는 하나님을 믿고 기도하는 이는 그가 믿는 대로, 기도하는 대로 놀라운 치유와 은혜, 문제 해결의 감격을 체험하게 될 것이다.

* 개인과 마을과 사회를 건강하게 하는 기도

기도와 신앙은 개인의 질병을 치유하여 건강하게 할 뿐만 아니라 척박한 땅을 건강한 땅, 옥토로 바꾸고 마을과 도시, 사회와 나라의 병리 현상을 치유하여 건강하게 만들어 주기도 한다.

다음은 그 역사적인 사례와 감동적인 사례 몇 가지이다.

* 개인의 치유

- 미국의 초대 대통령 조지 워싱턴(George Washington)

워싱턴은 태어나면서부터 병약해서 모두들 곧 죽을 것으로 생각했다. 17세 때를 비롯해 세 번씩이나 말라리아에 걸려 죽을 고비를 넘겼다. 게다가 19세 때는 천연두에 걸리더니 20세 때는 늑막염에 걸렸다. 35세 때에는 급성이질에 걸려 사경을 헤매기도 했다.

그러나 그는 큰 어려움을 겪을 때마다 마음에 다짐한 것이 있다. 하나님이 나를 택하셨고 지금까지 인도하신 것은 '나의 사명'이 있기 때문이라는 것이다.

오직 하나님 신앙으로 산 그는 드디어 43세인 1775년 미국 혁명군의 총사령관이 되어 최악의 조건에서도 독립군을 지휘, 승리로 이끌었다. 12년 후에는 미국의 초대 대통령이 되어 오늘날 세계 최강대국인 미국의 기초를 놓았다.

- 데오도르 루즈벨트(Theodore Roosevelt) 대통령

루즈벨트는 1858년 태어났는데 어려서 소아마비를 앓아 다리를 절었고 시력도 아주 나빴다. 게다가 천식까지 앓아서 앞에 있는 촛불을 끌 힘도 없었다. 가까스로 생명을 연장하여 드디어 열한 살 되던 날, 아버지는 이런 말을 했다.

"아들아, 네가 가진 장애는 장애가 아니란다. 네가 전능하신 하나님을 참으로 신뢰하고 하나님의 도우심이 너와 함께 한다면 오히려 네 장애 때문에 모든 사람이 너를 주목할 것이다. 그리고 너는 역사에 신화 같은 기적을 남기는 놀라운 삶을 살 수 있단다."

아버지의 말씀대로 하나님 신앙으로 산 그는 자신의 질병과 장애를 이기고 스물세 살 되던 해에 뉴욕주 의회의 의원이 되었고 스물여덟 살에 뉴욕시장 선거에 출마했다. 얼마 후에는 뉴욕주지사가 되고, 부통령을 거쳐 미국 역사상 가장 어두웠던 시절에 미국의 신화를 재건하는 대통령이 되었다. 1906년에는 노벨평화상까지 수상하였다.

– 존 데이비슨 록펠러(John Davison Rockefeller)

록펠러는 33세에 백만장자가 되고 43세에 미국의 최대 부자가 되었다. 드디어 53세에는 세계 최고의 갑부가 되었다.

어머니의 유언대로 어려서부터 오직 하나님 신앙으로 살아온 결과였다.

그러나 언젠가부터 그는 수단과 방법을 가리지 않고 돈을 버는 사람, 피도 눈물도 없는 인간이라는 말을 듣게 되었다.

그래서 그에게는 행복이 없었고 급기야 머리카락과 눈썹이 빠지고 몸이 초췌하게 말라가는 불치병에 걸렸다.

결국 55세 때 의사로부터 앞으로 1년 이상을 살지 못한다는 사형선고를 받게 되었다.

하루는 최후 검진을 받기 위해서 휠체어를 타고 병원에 가서 진찰 순서를 기다리는데 병원 로비에 걸린 액자가 눈에 들어왔다.

거기에는 성경 중 사도행전 20장 35절의 말씀이 쓰여 있었다.

'주는 것이 받는 것보다 복이 있다.'

그 글을 보는 그의 두 눈에서 하염없이 눈물이 흘러내렸다.

바로 그때 저만치서 다투는 소리가 들렸다.

병원 직원과 어떤 부인의 소리였는데 병원 직원은 입원비가 없으면 입원할 수가 없다고 하고, 부인은 우선 입원해서 치료를 해주면 벌어서 갚겠다는 것이었다.

록펠러는 비서를 시켜서 아무도 모르게 입원비와 치료비를 지불해 주었다.

그리고 자신이 은밀하게 도왔던 그 소녀가 회복되는 모습을 지켜보면서 인생의 진정한 행복을 깨닫게 되었다.

그 후 성경 말씀대로 나눔의 삶을 살았던 록펠러, 역사상 가장 많이 베푸는 삶을 살았던 그는 자신의 인생을 이렇게 회고한다.

"저는 그날까지 살아오면서 그렇게 행복한 삶이 있다는 것을 알지 못했습니다. 저는 인생의 전반기 55년은 쫓기며 살았지만 후반기 43년 행복하게 살았습니다."

그렇게 하나님 말씀대로 아낌없이 나누며 베푸는 삶을 살았을 때에 하나님께서는 록펠러의 죽을 병을 고쳐 주시고, 세계 역사상 최고의 갑부로 98세의 장수의 복을 누리게 해주셨다.

* 간절한 기도에 응답해 주신 주님

미국에서 고든과 신디라는 부부의 어린 딸 다나가 집의 부엌 오븐 옆에서 놀다가 펄펄 끓는 물 냄비가 얼굴 위로 쏟아져 중화상을 입는 사고가 발생했다. 아이가 병원으로 실려 갔고 긴 수술을 받는 동안 수술실 밖에서 기다리는 부부에게는 딸아이가 평생 흉한 얼굴로 살아야 하지 않을까 하는 비관적 생각뿐이었다.

수술실에 들어갈 수도 없는 상황에서 다급해진 엄마 신디는 이런 기도를 드렸다고 한다. "주님, 주님이 직접 들어가서 봐 주셔요. 주님, 만져 주셔요."

한참 기도하는데 신디가 다니는 교회의 목사님과 교인 두 분이 오셔서 목사의 신분을 밝히고 잠시 의사의 허락을 받고 세 분이 들어가 기도한 후 돌아가셨는데, 그 이튿날 새벽 신디 부부가 들어가 보았을 때 딸에게 화상의 흔적은 말끔히 사라져 버렸다.

얼마나 감사한지 부부는 목사님께 감사드리며 함께 오셔서 기도해 주신 두 분께도 감사드린다고 하였다. 그러자 목사님은 "저와 집사님 한 분이 갔었는데요"라고 하셨다. 그러나 이 부부는 분명 세 사람을 보았다고 한다.

그래서 한참을 둘이다. 셋이다 말하던 중 목사님이 이렇게 결론을 내리셨다고 한다.

"아, 그렇군요. 또 한 분은 예수님이 직접 오셨거나 그가 보내신 천사일 것입니다."

엄마 신디가 "주님, 주님이 직접 들어가서 봐주셔요. 주님 만져 주셔요"라고 드린 기도에 주님이 응답해 주신 것이다.

– 박지혜 자매의 이야기

그녀는 독일이 알아주는 바이올리니스트이다. 14살 때 독일 마인츠 음대에 최연소로 합격했다. 마인츠 음대는 본래 16살 이상이 되어야 입학이 가능하다. 그러나 전례 없이 박지혜 자매를 입학시키기 위하여 학교의 규정을 바꾸기까지 했다.

박지혜 자매는 마인츠 음대를 졸업하고 칼스루에 국립 음악대학과 대학원의 최고 과정을 졸업했다. 그리고 독일 국비로 미국 인디애나 주립 대학까지 유학을 다녀왔다. 2007년 '독일이 뽑은 미래를 이끌어 갈 음악인' 중에 한 사람으로 뽑혔다. 2010년에는 '존경받는 한국인'이란 특별 대상도 받았다.

그녀가 연주하는 바이올린도 보통 악기가 아니다. '과르네리'라고 하는 세계에서 단 세 대밖에 없는 바이올린이다. 금액만도 40억 원짜리이다. 독일 정부에서 그 바이올린을 가장 잘 연주할 수 있는 사람에게 무상으로 빌려 주는데 바로 박지혜가 뽑힌 것이다.

그런데 열아홉 살 한창 학업 중이던 그녀에게 어느 날 갑자기 우울증이 찾아왔다. 심각한 우울증을 견디지 못한 끝에 학업을 중단하고 한국에 돌아와서 날마다 죽을 생각만 했다. 그러던 어느 날 찬양을 듣는 중에 마음이 감동되면서 하나님의 은혜를 받게 되었고 찬양을 연주하고 싶어 찬양을 연주하던 중에 우울증이 모두 떠나가는 경험을 하게 되었다. 그녀는 그 이후로 "이제 나는 내게 주신 음악적인 달란트를 갖고 하나님을 찬양하는 사역자가 되겠다"고 마음먹고 실행에 옮겼다.

그녀가 가는 곳마다 찬양을 연주하고 간증을 할 때에 많은 사람들이 눈물을 흘리며 은혜받고 하나님께 돌아오는 역사가 일어났다. 그녀는 지난 과거를 돌아보면서 고백한다.

"저는 우울증에 걸려 죽을 생각을 많이 했습니다. 그러나 죽기 전에 마지막으로 하나님을 찬양하자는 심정으로 찬양집을 낸 것이 저의 인생을 바꾸어 놓았습니다. 가장 어려운 시기에 하나님이 저를 일으켜 세워 주셨습니다. 이제 연주를 통해 하나님을 전할 수 있어 기쁘고 무엇보다 연주 때마다 저 자신이 더 큰 은혜를 받습니다. 지난 날에는 바이올린이 이 세상에서의 성공이 저의 전부였지만 지금은 하나님이 저의 전부입니다. 이제는 바이올린을 도구 삼아 이 세상에 선한 영향을 주어 하나님의 나라를 확장하는 사명을 감당하기를 원합니다. 세상 끝날까지 하나님의 도구로 쓰임 받고 싶습니다."

박지혜 자매가 바이올린이나 세상에서의 성공에 사로잡혔을 때에는 삶을 사는 이유와 목적을 몰랐고 우울증과 자살이란 감정의 지배를 받았다. 그러나 하나님께 사로잡혀 하나님께서 주인이 되시고 하나님의 다스림을 받게 되는 순간부터 정반대의 사람이 되었다. 우울증과 자살 충동이 사라지고 삶을 사는 이유와 목적이 분명해지고 자신이 맛본 기쁨이 넘치는 하나님의 나라를 전파하고 확장하는 믿음의 사람, 신앙의 사람으로 대변화가 일어났던 것이다.

이상과 같이 신앙과 기도는 놀라운 치유, 건강 효과가 있으므로 고대 암연구소의 건강 십계명과 듀크 박사의 '최적건강관리혁명' 25계명(국민일보 2012. 2. 3), 노인 15계명 등 수많은 건강 계명 중 대부분에 신앙을 가지라는 항목이 들어 있음을 볼 수 있다.

나도 믿음과 기도로 심각한 심신의 질병을 고친 일이 있다.

* 심신의 질병과 죽음의 두려움에서 해방되다.

나는 어려서부터 늘 죽음의 공포에 짓눌려 살았다. 모태신앙인으로 초등학교 1학년 때부터 교회에 다녔지만, 웬일인지 믿음이 자라지 않았다. 과학자가 되는 것이 어려서부터의 꿈이었을 만큼 과학적 마인드가 있었기 때문인지 성경에 나오는 수많은 기적 이야기가 조금도 믿어지지 않았고 천국, 지옥 이야기도 믿어지지 않았다.

예수 믿으면 죽어서 천국 간다는 것을 믿었더라면 죽음을 두려워하지 않았을 것이다. 그러나 천국, 지옥의 존재 자체를 믿을 수 없었기 때문에, 예수 믿으면 죽은 후에 천국에 간다는 것을 믿을 수 없어 늘 죽음을 두려워할 수밖에 없었다. 친한 동무가 물에 빠져 죽었을 때나 병으로 죽었을 때 또는 내 또래의 아이가 차에 치여 두개골이 파열되어 속의 내용물이 길에 흘러나와 흩어져 있는 끔찍한 장면을 보았을 때 여러 날을 오직 죽음만을 생각하며 괴로워하곤 하였다.

성인이 되어서도 마찬가지였다. 이런저런 근심 걱정, 특히 죽음에 대한 염려, 공포를 잊기 위해서 술을 자주 마셨는데 나중에는 거의 중독의 단계에까지 이르렀다. 1년 중 술을 마시지 않는 날이 2~3일이나 3~4일밖에 없었다. 거의 매일 그것도 밤새워가며 폭음을 하였다. 술을 마시지 않거나 조금 마시는 날에는 악몽에 시달려 편히 잠을 잘 수 없었기 때문이다.

그러나 술을 그렇게 마셔도 죽음에 대한 염려, 공포는 떠나지 않고 나를 괴롭혔다. 술에 취해 자다가도 벌떡 일어나 '내가 살아 있는 건가, 죽은건가' 확인한 후 '아! 내가 아직 살아 있구나!' 안도하며 다시 취침한 적도 한두 번이 아니었다. 그러나 이렇게 어려서부터 나를 떠나지 않고 끈질기게 괴롭혔던 죽음에 대한 염려, 공포증이 교회에 출석하기 시작한 얼마 후 있었던 성령체험 후 멀리멀리 떠나가 버리고 말았다.

1988년 1월 어느 날, 청평에 있는 어느 조그만 기도원에 올라가 금식하며 간구하던 나에게 주님이 보내신 거룩한 영인 성령께서 내게 뜨겁게 임하셨다. 그와 동시에 당시 나를 괴롭혔던 영적 질병인 심신의 질병이, 극도의 신경쇠약과 인후부의 극심한 통증이 완쾌되었을 뿐만 아니라 4일 후 하산할 때까지 여러가지 신비한 체험을 하고 살아계신 하나님으로부터 당시 나를 괴롭혔던 모든 문제에 대한 해답을 얻어올 수 있었다. 하나님을 직접 만나는 체험을 하였기 때문에 그 후로는 성경의 모든 말씀이 그대로 다 믿어지는 것이었다. 천국, 지옥이 믿어지고 예수 믿으면 죽은 후에 천국에 가게 된다는 것이 조금도 의심 없이 믿어져 죽음에 대한 염려, 두려움이 사라진 것이다.

그 후 35년이 지난 지금(2023년 3월)까지 죽음에 대한 염려나 두려움으로 괴로워한 적이 없으며 오히려 삶이 너무 고달프게 느껴질 때 빨리 죽어서 천국에 가면 좋겠다고 생각되는 때가 가끔 있을 뿐이다.

심리학자들은 말하기를 모든 염려와 두려움의 80%는 죽음에 대한 염려와 두려움이라고 한다.

메이요 클리닉의 공동 설립자인 찰스 H. 메이요 박사는 "염려, 근심은 순환기관과 심장, 임파선 및 모든 신경계통에 영향을 주어 건강을 크게 해친다. 나는 지금까지 과로로 인하여 죽은 사람은 거의 못 보았지만 근심으로 인하여 죽은 사람은 많이 보았다"고 말했다.

그렇다면 나는 그리고 나와 같이 주님을 믿는 믿음의 사람들은 모든 염려, 근심, 걱정, 공포, 두려움 등으로 인한 스트레스와 이로 인한 질병의 80%를 해결한 셈이다.

모든 질병의 가장 큰 원인이 스트레스라고 하므로 주님을 믿는 신앙인들은 오직 믿음(신앙)만으로 수많은 질병을 예방, 치유할 수 있는 것이다. 이상과 같이 믿음과 기도는 개인의 질병을 고칠 뿐 아니라 마을이나 도시, 사회, 나라도 건강하게 한다.

에모토 마사루 박사는 위에서 언급한 것처럼 물의 결정을 가장 아름답게 변화시킨 것은 '감사' 또는 '사랑'이라는 단어인데, 이는 '감사'와 '사랑'이라는 말이 곧 기도의 말이기 때문이며 기도는 인류에 대한 구원의 손길이므로 온 인류가 세계를 평화롭고 아름답게 변화시키기 위하여 함께 기도하자고 제창한다.

그런데 실제로 인류역사를 보면 하나님 신앙과 기도로 나쁜 땅이 좋은 땅으로 바뀌고 박해받고 상처받은 민족이 건강하고 지혜로워지며 부패하고 타락한 마을과 도시, 사회와 나라가 깨끗하고 부강해진 사례가 많다.

* 공동체(마을, 도시, 사회, 국가 등)의 치유

- 낙원으로 바뀐 지옥의 섬

남태평양 한가운데 타히티란 섬나라가 있다. 이 나라에 낙원이라 불리는 핏캐인이라는 섬이 있다. 이 섬에는 깡패나 도둑도 없고 술도 없고 섬 주민들 모두 부지런하고 성실해서 관광객을 감동시키는 곳이다.

그런데 원래 이 섬은 옛날 프랑스가 지배하고 있을 당시에는 죄인들을 유배시키는 감옥으로 쓰던 섬이었다. 그래서 1800년까지는 지옥과 같은 섬이요, 도덕도 윤리도 없고, 살인과 강도, 창녀, 마약 등 온갖 범죄가 들끓던 절망의 땅이었다.

그때 그곳에 프랑스 본국에서 폭동을 일으켜 체포된 프랑스인 죄인이 여섯 사람 들어왔다. 그들 역시 그곳에 들어와 아무렇게나 살다가 5명이 죽고 남은 한 사람이 절망 중에 자기 가방을 정리하다가 성경을 발견하였다. 그리고 성경을 읽으면서 방탕하고 타락한 자신을 뉘우치는 사건이 났다. 그는 그곳에 사는 사람들에게 성경을 가르치기 시작하였다. 그로부터 10여 년 후부터 오늘날까지 이 섬은 도둑도 없고, 싸움도 하지 않고 범죄가 없는 섬이 되었고, 섬 주민들 전체가 하나님을 믿는 축복의 섬이 되었다.

이는 생명이신 예수 그리스도께서 사람을 변화시키고 나아가서 사회를 변화시키시며 시대를 변화시키기 때문이다.

- **덴마크의 변화**

유럽의 덴마크는 낙농국가로 선진국이다. 세계에서 가장 뛰어난 의료보험제도가 갖추어져 있어서 병이 나면 한 푼의 돈도 내지 않고 치료받고 약을 받을 수 있는 나라이다. 모든 사람은 만 65세가 되면 어떤 종류의 연금을 들었든지 연금을 모두 받는다.

유치원부터 대학원까지 모든 학교의 등록금과 수업료가 없고 국가에서 모두 감당한다.

덴마크는 사실 못 살던 나라였다. 그런데 이런 덴마크가 이렇게 모두가 부러워하는 나라가 된 이유는 무엇일까? 덴마크는 원래 13, 14

세기 북유럽의 강자였었다. 그러나 계속된 전쟁에서 패하고 결정적으로 1864년 비스마르크가 이끄는 프로이센과의 전쟁에서 패하여 슬레스백 홀스타인이라는 아주 기름진 지역을 지금의 독일, 프로이센에게 넘겨주고 말았다. 그래서 남은 땅은 황무지였다.

지하자원도 없는 덴마크의 경제는 이때부터 어려워지면서 완전히 파탄에 이르게 되었다. 결국 국립은행이 파산했고, 국민들의 원성은 높아가고, 국가와 사회를 원망하는 일들이 가득했다.

백성들은 신앙을 잃어버리고 날마다 도박과 술에 취하여 희망 없는 삶을 살기 시작했다. 모두가 덴마크는 이제 끝났다고 했다.

이때 덴마크를 일으켜 세운 사람이 니콜라이 그룬트비(1783~1872년)였다. 그룬트비는 원래 목사였다. 그는 복음으로 덴마크 역사를 바꾸고 민족을 바꾸고 나라를 살렸다.

그룬트비 목사님이 덴마크를 살리기 위하여 내세운 표이는 "지옥문에서 돌아서자"였다. 그리고 세 가지를 사랑하자는 운동을 펼쳤다. "하나님을 사랑하자", "조국을 사랑하자", "이웃을 사랑하자" 그가 성령 충만하여 말씀 위에 바로 서자 사람들이 은혜를 받고 하나님께 돌아왔다.

그래서 절망의 땅인 덴마크가 오늘날 모두가 부러워하는 덴마크가 되었다. 예수 그리스도의 복음이 그 땅을 새롭게 한 것이다.

복음이 들어가기만 하면 놀라운 역사가 일어난다. 저주의 자리가 복된 자리로 변한다. 지옥의 자리가 천국의 자리로 변한다. 복음이 들어가니 유럽이 변하였다. 미국이 변하였고 우리나라가 변하였다. 복음은 이렇게 변화시키는 힘이 있다.

하나님 신앙, 예수 그리스도의 복음은 병든 사회와 나라를 치유하여 건강하고 명랑한 사회, 부강한 나라로 세우는 힘이 있다.

* 6일 전쟁과 하나님의 군대

- 6만 명이 20명 앞에 항복하다.

1967년 6일 전쟁 때 이스라엘 군인 20명이 이집트 군대 3개 사단 6만 명을 물리친 적이 있다.

6만 명의 이집트 군인이 20명 앞에 손을 들고 항복하고 나왔다.

왜 그런지 알아보니 이집트 군대가 이스라엘 군대와 싸우는데 엄청난 군대가 이스라엘 군대와 함께 싸우러 오는 모습을 보고서 도저히 안 되겠다고 생각하고 항복하였다. 그런데 6만 명이 나와서 항복하고 보니까 이스라엘 병사가 20명밖에 없었다.

하나님께서 그들의 눈에 하나님의 군대를 보여주셔서 안 되겠다 생각하고 손들고 나오게 하신 것이다. 그래서 불과 600만 인구의 이스라엘은 이스라엘을 포위한 약 40배나 인구가 많은 아랍국들과의 전쟁에서 승리하였던 것이다.

그것도 단 6일 만에!

하나님께서 하나님의 백성을 지키실 때 이와 같은 방법으로 지키실 수도 있는 것이다. 성경에도 보면 이와 같이 현저한 열세인데도 불구하고 하나님의 도우심으로 기적 같은 승리를 거둔 경우가 여러 곳에 기록되어 있다.(삼상 7:5~11, 삼상 17:41~54, 왕하 6:8~19)

이와 같이 믿음과 기도로 마을과 나라를 구한 경우도 있지만 반대로 하나님을 대적하여 망한 경우도 있다. 나치 독일과 제국주의 일본이 그러하였고 소련이 그러하였다.

* 소련 해체의 원인

K 전 국회의장의 증언에 의하면 소련이 갑자기 해체된 후, 수십 년간 미국과 치열하게 경쟁하던 소련이, 오히려 핵 개발, 달 탐험 등에

서 미국을 앞서가던 소련이, 외적의 침입이나 내란이나 그 외 어떤 뚜렷한 이유도 없이 그렇게 맥없이 무너져 미국에 패배한 이유가 무엇인지 밝히기 위하여 러시아 정부가 정치, 경제, 사회, 문화 등 각 분야의 전문가들을 총동원하여 3년간 연구하였다고 한다.

그 연구결과의 결론은 미국에는 하나님 믿는 신앙이 있었으나 소련에는 그것이 없었다는 것이다.

그렇다. 미국이 오늘날 세계 최대강국이 된 것은 결코 우연한 일이 아니다. 미국을 비롯한 영국, 독일 등 오래전부터 하나님을 믿고 예수를 믿어온 나라들이 모든 나라들 중에서도 가장 부강하고 선진국의 대열에 서서 세계사를 이끌어 왔던 것은 살아계셔서 역사의 흥망성쇠를 주관하시는 하나님이 함께 하시며 도와주셨기 때문이며, 또 이런 나라들이 언젠가부터 하나님을 멀리하면서부터 나라마다 여러 가지 문제로 비틀거리게 된 것도 그들이 하나님을 멀리하므로 하나님이 함께 하시지 않기 때문인 것이다.

뒤돌아보면 우리나라도 하나님의 은혜를 참 많이 받은 나라이다.

천주교가 들어온 지 2백여 년, 개신교가 들어온 지 백여 년간에 참 많은 분들이 순교의 피를 흘린 이 땅, 이 나라를 버리실 리가 있겠는가? 애국가에 '하나님이 보우하사'라는 가사를 넣어 온 국민이 하나님께 시시때때로 간구하는 나라, 나라가 세워지고 열리는 첫 국회회기를 하나님께 기도함으로 시작한 이 나라를 하나님께서 잊으실 수 있겠는가? 하나님을 부인하는 북한군의 기습남침으로 부산지역만 남아 백척간두에 처해 있던 것을 기독교 국가인 미국, 영국 등이 포함된 유엔군을 급파, 구원해 주셨던 것이다.

가정에서, 교회에서, 기도원에서, 삼각산에서, 여의도 광장에서 혹은 혼자서 혹은 몇 명, 몇 십 명이, 많게는 몇 만 명, 몇 십만 명, 1~2백만 명의 성도들이 모여 하나님께 간절히 기도할 때는 어땠는가? 한국교회가 세계에서 가장 빠른 속도로 부흥케 하시고 한강의 기적을 이루게 하시고 나라가 세계에서 가장 짧은 기간 내에 원조를 받는 나라에서 주는 나라로 발전케 하셨던 것이다.

그러나 10여 년 전부터 무당, 점술 등 미신과 반기독교 세력이 발호하고 기도의 소리가 잦아들고 교회의 부흥이 정체됨에 따라 자살율이 높아져 세계 제1의 자살국가가 되고 기적은 이뤘으나 기쁨(행복)은 잃은 나라라는 내외의 비아냥을 받게 되고 행복지수가 세계에서 바닥권에 놓이게 되고 경제 성장이 둔화하고 암, 당뇨 등 불치병, 난치병이 갈수록 창궐하고 흡연율, 음주율, 이혼율, 청소년 범죄율 등이 세계에서 1,2,3위를 다투게 되고 빈부 간의 격차가 갈수록 확대되고 보혁 간의 대결 등 국론의 분열, 북한의 핵 개발 등 위기의 경고음이 곳곳에서 들려오고 있다.

그러나 우리 온 국민이 회개하고 주님께 돌아와 기도하며 매달리면 세상만사의 대해결사이신 주님께서 우리의 당면한 모든 문제들을 해결해주시고 제2의 한강의 기적을 이루어 다시 한 번 세계를 놀라게 하여 주실 것임을 확신한다.

제 10 장

상한 마음의 치유
(내적 치유, 내면 세계의 치유)

제10장 상한 마음의 치유
(내적 치유, 내면 세계의 치유)

최근 급증하고 있는 묻지마 폭력, 존비속 살해, 층간소음으로 인한 살인, 보복운전, 데이트 폭력 등은 모두 분노를 다스리지 못해 엉뚱한 대상에게 화풀이성 행동을 하거나 자해를 하는 분노조절장애에서 비롯된다. 이것이 극단적으로 흐르면 타인을 향해서는 살인과 같은 범죄로, 스스로에게 향하면 자살과 우울증, 울화병, 약물중독 등으로 나타난다. 우리나라에서 만연한 분노로 인한 인명 희생과 사회적 비용은 막대하다. 건강보험심사평가원에 따르면 충동조절장애로 병원을 찾은 환자가 최근 5년간 30% 늘어 2013년에는 4,934명에 달했다고 한다.

충동조절장애 같은 정신적 질병들과 육체적, 영적 질병들과 문제들을 어떻게 해결할 것인가?

요한삼서 1장 2절은 "사랑하는 자여, 네 영혼이 잘됨 같이 네가 범사에 잘되고 강건하기를 내가 간구하노라"라고 하였다. 강건하려면 먼저 영혼이 잘되어야 한다는 것인데 영혼이 잘 되려면 무엇보다 죄 고백이 있어야 한다.

스위스의 저명한 내과 의사이자 정신신체의학의 대가이며 신학자인 폴 투르니에 교수는 그의 친구의 사례를 예로 들며 증오와 분노의 문제는 하나님께 고백, 회개하여 죄책감으로부터 자유롭게 되어야 함을 강조한다.

그의 의대 동창생이 재생불량성빈혈이라는 난치병에 걸려 12~15

가 정상인 헤모글로빈 수치가 5 이하로 떨어져 고통을 받다가 마음속에 품었던 증오와 분노의 문제를 하나님께 고백, 회개한 후 죄책감으로부터 자유롭게 되자 헤모글로빈 수치가 즉시 정상으로 회복됐다는 것이다.

학자들은 미움이나 분노를 품고 있으면 아드레날린이 분비되어 면역성을 떨어트리는데, 반대로 그것이 제거되면 인체의 자율신경계와 면역 기능에 결정적 영향을 미친다고 생각한다. 그런 설명이 아니더라도 회개와 기도는 직접적인 치료의 방법인데 여기서는 증오와 분노, 죄책감 등의 문제를 해결하는 내적 치유에 대하여 알아보도록 한다.

* 내적 치유란?

내적 치유란 과거에 받은 마음의 상처로 인한 여러 가지 정신적 육체적, 영적 질병들과 문제들을 우리의 질고를 져 수신 주님, 세싱민사의 해결사이신 주님의 능력에 힘입어 치유, 해결하여 몸과 마음과 영을 건강하게 하고 하나님과의 관계 및 사람들과의 관계를 정상화하는 것을 말한다.

* 상한 마음의 증상(내적 치유가 필요한 사람)

- 심한 열등감을 느끼고 자기를 비하하며 자신을 쓸모없는 존재라고 생각하는 사람
- 쉽게 마음의 상처를 받고 그 상처가 오래 가는 사람
- 쉽게 화를 내고 감정의 변화가 무쌍하며 감정을 조절하지 못하는 사람
- 웃을 일이 있어도 웃지 못하고 울 일이 있어도 울지 못하며 감정의 표현이 전무한 사람
- 인간관계에 있어서 과도한 열등감이나 두려움, 질투심, 경쟁심

등으로 원만한 인간관계를 이루지 못하는 사람
 - 음행이나 외설에 빠지는 등 윤리의식이 전무한 사람
 - 사회적 지위나 명예에 지나치게 집착하는 사람
 - 과도한 완전주의와 미래에 대한 지나친 공포감으로 생활에 지장이 있는 사람
 - 죄책감이 심하여 구원의 확신이 없고 신앙생활을 하여도 기쁨이 없는 사람
 - 늘 우울해 하며 자살 충동을 종종 느끼는 사람
 - 모든 일에 의욕이 없고 소극적이며 부정적인 사람
 - 불면증이나 원인을 알 수 없는 두통, 위장병 등 소위 '신경성 질병'을 오랫동안 앓고 있는 사람

* 원인 및 치유(기도) 방법
마음의 상처가 발생하는 원인이 나에게 있는 경우와 다른 사람에게 있는 경우, 나와 다른 사람 이외의 환경에 있는 경우, 그리고 위 3가지 경우에 마귀가 틈타 들어 와 괴롭히는 경우 등 4가지가 있는데 원인에 따라 치유(기도)방법을 달리한다.

그러므로 먼저 원인을 정확하게 알 수 있도록 주님께 기도하여 원인을 알아내도록 한다.

첫째로 마음의 상처가 살인, 강도, 절도, 사기, 간음, 낙태 등 나의 잘못으로 인하여 생긴 것이라면 나의 잘못을 주님께 고백하고 회개와 용서의 기도를 한다.
"제가 이러 이러한 잘못을 범하였음을 고백합니다. 마음속 깊이 회개하오니 용서하여 주십시오. 예수님 이름으로 기도드립니다"라고 기도하면 사랑의 하나님께서는 우리가 어떤 흉악한 죄를 저질렀다고 하

여도 다 용서하여 주신다(이사야서 1:18). 그리고 나의 잘못으로 인한 피해자를 찾아가 피해를 보상하여 주고 용서를 구해야 한다(마태복음 5:23~24). 주님과 피해자의 용서를 받으면 마음의 상처로 인한 고통이 사라지게 된다.

둘째로, 마음의 상처가 어린 시절 부모의 학대나 무관심 또는 성폭력(강간), 고문 등 다른 사람의 죄악으로 인한 것이라면 그의 죄를 용서하여야 한다.

그의 죄악이 너무 커 도저히 용서할 수 없다고 생각되면 "원수를 사랑하라"고 하신 주님께 기도하여 그분의 도움을 힘입어서라도 꼭 용서하여야 한다(마태복음 5:44). 용서기도를 한 후에는 그를 찾아가 용서의 손을 내밀어 화해하여야 한다.

셋째로, 마음의 상처가 가난이나 전쟁 또는 지진 같은 천재지변 등 나도 아니고 타인도 아니고 환경으로 인한 것일 경우에는 나의 현재의 고통을 주님께 아뢰고 우리의 모든 질병을 능히 고치시는 전능하신 주님께 고쳐 달라고 기도하여야 한다.

"주님, 제가 지금 이러 이러한 사유로 이러 이러한 고통을 당하고 있습니다. '수고하고 무거운 짐진 자들아 다 내게로 오라 내가 너희를 쉬게 하리라(마태복음 11:28)'고 약속하신 주님께서 제 고통의 짐을 대신 져 주시고 제 질병을 고쳐주세요. 예수님 이름으로 기도드립니다"라고 기도하면 고통이 사라지고 병이 낫게 될 것이다.

넷째, 위의 3가지 경우에 마귀(병마)가 허약한 틈을 비집고 들어와 고통을 주는 경우가 있다. 이때에는 위 3가지의 기도를 한 후 예수님 이름으로 성령의 능력에 힘입어 병마를 쫓아내야 한다.

예수님의 이름은 모든 이름 위에 뛰어난 이름으로 그 이름에는 모든 마귀, 병마를 쫓아내는 성령의 능력이 들어있다(빌립보서 2:5~11, 사도행전 10:38). 그러므로 "예수님 이름으로 명하노니 나를 괴롭히는 병마는 멀리멀리 떠나가라! 성령의 능력으로 이 질병이 속히 완치될지어다!"라고 기도하면 병마는 떠나가고 마음의 상처로 인한 질병이 쾌유된다.

제 11 장

영적 질병과 귀신들림의 치유

제11장 영적 질병과 귀신들림의 치유

인간은 영과 마음과 몸으로 되어 있는데 몸과 마음의 병의 치료법에 관하여는 위에서 설명하였거니와 영의 병에 걸렸을 때나 귀신들렸을 때에는 어떻게 해야 할 것인가? 우선 이에 관한 필자의 체험담을 들어보기 바란다.

1. 영적인 질병에 걸린다.

나는 모태신앙인이어서 태어나서부터 주님의 품에서 자라났다. 그러나 어려서부터의 꿈이 정치가나 과학자였던 나는 고등학교 때부터 부모님 곁을 떠나 서울에 유학하면서부터 교회 출석을 중단하고 세상에 나가 20여 년간 방황하게 되었다. 진화론과 과학만능주의에 빠져 창조론에 기초한 기독교에 회의를 느꼈기 때문이다.

워낙 술을 좋아하여 거의 매일 술에 빠져 살던 나는 어느 날 새벽에 특이한 꿈을 꾸었다. 꿈속에서 천지를 진동하는 우레같은 목소리의 소유자로부터 엘리야가 되라는 명령을 세 번이나 받고, 세 번 그렇게 하겠다고 땅에 엎드려 약속 드렸다.

우여곡절 끝에 나는 몇 년 후, 주의 종이 되겠다고 한 하나님과의 약속을 이행하기 위하여 교회에 출석하며 장신대 신학대학원에 입학 시험 준비를 하기 시작하였다. 마귀가 그동안 술, 담배에 빠져 충성스럽게 종노릇하였던 나를 순순히 내어줄 리가 없었다.

교회에 본격적으로 출석하기 시작한 그날부터 마귀의 괴롭힘이 시작된 것이다. "수고하고 무거운 짐진 자들아 다 내게로 오라. 내가 너희를 쉬게 하리라"하신 주님 말씀과는 반대로 교회에 출석하기 시작한 그날부터 교인들과 세상 사람들이 나를 손가락질하며 조롱한다는 생각에 말할 수 없이 마음이 불안하고 초조하고 괴로웠다. 이러한 상태가 몇 개월 계속되자 나중에는 극도로 악화되어 헛것이 보이고(환시), 헛소리가 들리며(환청), 시시때때로 '이제 나는 죽는다. 저승사자가 나를 잡아가려고 가까이 오고 있다'는 생각에 안절부절 못 하며 괴로워하곤 하였다.

나는 그때까지 서의학을 비롯한 자연건강법뿐 아니라 단전호흡, 요가, 초월명상 등을 통하여 가지가지의 놀라운 체험을 많이 하며 나 자신과 가족들의 온갖 질병을 고쳐왔으나 이번의 이 질병은 이상과 같은 방법으로는 도저히 고칠 수 없는 특수한 병이라는 것을 깨달았다. 왜냐하면 이 병은 눈에 보이지 않는 어떤 영적인 존재 다시 말하면 '악령' 또는 '악마' 또는 '병마'가 주는 병이었기 때문이다.

이상의 어떤 방법으로도 병을 고칠 수 없었던 나는 이 병은 악마를 이길 수 있는 유일하신 분인 하나님의 아들, 예수님이 아니면 고칠 수 없다는 결론을 내리고 당시 서울 송파에서 목회하고 있던 동생 목사의 인도로 청평에 있는 어느 조그만 기도원에 그와 함께 들어갔다.

2. 성령의 능력으로 고침 받는다.

나는 금식(단식) 요법의 위력과 하나님은 기도 중에서도 금식기도를 특히 기뻐하신다는 사실을 알고 있었으므로 금식하며 기도하기 시작하였다. 그런데 찬송하고 기도할 때 이유 없이 눈물이 쏟아졌다. 모태신앙인이었던 나는 어려서부터 고1 때까지는 열심히 교회에 출석하였고 그 후에도 부모님의 강권을 못 이겨 교회에 나간 적이 여러 번 있었지만 태어나서 그때까지 교회에 나가 예배할 때나 기도 또는 찬송할 때 눈물을 흘린 적이 한 번도 없었다. 눈물을 흘리기는커녕 눈물을 흘리며 기도하거나 찬송하는 성도들을 볼 때마다 '광신자가 아닌가?'하며 비웃던 나였다. 그러던 내가 찬송하고 기도하면서 태어나서부터 지금까지 누구보다도 큰 주님의 은혜를 받으며 살았음에도 그 은혜를 모르고 주님을 조롱하고 불순종하며 패역무도한 길을 걸어온 것을 회개하는 눈물을 하염없이 쏟기 시작한 것이다. 나는 목이 쉬도록 부르짖으며 회개의 기도를 드렸다.

기도원에 들어간 첫날 밤, 나는 한숨도 자지 못하였다. 무서운 환상을 보느라고 밤을 새운 것이다.

늦게까지 기도하고 자리에 누웠는데 비몽사몽간에 눈앞에 환자를 실어 나르는 들것이 나타났다. '이크, 내가 병 고치러 여기 왔는데 병은 고치지 못하고 저기에 실려 간다는 뜻이 아닌가?' 하는 생각에 나는 한참 동안을 두려워하며 누워 있다가 내일 새벽부터 또 하나님께 매달리며 기도하여야 하기 때문에 다시 잠을 청하였다. 그러자 잠이 막 들려고 할 때 또 환상이 보였다. 이번에는 앰뷸런스였다. '아! 내가 저기에 실려 가게 되는구나!'

나는 또 한참을 두려워하다가 내일을 위하여 다시 억지로 잠을 청하였다. 그러자 잠시 후 또 환상이 나타났다. 전에 내가 대학교에 다닐 때 늘 지나다녔던 종로 5가 연건동에 있는 서울대병원 건물이 선명하게 나타났다. 다시 일어나 한동안 괴로워하다가 다시 잠을 청하자 이번에는 병상이 나타났다. 이와 같은 식으로 계속 환상이 나타나 나를 괴롭혔는데 다음에는 새까맣게 옻칠한 관이 나타났고 마지막에는 갓 봉분하여 잔디가 듬성듬성 나 있는 묘지가 나타났다.

나는 깜짝 놀라 자리에서 일어나 시계를 보았더니 새벽기도 시간인 5시에서 15분 못 미친 4시 45분이었다. 밤새도록 무시무시한 슬라이드 구경하느라고 한숨도 자지 못한 것이다.

나는 생각했다. '나는 이제 꼼짝없이 죽게 되는구나. 생명의 주인

신 하나님이 그동안의 내 잘못이 너무 커 내 생명을 거두어 가겠다고 하시니 도리가 없지 않은가? 그러나 한 번 매달려보자.

어제 목사님 설교에서 죽기 아니면 살기로 기도해야 하나님을 만날 수 있고 성령을 받을 수 있다고 하셨으니까 한 번 죽기 살기로 매달려 보자. 사랑의 하나님이 내 잘못을 용서하시고 살려주시지 않을 줄 누가 알겠는가?'

나는 새벽기도 후 합심기도하는 시간에 "하나님이 저를 고쳐주시지 않으면 저는 죽을 수밖에 없으니 고쳐주세요"라고 간구하며 하나님께 매달렸다. 그러나 약 30분 정도 되는 합심기도 시간이 거의 다 끝나가도 아무 응답이 없었다. '그렇다면 나는 정말로 죽어야 한단 말인가?' 하는 생각이 들었다. 그 순간 겁이 나며 정신이 번쩍 들어 혼신의 힘을 다하여 악을 썼다. 옆 사람 눈치코치 보지 않고 "살려주세요!"라고 외쳤다. 그때였다. 갑자기 어둡던 눈앞이 환해졌다. 마치 누가 나의 감은 눈에 손전등이나 헤드라이트를 비추는 것처럼 밝아졌다. 성령의 불이 내린 것이다.

성령께서 오시자 몇 개월째 내 머릿속을 가득 채웠던 짙은 안개가 깨끗이 사라져 버렸다. 진흙탕 같던 머릿속이 맑은 샘물같이 되었다. 납덩이처럼 무거웠던 머리와 몸이 깃털처럼 가벼워졌다. 내 온몸과 마음을 사로잡고 있었던 어둠의 세력이, 병마, 마귀 사탄의 세력이 멀리멀리 달아나버린 것이다.

오후 3시 집회 후 합심기도 시간에는 언젠가부터 나를 괴롭히고 있는 찢어지는 듯한 인후(목구멍) 통증을 고쳐달라고 두 손을 모으고 간구하였다. 20여 분을 뜨겁게 기도하였을 때였다.

갑자기 깍지 낀 두 손이 막 위아래로 크게 진동하더니 통증이 있는 목 부분을 찾아가 한참 동안을 앞뒤로 진동하며 안수하는 것이었다. 기도가 끝났을 때 나는 다시 한 번 놀랐다. 그렇게 심하던 통증이 언제 그랬었느냐는 듯이 깨끗이 사라져 버린 것이다.

저녁예배 후 기도할 때는 기도 시작과 동시에 멀리 성전 앞면에 있는 나무 십자가로부터 나를 포함하여 실내에 있는 모든 것을 한 번에 날려 버릴듯한 폭풍 같은 성령이 불어왔다. 내가 쓰러지거나 날아갈 것 같아 겁이 나서 몇 번이나 기도를 잠시 중단했을 정도였다.

얼마를 폭풍 같은 성령을 온몸에 받으며 쓰러지지 않으려 애쓰며 기도하던 나는 어느 순간 내 기도가 나도 알지 못한 신비스런 말로 바뀌어 입 밖으로 나가고 있다는 사실을 깨닫고는 깜짝 놀랐다. 어느 순간부턴가 내가 나도 알지 못하는 말로 기도를 하고 있는 것이었다. 방언이 터진 것이다.

이날 밤도 나는 밤새도록 한숨도 자지 못하였다. 전날 밤 밤새도록 무시무시한 슬라이드(?)를 보느라 죽음의 공포에 떨며 하얗게 밤을 새운 일을 생각할 때 너무너무 기쁘고 황홀하고 고마워서 밤새도록 잠이 오지 않는 것이었다. 마치 죽었다가 다시 살아난 것 같은 감격에 겨워 잠을 이룰 수가 없었다. 이틀 밤낮을 계속 한숨도 자지 못하였지만 조금도 피곤하지 않았다. 졸리지도 않았다. 황홀무비(恍惚無比), 우화등선(羽化登仙), 몸과 마음이 깃털처럼 날아갈 듯이 가벼웠다.

금요일 낮에 하산하였는데 그날 새벽에는 꿈속에서 부족한 나를 하늘 보좌 앞으로 부르셔서 그동안 나를 미치기 일보 직전에까지 이르도록 괴롭혔던 여러 가지 어려운 문제들에 대한 해결책을 알려주셨다. 작은 목소리지만 몇 년 전에 나를 부르실 때 들려주셨던 바로 그 우레같은 목소리로, 마치 여름날 먼 하늘로부터 들려오는 천둥 같은 목소리로 말씀하여 주셨다.

그 후로도 하나님께서는 내가 문제가 있어 기도할 때마다 하나님 말씀의 책인 성경 말씀이나 꿈을 통하여 또는 주의 종을 비롯한 주위 사람을 통하여 그 외 이런저런 방법으로 기도에 응답해 주시고 문제를 해결해 주셨다.

이처럼 하나님은 이론으로 만날 수 있는 것이 아니라 하나님이 나의 병을 고쳐주실 수 있고 나의 문제를 해결해 주실 수 있는 전능하신 분이시며 나와 늘 함께 하셔서 보살펴 주시는 사랑의 하나님이시라는 것을 믿고 기도할 때 만날 수 있는 것이다. 그래서 기독교는 이론의 종교가 아니라 체험의 종교라고 하는 것이다.

독자 여러분 중에 하나님을 모르시는 분들은 하나님을 속히 만나 모든 질병을 고침받고 모든 문제를 해결받으며 하나님과 늘 동행하며 사시는 큰 복을 누리시기를 바란다.

3. 영적 질병 및 귀신들림의 치료법

(1) 영적 질병의 치료법

악한 영들은 우리의 불순종과 나쁜 습관 등을 통하여 우리 영을 병들게 한다. 영이 병들게 되면 영적 맹인과 귀머거리가 되고 양심이 마비되며 하나님과의 올바른 교통이 이루어지지 않아 영적 궁핍과 고독감, 소외감을 느끼고 교만하며 번민하고 곤비하며 두려워하며 마음이 상하게 된다.

영적 질병을 고치려면 불신자는 그동안 예수를 믿지 않은 죄를 회개하고 예수 그리스도를 주로 영접하여야 한다.

예수 믿는 성도는 아직까지 고백, 회개하지 않은 죄를 회개하고 버리지 못한 악한 습관을 버려야 한다.

영적 질병의 원인이 귀신이라면 귀신을 쫓아내고 예수 그리스도를 영접하여야 한다.

(2) 귀신들림의 증상 및 치료법

사람을 괴롭히는 질병의 원인을 보면, 나쁜 먹거리로 인한 식원병, 잘못된 생활습관으로 인한 생활습관병, 척추부정으로 인한 척추질환, 각종 스트레스로 인한 질병 등 다양한데 이와 같은 질병과는 질적으로 다른 질병이 있다. 바로 눈에 보이지 않는 영적 존재인 '악령' 내지 '병마', '마귀', '사탄', '귀신'이 주는 질병이다.

이런 질병은 눈에 보이지 않는 존재(병마)가 주는 병이므로 눈에 보이는 보통의 방법(과학적 방법)으로는 퇴치할 수가 없다. 역시 눈에 보이지 않으면서 병마보다 더 큰 능력을 가진 존재의 능력에 힘입을 때 물리칠 수 있는 것이다.

이런 존재가 누구인가?

두말할 것 없이 우주 만물을 창조하시고 다스려 가시는 하나님, 역사의 흥망성쇠와 인간의 생사화복을 주관하시는 하나님, 전지전능하신 하나님과 그분의 아들이면서 구세주가 되시는 예수 그리스도인 것이다.

그러나 가령 축귀자(악령추방자 : 엑소시스트〈exorcist〉)처럼 예수 그리스도 이외의 존재의 능력에 힘입어 악령을 추방하는 이도 있다. 그러나 그 능력이 하나님의 아들이신 예수 그리스도와 비교가 되지 않으며 무엇보다도 예수 그리스도 외에는 구원과 영생, 영원한 천국이 보장되지 않는다는 문제가 거기에 있다는 것을 알아야 한다.

그렇다면 질병이 영적 질병인지 아닌지 어떻게 구별하며 영적 질병에 걸렸을 때 어떻게 하여야 하나님과 예수 그리스도의 능력을 힘입어 고칠 수 있는가?

신경증, 정신병, 귀신들림의 비교

	신경증	정신병	귀신들림
병인	심리적 정서적 요인이 일차적인 요인. 유전은 고려되지 않음	뇌와 신경계 요인이 중시되고, 유전 심리적 사항도 고려됨	영적인 빙의 상태로 영적 요인이 중요시됨
행동	개인적, 사회적 기능이 다소 나빠지면서 적응하지 못하고 회피하는 행동을 취함. 그러나 사회적 표준에서 이탈되어 있지 않음	극단적인 사고, 감정, 행동이 나타남. 적대감도 있음. 사회적 표준에서 이탈되어 있음	현실과 접촉이 박약한 극단적인 사고, 감정, 행동이 나타나며 개인적, 사회적 그리고 종교적 적대감이 나타남
증후	어느 정도 자신을 관리할 수 있고 자신의 이상을 감지함. 환각, 사고, 감정, 행동 등에 극단적인 이상은 없음	망상, 환각, 정서적 둔감, 괴상한 행동 등이 나타나고 행동에 대한 자각이 없음	환상, 환청, 환시 등이 나타나고, 상대방에게 적대적이며 인간관계성이 붕괴되어 있고 초인적인 힘이 나타남
환경에 대한 인식	사람, 장소, 시간에 대한 인식은 정상임	자기 인식, 환경인식 부족, 시간, 장소, 사람에 대한 인식이 비정상임	자기인식, 환경 인식이 정상이며 때로는 보통사람들보다 더 정확하게 자아를 표출시킬 수 있다.
통찰	자신의 비적응성에 대한 행동에 대해 알고 있으나 그것을 고칠 수 없다고 느낌	자신의 증후와 행동에 대한 이해가 없음	상대방을 알아보고 때로는 상대방의 약점을 정확히 지적하기도 한다. 특히 영적 능력이 있는 사람을 알아본다.
치료	외래치료, 약물치료, 심리치료	약물치료, 입원치료	성령님의 능력으로 치유한다.

먼저 영적인 질병의 구별법에 대하여 생각해보자.

영적 질병인지 아닌지 가장 구별하기 어려운 병이 정신병이다. 정신질환이 단순한 정신병인지 귀신으로 인한 질환인지 구별할 수 있으면 다른 질병들은 쉽게 구별할 수 있게 될 것이다.

연세대 의대를 졸업한 의사 출신 목사인 전우섭 박사는 그의 「책 정신장애와 귀신 쫓음」에서 정신질환이 귀신으로 인한 것인지 단순한 신경증 또는 정신병인지 구별하는 기준과 귀신들린 자들의 특징을 다음과 같이 설명하고 있다.

* 귀신들린 자들의 경험론적 특징

1. 귀신들린 자들은 영적인 사람(축사 사역자 등)을 알아보고 불안해한다.
2. 정체가 드러나거나 축사가 이루어질 때 "아이고 분해, 아이고 분해"하면서 엉엉 울기도 하고 흥분하기도 한다.
3. 상대방의 과거나 죄악을 알아 맞히기도 한다.
4. 입에서 거품이 흘러나오거나 구토를 한다.
5. 거짓 몸짓으로 귀신이 떠나간 것처럼 속이는 경우가 있다.
6. 자주 졸린다고 말하면서 하품을 많이 한다.
7. 떠나지 않으려고 몸부림치면서 살려달라거나 다른 곳으로 가게 해달라거나 하면서 시간을 지연시키려고 한다.
8. 소리를 지르기도 하고 떼굴떼굴 구르면서 몸부림친다.
9. 음란한 생각을 심어주거나 음란한 행동을 취하기도 한다.
10. 고약한 냄새를 풍기기도 한다.
11. 성경에 있는 내용을 말하거나 자신을 하나님이라고 주장한다.
12. 영적인 사람과 눈을 잘 맞추지 못한다.
13. 예수를 입으로 고백하지 않는다.

14. 주위 사람들을 자주 피하기도 한다.
15. 귀신들림으로 인한 방언이 있다.
16. 축사가 이루어졌을 때 자신이 한 일을 잘 기억하지 못한다.
17. 귀신이 자신의 정체를 감추면서 끝까지 숨어 있는 경우도 있다.
18, 두통, 한기, 두려움 등이 엄습해 오기도 한다.
19. 목에 작용하여 기도를 못 하게 하기도 하고 호흡기 장애를 일으키기도 한다.

이와 같은 기준에 의하여 귀신들림 내지 귀신으로 인한 질병으로 밝혀졌을 때에는 어떻게 하여야 할 것인가?

이 책은 모든 질병을 나 스스로 고칠 수 있는 방법을 제시하고자 하는 책이므로 나 스스로 나를 괴롭히는 귀신을 쫓을 수 있는 방법에 대하여 알아보겠다.

그동안 「내적 치유 직접 할 수 있습니다」 등 많은 책을 저술하였으며, 전문적인 성령치유사역자인 강요셉 목사가 저술한 「쉽게 스스로 축귀하는 지침서 : 축귀, 백전백승」이라는 책을 출간하였는데, 그 책에서 나를 괴롭히는 귀신을 나 스스로 쫓아내는 방법을 다음과 같이 제시하고 있다.(p.249 이하)

- 처음에는 전문사역자의 도움을 받아야 한다. 전문사역자의 도움을 받아 성령으로 충만하고 영의 통로가 열린 상태에서 스스로 축귀를 해야 귀신이 떠나가기 때문이다.

- 축귀에 대하여 바르게 알아야 한다. 보통 목회자들이 예수 이름으로 대적하고 명령하면 귀신이 쫓겨간다고 하지만 성령의 권능을 힘입지 않고 말로만 명령하면 귀신이 떠나지 않고 반드시 믿음과 성령의 임재하에 그 권능에 의지할 때 떠나간다.

- 자신에게 일어나는 사건이 귀신의 역사로 일어난다는 사실을 우선 인정해야 한다. 본인이 인정하지 않으면 절대로 귀신은 떠나가지 않는다.

- 성령의 임재를 요청하여 성령 충만한 상태가 되라. 성령 충만한 상태가 되려면 코로 숨을 아랫배까지 깊숙하게 들이쉬고 내쉬면서 성령의 임재를 요청한다. 그러면 성령께서 임재하신다는 사실을 느끼고 깨달을 수 있다.

- 원인에 대한 영적 조치를 취하라. 기도하면서 회개할 것은 회개하고, 용서할 것은 용서해야 성령의 역사로 귀신이 떠나간다.

- 직설화법을 사용하여 명령하라. 이때에 중요한 것은 직접 나에게 고통을 주는 귀신의 이름을 불러야 한다는 것이다.

"나사렛 예수 이름으로 명하노니 질병의 귀신은 물러갈지어다", "점치는 귀신아, 물러가라", "가난의 귀신아, 물러가라", "불신의 귀신아, 물러가라", "조상 대대로 내려와 나에게 고통을 주는 악한 영의 줄은 끊어질지어다", "조상이 우상 숭배할 때 들어온 귀신은 예수 이름으로 명하노니 떠나갈지어다"고 구체적으로 귀신의 이름을 부르며 명하고 "떠나간 자리에 말씀과 성령으로 채워질지어다"라고 기도하라. 끝장 보는 대적기도를 하라. 중간에 포기하지 말고 귀신이 완전히 떠나 강건하게 될 때까지 싸워야 한다.

- 축귀 후 관리를 잘하라. 성령으로 충만한 믿음 생활을 꾸준히 하여 다시 귀신이 침입하지 않도록 해야 한다.

* 축귀 후 또는 평상시 귀신이 침입하지 못하도록 하자면 어떻게 하여야 할까?

모든 영혼육의 문제해결의 열쇠인 힐링코드를 매일 열심히 하라. 영혼육을 강건케 하여 귀신이 접근하지 못할 것이다.

귀신이 싫어하는 환경을 만들라. 귀신은 원래 더러운 존재이어서 더러운 것을 좋아하고 깨끗한 것을 싫어하므로 집 안팎을 항상 청결하게 하라.

몸도 마음도 항상 깨끗하게 하도록 노력하라. 심신을 더럽히고 귀신에게 몸 안으로 들어오는 통로를 제공하는 술, 담배를 멀리하라. 술, 담배는 병마가 건강한 사람을 패가망신하게 하고 병과 죽음으로 이끌기 위하여 가장 즐겨 쓰는 도구이다.

사람의 정신을 퇴폐하게 하는 음악을 멀리하고 영육을 강건하게 하는 음악, 특히 찬송가나 복음성가나 클래식 등을 즐겨 부르며 들으라. 마귀가 가장 싫어하는 노래인 찬송가, 복음성가나 클래식 등 소리가 내 입과 집에서 항상 흘러나오도록 하라.

"항상 기뻐하고 모든 일에 감사하라"(데살로니가전서 5:16~18). 어떤 상황에서든지 불평하지 아니하고 늘 웃으며 감사하는 마음에 마귀가 접근하지 못한다.

주님의 몸된 교회를 가까이하며 교회생활을 잘하여 믿음을 성장시키고 믿음의 동지들과 연합하라.

"한 사람이면 패하겠거니와 두 사람이면 맞설 수 있나니 세 겹 줄은 쉽게 끊어지지 아니하느니라"(전도서 4:12)

"하나님의 전신갑주로 무장하라. 복음의 신을 신고 진리로 허리띠를 띠고 의의 호심경을 붙이고 구원의 투구를 쓰고 믿음의 방패와 성령의 검, 곧 하나님의 말씀으로 무장하라"(에베소서 6:11~14)

영의 양식인 하나님 말씀을 매일 읽고 영적 호흡인 기도와 찬송을 쉬지 않고 하여 항상 성령 충만함을 유지하라.

잠시라도 마귀에게 틈을 주지 말고 마귀를 대적하라. 마귀 앞에서 두려워 떠는 자는 마귀의 밥이다.

"마귀를 대적하라 그러면 너희를 피하리라"(야고보서 4:7)

"너희 염려를 주께 맡기라 이는 그가 너희를 돌보심이라 근신하라 깨어라 너희 대적 마귀가 우는 사자같이 두루 다니며 삼킬 자를 찾나니 너희는 믿음을 굳건하게 하여 그를 대적하라"(베드로전서 4:7~9)

"두려워하지 말라 내가 너와 함께 함이니라 놀라지 말라 나는 너의 하나님이 됨이니라 내가 너를 굳세게 하리라 참으로 너를 도와주리라 참으로 나의 의로운 오른손으로 너를 붙들리라"(이사야 41:10) "세상에서는 너희가 환란을 당하나 담대하라 내가 세상을 이기었노라"(요한복음 16:33) 하신 말씀을 붙들고 담대하게 마귀를 대적하여 물리치라.

4. 스데반영성원, 스데반공원에 대하여
(스데반〈원수사랑〉정신이 필요한 때)

(1) 이 시대의 문제점
악인류가 한 가족이란 공동체의식이 없이 독선과 미움으로 가득하고 온갖 힘으로 집단이기주의로 패권을 누리려고 한다.

(2) 스데반(스데바노)정신이란?
스데반은 돌에 맞아 죽으면서도 원수까지 사랑하라는 예수님 말씀을 실천한 분이며, 이 정신이 남북통일, 세계평화의 원동력이다.

(3) 대안 : 스데반공원 안에 민족사박물관과 스데반 영성훈련원을 건축할 계획이다. 민족사박물관에서 청소년들에게 세계평화를 선도할 백의민족의 역사교육을 하여 한국민족의 긍지와 애국심을 심어주고 스데반영성수련원에 스데반으로 보이는 돌이 있고 그외에도 많은 기독교적 의미있는 돌들이 있어 스데반정신을 알리는 장소로 사용할 계획이다.(유튜브에서 스데반공원을 검색해 보세요~)

(4) 연락처 : 종로5가역 2번 출구, 기독교회관 401호, 정하성 스데반공원(영성원) 이사장(010-8826-8251), 신동성 스데반공원(영성원)이사, 하나님건강법 연구원장(010-6703-7719)

(5) 공원위치 : 경기도 양평군 강상면 화양2리 3번지(강남로 1291번지. 양평역 1번출구 버스정류장에서 광주 곤지암행 버스〈하루 10회〉이용, 4km 화양교회, 스데반공원 정류장에서 하차)

제 12 장

총 정 리
무병장수건강법(하나님의 건강법 : 자연건강법)

제12장 총정리
무병장수건강법(하나님의 건강법 : 자연건강법)

힐링 코드를 1일 3회 이상(총 18분 이상) **행하라.**
만병의 치유, 예방과 영혼육의 모든 문제 해결의 마스터키이다.

"모든 약은 독이다."(약리학자, 약물학의 아버지 파라셀수스)
 모든 약을 끊어라. 단번에 끊기 힘들면 서서히 끊을 것. 약을 끊는 것만으로도 건강이 좋아지는데 특히 치매는 폭력성이 현저히 감소, 예쁜 치매로 바뀌어 지옥이 천국으로 변한다.(의사에게 살해당하지 않는 47가지 방법의 저자 의학박사 곤도 마코토, 「의사의 반란」의 저자 약없는 임상의학 회장 신우섭, 한의사 김홍경 등 수많은 의사, 한의사, 약사들의 경고이다)

평상(또는 딱딱한 침대)**에서 취침하라.**
척추의 전후의 부정을 교정하여 전신의 질병을 치유, 예방한다.

반달베개(경침)**를 베고 자라.** 경추의 부정을 교정하여 머리, 목, 어깨, 가슴의 질병을 치유, 예방한다.

반달베개 베고 도리도리 1분 이상 하라. 중풍, 치매 예방에 좋다.

붕어운동(아침저녁 1~2분 이상 할 것. 오래, 여러 번 할수록 좋다)**을 하라.**
척추의 좌우의 부정을 교정하여 전신의 질병을 치유, 예방하고 특히 위장병 등 소화기관의 질병의 치유, 예방 및 다이어트에 유효하다.

모(세)관운동(아침저녁 1~2분 이상)**을 하라.**
 심장병, 신장병, 고혈압, 동맥경화, 뇌졸중, 심장마비 등 혈관계질환의 치유, 예방 및 피로회복에 효과가 있다.

합장합척운동(합지운동 또는 개구리운동, 아침저녁 2~3분 이상)**을 하라.**
 남녀 생식기 제질환의 치유, 예방 및 여성의 역자(거꾸로 들어선 태아) 바로 세우기, 순산, 안산법(安産法)에 효과가 있다.

등배운동(배복운동, 아침저녁 11분 이상〈준비운동 1분 포함〉)**을 하라.**
 배속과 머리의 모든 질환의 치유, 예방한다.

냉온욕을 행하라. 암 이외의 만병에 효과, 특히 피로회복과 피부질환, 피부미용에 특효. 매일 환자는 30분 이상, 건강한 이는 7분 이상 한다.(환자는 질병에 따른 주의사항을 엄수할 것)

조식을 폐지하고 점심과 저녁 식사만 하라.
 현미, 잡곡밥에 생야채식(환자는 5종 이상, 건강인은 3종 이상, 뿌리와 잎 1:1 비율)으로 식사를 한다. 항암 효과가 있는 마늘, 양파, 양배추 등을 가급적이면 식사 때마다 먹는다.(암을 비롯한 모든 질병에 효과) 과식은 장수의 적이다. 80% 포만감을 느낄 때 숟가락을 놓는 것이 좋다.

생수 음용을 마셔라. 끓이지 않는 맑은 물, 미지근한 물을 하루에 2~3리터 마시면, 모든 질병의 치유와 예방 효과 및 거친 피부, 검은 피부 등 피부미용에도 유효하다.

오줌 음용하라. 오줌을 마시되 첫 오줌 한 컵만 매일 마시면 만병의 예방 효과가 있고 한 컵 이상 가급적 많이 마시고 전신마사지 또는 환부마사지, 습포, 오줌금식(단식) 등을 병행하면 각종 말기 암, 에이즈, 당뇨, 고혈압, 동맥경화 등 육신의 질병과 우울증, 불면증 등 정신의 질병 등 만병에 큰 효과가 있고 주름살, 여드름, 흰머리, 탈모증, 피부광택 등 미용에도 탁월한 효과가 있다. 오줌은 '신(하나님)이 주신 최고의 선물(일본 명의들의 말)'이며, '하나님께서 주신 복음과 힐링 코드 이외의 최고의 선물'이다.

한 번 이상 구운 천일염(황토소금 등)**으로 이를 닦아라.** 소금물로 가글링하기는 모든 잇몸질환의 치유, 예방 및 이와 잇몸 강화에 좋다.

기상 시와 취침 전 그리고 수시로 위아래 이들을 마주치기를 하라.
치아와 잇몸 건강에 좋다.(30번으로 시작하여 100번까지 늘릴 것)

감잎차를 음용하라.(비타민 C 섭취) 만병의 치유, 예방과 미용 효과기 있다.

암 환자는 이상의 방법과 함께 풍욕을 시간마다 행하라.
암 환자는 금식(단식)**하면 아주 좋은 효과가 있는데, 물만 마시는 보통 금식보다 물과 오줌을 마시는 오줌금식이 더 효과가 크며 힘이 덜 든다.**
이때 가급적 물보다 오줌을 더 많이 마신다.(금식해서는 안 될 경우는 금식항목〈187p〉을 참고하되 금식 시 가급적 전문가의 지도를 따를 것)

일찍 자고 일찍 일어나라.
암 등 질병을 유발하는 밤샘 일은 극력으로 피한다.

전자레인지에 음식이나 물, 혈액 등을 가열하지마라.

음식이나 물, 혈액들의 분자구조를 근본적으로 변화시켜 '유독물'로 만든다고 한다. 가급적 전자레인지를 사용하지 않도록 하되 꼭 사용하여야 할 경우 두꺼운 용기에 넣어 사용하도록 한다.(실제로 간호사가 혈액을 전자레인지에 덥혀 수혈했더니 즉사한 유명한 사고가 있으며, 이후부터 러시아 등의 나라에서는 전자레인지의 사용이 금지되고 있다고 함)

건강의 적인 껌과 아이스크림을 삼가라.

껌 씹기는 뇌 기능 강화, 집중력, 사고력 향상, 구강 내 박테리아 살균, 충치 예방, 잇몸 강화 등 입안 건강개선, 귀 염증 예방, 우울할 때의 기분 전환 등의 효과가 있으나 오래 씹으면 사각 턱이 될 우려가 있을 뿐만 아니라 껌에는 합성물질인 껌 베이스와 향료, 색소, 유화제, 연화제, 가소제, 향보조제 등 엄청난 양의 화학물질이 들어있는데, 그중에는 환경호르몬이나 발암물질도 있을 수 있으므로 가급적 멀리 한다. 단, 식후 양치질할 수 없거나 치실이 없을 때, 집중력이 필요할 때, 긴장될 때나 우울할 때 등 꼭 씹어야 할 때는 무가당 껌(자일리톨 껌)을 씹되 10~20분, 최장 30분 정도만 씹는다.

아이스크림도 첨가물 덩어리다.

여기에 사용되는 첨가물은 유화제(계면활성제)를 비롯하여 향료, 색소, 안정제, 점조제 등이며, 경우에 따라 인공감미료나 보존료도 사용된다. 뿐만 아니라 당류와 지방질 원료가 다량 사용됨으로 '위해성의 상승 효과'를 초래, 암과 비만 등 온갖 생활습관병의 주범이다.

간식은 과자, 캔디, 탄산음료수, 인스턴트식품 대신 과일과 과일주스(100%)와 초콜렛(72% 이상)으로 하라. (암 등 만병의 치유, 예방과 피로회복 효과)

계속 1시간 이상 앉아 있지 않도록 하라.
　장시간 앉아 있을 경우 1~2시간 마다 일어나 10분 이상 걷기나 외발 서기나 스트레칭 또는 체조를 한다. 암과 치질을 비롯한 여러 가지 질병과 돌연사를 가져오는 이코노미증후군을 예방한다.

가급적이면 엘리베이터나 에스컬레이터를 이용하지 말고 걸어 다녀라.

달리기나 빠르게 걷기를 하라. 천천히 걷는 것보다 수명연장 효과가 크다. 걸어 다닐 때는 가급적이면 빠른 속도로 걷는다.

적정한 체중을 유지하도록 하라.
　비만은 암, 당뇨, 심장병 등 만병의 원인이다.

수시로 항문을 오므렸다 폈다하는 항문운동(괄약근운동, 케겔운동)**을 하라.** 항문과 질(여성의 경우)이 건강해지고 젊어지며 죽음과 멀어진다.

적절한 일광욕을 하라.
　매일 오전 10시~오후 2시 사이에 30~60분 정도 옥외에서 직사광선을 찍도록 할 것(여름에는 12시~오후 1시 이외의 시간에) 겨울에는 달걀 노른자, 대구간유, 표고버섯 등 비타민 D가 많은 음식이나 영양제로 비타민 D를 보충한다. 단, 지나치게 햇빛을 쐬는 것은 피부암이나 주름, 처진 피부 등 피부트러블의 원인이 되니 과도한 일광욕이나 햇빛 노출을 피하도록 하고 선크림은 겨울에도 애용한다.

찬 음식을 피하라. 규칙적인 운동을 하여 체온을 올리도록 한다.(질병은 체온이 내려가면 증가하고 체온이 올라가면 감소한다)

TV를 멀리하라. 매일 4시간 이상 TV를 시청하는 사람은 2시간 이하 시청하는 사람보다 사망률이 46%가 높다는 연구보고가 있다.

좋은 인간관계를 가지라. 고독은 죽음에 이르는 병이다.
가족이나 이웃, 친구들과의 원만한 인간관계는 우울증, 치매, 심장병 등 온갖 심신의 질병을 예방해 준다는 것을 명심하라.

담배를 끊고 간접흡연도 피하라. 한 연구결과에 의하면 금연여성은 흡연여성보다 암과 심장병으로 일찍 죽을 확률이 28% 낮고 35세까지 금연에 성공한 여성들은 6~8년 수명을 연장할 수 있다. 남의 담배 연기도 폐암의 중요한 원인이다.

적절한 부부생활을 하라.
숙면을 취하게 하고 혈압을 정상화하며 심장을 강화하고 면역력을 증대하여 수명을 연장시키고 부부 사랑과 가정평화를 지켜주므로 적절한 성생활을 영위한다.(성관계 중 엔돌핀보다 4천 배나 진통 및 질병퇴치 효과가 큰 다이돌핀이 분비됨! 10년 이상 회춘 및 장수 효과)
혼자 있을 때 심장마비가 오려 할 경우(갑자기 심장이 제대로 뛰지 않고 가슴에 통증이 느껴지고 통증이 팔과 턱 쪽으로 퍼져가며 의식이 없어져 가려할 때)에는 누가 와서 도와주거나 심장이 정상 기능을 회복할 때까지 2초간의 심호흡(들이쉼)과 큰기침을 반복하라.(서울아산병원)

항상 기뻐하며 모든 일에 감사하는 마음으로 늘 웃으며 살라.
감사와 기쁨과 웃음은 만병통치약이며 최고의 보약이다. 병이 있거나 몸이 불편할 때 특히 원인을 알 수 없는 병으로 고통받을 때는 무조건 "감사합니다"를 되뇌이되 신앙인이라면 "주님, 감사합니다"를 병이 나을 때까지 계속 마음 속으로 외치라.

건전한 음악을 즐겨 듣고 부르라.
퇴폐적인 음악은 몸과 마음과 영혼을 병들게 한다. 영육의 건강과 참된 기쁨과 영원한 생명을 주시는 하나님을 찬양하는 노래(찬송가나 복음성가)나 KBS 클래식 FM〈거의 다 기독교 음악임〉을 늘 부르고 듣자.

신앙을 가져라.
특히 우주 만물을 만드시고 다스려 가시며 인간의 생사화복을 주관하시는 창조주 하나님께 감사하며 기도하라. 금식하며 기도하면 기도와 소원을 빨리 들어 주시는데 특히 영적 질병(병마 또는 귀신이 괴롭히는 병)은 마귀, 귀신을 이기시는 유일하신 분이신 주님께 기도하여 성령의 능력으로 고쳐야 신속한 완치와 영생의 은혜를 얻을 수 있다.

금식 이외에 이상과 같이 남녀노소 누구나 매일 행하면, 말기 암, 에이즈, 당뇨, 고혈압, 동맥경화, 뇌졸중, 중풍, 심장마비 등 육신의 모든 질병과 불면증, 우울증, 신경쇠약, 치매 등 정신의 질환 등 거의 모든 심신의 질병을 거의 무비용 또는 완전 무비용 또는 마이너스 비용으로 예방, 치유할 수 있을 뿐 아니라 주름살, 탈모의 치유, 거친 피부, 검은 피부의 미백 등 큰 미용 효과도 얻게 될 것이며 영원한 천국의 주인공이 될 것이다.

〈하나님 건강법에 의한 전도〉

♥ 에이즈, 암, 당뇨, 고혈압, 중풍, 심장병, 우울증, 불면증, 치매 등 모든 심신의 질병과 주름, 여드름, 기미, 탈모, 흰머리 등 모든 건강, 미용 문제를 쉽게 해결, 전도한다.

♥ 치유 및 전도 효과가 빠르다. 수년에서 수십 년 이상 된 병도 10~20분이나 1~2시간, 1~2일이나 넉넉 잡고 1달 안에 낫는다.(당뇨만 1~2개월이나 최장 6개월 안에 완치)

♥ 1~2시간이나 2~3시간의 교육만으로도 교인이나 전도희망자를 치유전도자로 만들 수 있다.

♥ 건강법 실천 시와 전도 시에 돈과 시간이 안 든다. (거의 무비용이나 마이너스비용)

♥ 안전하다. (부작용 및 사고위험 없음. 40년간 사고 전무)

♥ 남녀노소 누구나 하기 쉽고 온 인류에게 필요하며 가난한 자는 물론 부자에게도 꼭 필요한 건강법이며 치유전도법이다.

♥ 한끼 식사 물고기(1회 치유)뿐 아니라 평생 먹을 물고기(평생 건강)를 잡는 방법을 교훈하는 건강법이며 전도법이다.

♥ 만병을 다스리는 하나님 건강법(100만 원 이상을 내야 배울 수 있는 발혈치유〈발마사지〉법 포함)을 무료로 가르쳐드리며 수강자는 이를 활용하여 본인을 비롯한 가족의 건강을 지키며 전도 및 교회 부흥에 기여할 수 있다.

♥ 발마사지 (발혈치유) 법을 수강한 후 강사교육 수강 및 시험 등 소정의 절차를 통과하면, 숍 운영이나 자비량선교(평일의 숍과 직원이 주일엔 교회와 교우로)를 할 수 있으며, 그 외에도 경제적 어려움 없는 가운데 목회와 전도 및 노후 생활을 할 수 있는 길을 안내해 준다.

〈하나님 건강법 1일 무료 세미나 안내〉

♥ 장소 : 하나님건강법연구원
  (경기도 양평군 강상면 화양리 화양교회 스테반공원내)
♥ 일시 : 매주 월요일 14:00~17:00
  (예약 필수: ☎ 010-6703-7719, 010-9955-0657)
♥ 교통편 : 경의중앙선 양평역 1번 출구, 버스정류장에서 광주 곤지암행 버스 이용(5~6분 후 화양교회, 스테반공원 정류장 하차)
♥ 장소 : 고창경안교회(하나님건강법연구원 전남지원)
  (전남 고창군 고창읍 남정7길 17-1)
♥ 일시 : 매월 첫째, 셋째, 다섯째 수요일 14:00~17:00
  (하루전 예약필수 ☎ 010-9955-0657)
♥ 장소 : 제주잠힘교회(하나님건강법연구원 제주지원)
  (제주시 신광로1길〈연동〉 학산맨션 202호)
♥ 일시 : 매월 둘째, 넷째 수요일 14:00~17:00
  (하루전 예약필수 ☎ 010-2352-8849)
♥ 장소 : 구봉선창교회(하나님건강법연구원 충남지원)
  (대전시 서구 구봉산북로 8번길 25)
♥ 일시 : 매주 금요일 14:00~16:00
  (하루전 예약필수 ☎ 010-3412-6375, 042-543-4123)
♥ 장소 : 시온교회(하나님건강법연구원 서울지원)
  (서울 1호선 광운대역 1번 출구 M마트 맞은편 성북빌딩 201호)
♥ 일시 : 매주 토요일 14:00~17:00
  (하루전 예약필수 ☎ 010-8288-0785)
♥ 신청 : 세미나 하루 전 예약 필수임

- ♥ 강사 : **신동성목사** (양평엘림교회 담임, 하나님건강법연구원장, 전 잠실교회수련원원목) 서울대, 장신대 신대원 졸, 아신대대학원, 전인치유신학원 수료, 전인치유사, 발혈치유사, 자연건강지도사, 원천의학사, 생활건강관리사, 노인심리상담사, 치매예방관리사, 케어복지사, 카이로프락틱사, 운동처방사, 스포츠마사지사, 경락마사지사, 발관리사, 마약알콜중독상담사

- ♥ 수상 : 2023년 2월 자랑스런 인물대상 수상
  (국민건강증진에 기여)

- ♥ 농어촌 낙도 등 무의촌 지역의 교회나 단체, 개척교회 등 미자립교회는 무사례로 건강세미나 인도 및 상담 봉사합니다.
  [전국 각 교회, 경로대학, 남녀선교전도회 목사장로수련회(노회수련회), 회사 등에서 다수 집회 인도한 바 있습니다.]

- ♥ 미자립교회 목회자나 은퇴목회자, 독거노인, 소년소녀가장 등 경제적 형편이 어려운 분들께는 무료로 책을 보내 드립니다.
  (☎ 010-6703-7719, 010-3089-7786 신동성 목사)

- ♥ 엘림선교회 사역
  (하나님 건강법과 복음을 온 인류에게 보급하는 사역)

- ♥ 후원 및 책값 송금 계좌번호 :
  농협 301-3345-7770-91 〈하나님건강법연구원〉

어린이도 쉽게 만병을 다스리는
놀라운 하나님 건강법

1쇄 발행 2016년 4월 20일
2쇄 발행 2016년 10월 20일
3쇄 발행 2018년 9월 1일
4쇄 발행 2023년 8월 30일

지은이 | 신 동 성
펴낸곳 | 도서출판 중앙북스
발행인 | 김 화 인
주   소 | 서울 중구 을지로20길12 대성빌딩 405호
전   화 | 02-2273-2408
팩   스 | 02-2272-1391
저자연락처 | 010-6703-7719, 010-3089-7786
홈페이지 | godhealing.kr
출판등록 | 2023년 3월 31일 제 2023-000046호
ISBN 979-11-982811-2-8
정   가 | 25,000원

* 잘못된 책은 바꾸어 드리겠습니다.
* 이 책의 내용은 신저작권법에 의하여 국제적으로 보호받고 있습니다.
* 전재 및 복제를 할 수 없습니다.